高职高专"十二五"规划教材

药物微生物应用技术

傅文红　主　编

邓雪萍　副主编

林丽英　赵鹏飞　主审

化学工业出版社

·北京·

全书分为六个项目：认识并初步鉴别常见微生物、洁净室（区）的微生物控制与监测、微生物菌种的使用与管理、抗生素的微生物检定、非规定灭菌制剂的微生物限度检查、灭菌制剂的无菌检查，并补充了免疫学基础作为选学内容。每个项目均按学习目标、学习情境、项目实施、知识讲解、思考题等内容编写，并按典型工作任务安排若干个实训任务。

　　项目一中介绍了细菌革兰染色片的制作及显微镜油镜观察，真菌水浸标本片的制作及显微镜观察，细菌、放线菌、霉菌、酵母菌的形态结构特征，常见微生物等；项目二中介绍了操作人员及物体表面微生物的控制、人员和物料进出洁净室（区）的程序、洁净室（区）空气洁净度检查等；项目三中介绍了菌种的购买与接收，常用玻璃器皿的清洗、干燥与干热灭菌，培养基的配制与湿热灭菌，微生物营养，微生物的生长繁殖，微生物接种与培养技术，菌种复苏与菌种确认，菌种的传代与保藏等内容；项目四～项目六中介绍了抗生素的微生物检定，非规定灭菌制剂的微生物限度检查，规定灭菌制剂的无菌检查等，设计了几种有代表性的药物的微生物检验，内容基本涵盖了 2010 年版《中国药典》规定的微生物检验项目；免疫学基础知识为选学内容，介绍了抗原、抗体、免疫系统、免疫应答、超敏反应、免疫学诊断、免疫学应用等内容。

　　本书可供药学、生物制药技术、药物制剂技术、药品质量检测技术等专业使用，也可供制药企业的生产人员和检验人员及其他相关人员使用和参考。

图书在版编目（CIP）数据

药物微生物应用技术/傅文红主编. —北京：化学工业出版社，2012.8（2021.2重印）
高职高专"十二五"规划教材
ISBN 978-7-122-14698-4

Ⅰ.①药…　Ⅱ.①傅…　Ⅲ.①药物学-微生物学
Ⅳ.①R915

中国版本图书馆 CIP 数据核字（2012）第 142806 号

| 责任编辑：于　卉 | 文字编辑：焦欣渝 |
| 责任校对：宋　夏 | 装帧设计：关　飞 |

出版发行：化学工业出版社（北京市东城区青年湖南街 13 号　邮政编码 100011）
印　　装：北京七彩京通数码快印有限公司
787mm×1092mm　1/16　印张 12　字数 309 千字　2021 年 2 月北京第 1 版第 7 次印刷

购书咨询：010-64518888　　　　　　售后服务：010-64518899
网　　址：http://www.cip.com.cn
凡购买本书，如有缺损质量问题，本社销售中心负责调换。

定　　价：36.00 元

前　言

本书是以"实用、够用"为原则，依据在药品生产企业中的药品生产和药品质量控制岗位群对职业能力的需求编写而成的。教学内容与实际工作岗位密切相关，突出了实践技能的培养，将理论知识和操作技能有机地结合起来，教学内容贴近实际工作任务，学习过程贴近工作过程，体现了"工学结合"和"一体化"教学思路。全书分为六个项目：认识并初步鉴别常见微生物、洁净室（区）的微生物控制与监测、微生物菌种的使用与管理、抗生素的微生物检定、非规定灭菌制剂的微生物限度检查、灭菌制剂的无菌检查，还提供了免疫学基础作为选学内容。每个项目均按"学习目标"、"学习情境"、"项目实施"、"知识讲解"、"思考题"等内容编写，并均按典型工作任务安排若干个实训任务。

根据学生就业岗位的需要，充实了"环境微生物控制"内容，以增强学生的质量意识和无菌观念；增加了"菌种的购买与接收"，"菌种的复苏与确认"，"菌种的传代与保藏"等内容，使学生具备实验室菌种管理的初步能力；微生物检验部分是根据 2010 年版《中华人民共和国药典》的要求编写的，选择了几种代表性药品的检验作为教学任务，真实体验实际工作的全过程。

由于不同岗位群对职业能力需要的不同，对教学内容的要求也有差异，各学校和专业可根据本地区本专业学生的就业岗位不同，对教学内容进行合理的取舍，如教学时间不够，可引导学生以完成项目为目的自行学习有关内容。

本教材可供药学、生物制药技术、药物制剂技术、药品质量检测技术等专业使用，也可供制药企业的生产人员、检验人员及其他相关人员使用和参考。

本教材由清远职业技术学院傅文红任主编，清远职业技术学院邓雪萍为副主编，广东省食品药品检验所微生物检验室林丽英主任及清远职业技术学院赵鹏飞院长主审，项目一和项目三由傅文红、邓雪萍和清远职业技术学院陈清乐编写，项目二和项目四由邓雪萍编写，广东食品药检验所湛文青老师参与了项目四的编写与审核，项目五、项目六和选学内容由傅文红编写。傅文红负责全书的统稿工作。清远职业技术学院陈春兰、郑正参与了部分内容的编写与校对。

本教材是在前两版校本教材的基础上不断修改完善而成的，在此对为前两版校本教材作出贡献的编委们表示深深的谢意，清远职业技术学院"药物微生物应用技术"精品课程建设团队的全体成员为本书的编写付出了辛勤的劳动，感谢他们的无私贡献。广东省食品药品检验所微生物检验室的技术人员对本书编写提供了很好的素材，在此一并表示感谢。

由于我们的学术水平、编写能力及对项目化教学改革的认知水平有限，加之时间仓促，书中难免存在不足，恳请广大师生给予批评指正。

编者

2012 年 5 月

目　录

项目一 认识并初步鉴别常见微生物

学习目标

【能力目标】

1. 能根据微生物的形态特征，借助显微镜识别常见的细菌（如大肠埃希菌、葡萄球菌、枯草芽孢杆菌等）、放线菌、酵母菌、霉菌，能正确描述常见微生物在显微镜下的形态特征。

2. 能正确制作细菌涂片，正确完成革兰染色操作。

3. 能正确使用显微镜，并能对显微镜进行简单保养与维护。

【知识目标】

1. 说出微生物的主要类群及各类群的主要形态结构特征。

2. 比较细菌、放线菌、酵母菌、霉菌等微生物的形态结构特点。

3. 了解各类微生物与制药工业的关系。

学习情境

微生物实验室以斜面低温的方法保藏了一批微生物菌种，包括金黄色葡萄球菌、大肠埃希菌、枯草芽孢杆菌等细菌，黑曲霉菌、根霉菌等霉菌，白色念珠菌、酿酒酵母菌等酵母菌，链霉菌等放线菌。因实验管理人员的工作疏忽，贴在菌种管上的标签笔迹已经褪色而无法辨认。实验室人员现已对上述微生物进行了分离培养，请同学们借助显微镜，采用革兰染色等操作方法，对以上菌种进行初步鉴别，并重新贴上标签。

项目实施

任务一 认识普通光学显微镜

1. 材料

普通光学显微镜（物镜头：10×，40×，100×）。

2. 操作

请同学们按正确方法取出显微镜，两人一组，互相说出显微镜各部位的名称和用途。

普通光学显微镜是微生物学实验室最常用的仪器，它的结构分为机械部分和光学部分（图 1-1）。

（1）机械部分

① 镜筒 位于显微镜的前上方，上端连接目镜，下端连接物镜，有单筒、双筒两种。单筒镜筒上只有一个目镜，使用时一般为左眼观察，右眼睁开绘图；双筒镜筒上端有两个目镜，使用时双眼同时观察，眼睛不易疲劳。

② 镜臂 为弓形金属柱，一端连于镜柱，一端连于镜筒，是取放显微镜时的手握部位。

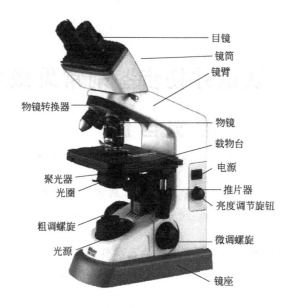

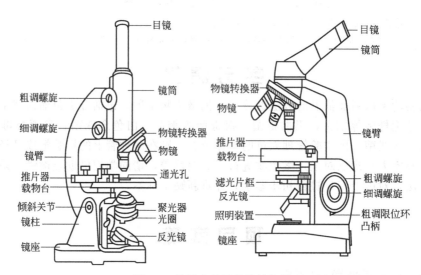

图 1-1　普通光学显微镜结构图

③ 镜柱　是连接镜臂与镜座的短柱。

④ 镜座　位于显微镜的最底部，是整台显微镜的基座，用于支撑和稳定镜体。有的显微镜在镜座内装有光源。

⑤ 物镜转换器　位于镜筒下端，上有 3～4 个圆孔，可装配不同放大率的物镜。此转换器可转动以转换物镜。

⑥ 调焦器　是调节焦距的装置，分粗调螺旋（或称粗调手轮）和细调螺旋（或称微调手轮）两种，均可来回转动用以调节焦距。粗调螺旋转动时，镜筒升降距离大，用于粗略调焦；细调螺旋转动时，镜筒升降距离小，用于精确调焦。在用粗调螺旋未找到物像前，不要使用细调螺旋，以免磨损细调螺旋。

⑦ 载物台　是镜筒下的平台，用以载放被检标本。台中央有通光孔，可使光线通过。载物台上装有片夹以固定标本，有的装有推片器，不但可固定标本，还可将标本前后左右

移动。

（2）光学部分

① 目镜　又称接目镜，安放于镜筒的上端。目镜有放大5倍、10倍、15倍三种，分别刻有"5×"、"10×"、"15×"标记。为方便指示物像，目镜中常装有指针。使用时一般采用"10×"的目镜。

② 物镜　又称接物镜，装在转换器的圆孔内，一般有3～4个物镜，分别刻有放大倍数标记："5×"、"10×"、"45×"、"100×"。习惯上把放大10倍及以下的物镜称为低倍镜，放大40倍左右的物镜称为高倍镜，放大90～100倍的物镜称为油镜。物镜可由其外形加以辨认，放大倍数小者，镜头较短，镜片口径大；放大倍数大者，镜头较长，镜片口径较小。油镜常有以下几种标记：放大倍数"90×"、"100×"；镜头上常标有黑色、白色或红色的圆圈；镜头刻有"油"或英文"Hi"、"oil"等字样。

③ 聚光器　又称集光器，位于载物台通光孔的下方，由聚光镜和光圈组成，其主要功能是将光线集中到要观察的标本上。

a. 聚光镜　由2～3个透镜组合而成，其作用相当于一个凸透镜，可将光线汇集成束。在聚光器的左下方，有一调节螺旋，可使其上升或下降，升高可使光线增强，反之光线变弱。

b. 光圈　也称虹彩光阑或孔径光阑，位于聚光器的下端，是控制进入聚光镜光束大小的可变光阑。它由十几张金属薄片组合排列而成，其外侧有一小柄，可使光圈的孔径开大或缩小，以调节光线的强弱。有的显微镜在光圈下方装有滤光片环，可放置不同颜色的滤光片。

④ 反光镜　位于聚光器的下方，可使光线反射至聚光器。反光镜的一面为平面镜，另一面为凹面镜。根据需要可自由转换，一般需较弱的光线时使用平面镜，需要较强的光线时用凹面镜。

带有光源的显微镜用灯泡代替反光镜，操作时先打开灯泡的电源开关，再根据需要调节灯泡亮度。

任务二　酵母菌和霉菌的水浸标本片的制作与显微镜观察

1. 材料

（1）仪器　普通光学显微镜（物镜头：10×，40×）。

（2）菌种　啤酒酵母菌、白色念珠菌：用沙氏葡萄糖琼脂培养基培养2～5天（只标号为1、2，没有标示具体菌名）。

黑曲霉菌、青霉菌、毛霉菌、黑根霉菌：用马铃薯蔗糖琼脂培养基培养2～5天（只标号为3、4、5、6，没有标示具体菌名）。

（3）染色液　0.1%美蓝染色液、乳酸石炭酸棉蓝染色液。

（4）其他　接种针、接种环、酒精灯、消毒棉球、载玻片、盖玻片、火柴等。

2. 操作方法

（1）酵母菌水浸标本片的制作　取洁净的载玻片一张，滴一小滴0.1%美蓝液（或无菌水）于载玻片中央；将接种环在酒精灯火焰上烧灼灭菌，冷却后，以无菌操作方法在培养基表面轻轻刮取少许待观察的啤酒酵母菌，与美蓝液混合均匀，染色2～3min。用小镊子夹一片盖玻片，使其一侧与载玻片上的液滴边缘接触，然后慢慢将盖玻片放在液滴上，注意避免产生气泡。

将制好的水浸片用低倍镜（10×）观察到清晰的视野后，再用高倍镜（40×）观察，注意酵母菌细胞的大小、形状及芽殖情况。

同法观察白色念珠菌的特征。

（2）霉菌水浸标本片的制作　取洁净的载玻片一张，滴一小滴乳酸石炭酸棉蓝染色液（或无菌水）于载玻片中央；将接种针在酒精灯火焰上烧灼灭菌，冷却后，以无菌操作方法在培养基中挑取少量带有孢子的黑曲霉菌菌丝，用 50% 的乙醇浸润，再用蒸馏水将浸过的菌丝洗一下，然后放入载玻片上的液滴中，仔细地用接种针将菌丝分散开来。用小镊子夹一片盖玻片，使其一侧与载玻片上的液滴边缘接触，然后慢慢将盖玻片放在液滴上，注意避免产生气泡。

将制好的水浸片用低倍镜（10×）观察到清晰的视野后，再用高倍镜（40×）观察，注意观察霉菌菌丝有无隔膜、有无假根和足细胞、孢子菌丝的特征等。

同法观察青霉菌、毛霉菌、黑根霉菌的菌丝特征。

（3）显微镜观察

① 准备　左手托镜座，右手持镜臂，保持显微镜为水平状态，将显微镜平稳地放在实验台上。

打开实验台上的工作灯，转动粗调螺旋，将载物台略下降（或镜筒略升高），使物镜和载物台距离稍拉开；再旋转物镜转换器，将低倍镜（一般为"10×"）对准载物台中央的通光孔，当镜头完全到位时，可听到轻微的"咔嗒"声。

② 采光与对光　打开光圈（顺时针旋转，光圈开大，光线增强；逆时针旋转，光圈闭小，光线减弱），上升聚光器至适当位置（聚光器上升时光线增强，下降时光线减弱），左眼向目镜内观察，同时调节反光镜的角度（或小心取出电源线，把电源线插头插到电源插座上，把电源开关按向"I"一边，接通电源，移动亮度调节器），使视野内的光线均匀、亮度适中。

光强的调节：一般情况下，染色标本光线宜强，无色或未染色标本光线宜弱。低倍镜观察光线宜弱；高倍镜观察光线宜强；油镜观察应将显微镜亮度调整至最亮，光圈完全打开。

③ 放片　把所需要观察的标本片放到载物台上，并用推片器上的弹簧夹固定好，然后把观察的标本部位移到通光孔的正中央。

④ 调焦　从显微镜侧面注视低倍镜，同时用粗调螺旋使载物台缓慢上升（或镜筒下降），直到低倍镜镜头距玻片标本约 5mm 时，再从目镜里观察视野，同时用左手慢慢转粗调螺旋，使载物台缓缓下降（或镜筒缓缓上升），直至视野中出现物像为止。如物像不清晰，可转动细调螺旋，直至视野中的物像清晰为止。

⑤ 观察　观察标本时，坐姿应端正，通过调节推片器的螺旋，按一定方向移动视野，前后左右观察标本，直至整个标本观察完毕，以便不漏检，不重复。若使用单筒显微镜，两眼自然张开，左眼观察标本，右眼记录及绘图，同时左手调节焦距，使物像清晰并移动标本视野，右手记录、绘图。

先用低倍镜（一般选择的物镜为"10×"）观察标本，找到所观察的目标，确定要观察的部位。低倍镜观察时光线不宜太强。

用低倍镜确定观察目标后，眼睛从侧面注意物镜，转动物镜转换器，使高倍镜镜头（一般选择的物镜头为"40×"）对准通光孔。

眼睛向目镜内观察，同时微微转动细调螺旋，直至视野内的物像清晰。从低倍镜转至高倍镜时，只需略微调动细调螺旋，即可使物像清晰。

使用高倍镜时切勿使用粗调螺旋，否则易压碎标本片并损伤镜头。

转动物镜转换器时，不可用手指直接推转物镜，这样容易使物镜的光轴发生偏斜，转换器螺纹受力不均匀而破坏，导致转换器报废。

在低倍镜准焦情况下，直接换高倍镜时可能会发生高倍镜与标本片碰撞，有时标本转不过来，此时应将载物台下降或使镜筒升高，直接用高倍镜调焦。方法是从侧面注视物镜，调节粗调螺旋，使高倍镜头下降至与标本片最短距离，再观察目镜视野，慢慢调节细调螺旋，使镜头缓缓上升，直至物像清晰为止。

⑥ 收镜　观察完毕后，转动粗调螺旋使载物台下降（或镜筒上升），取下标本片放在标本盒中。

将两个物镜转换成"八"字形，或将"5×"物镜转至工作位置，但切勿将"10×"或以上倍数的镜头转至工作位置，以防物镜与聚光器碰撞受损。

关闭光圈，下降聚光器，移动反光镜使其竖立。若使用的是带有光源的显微镜，需要调节亮度旋钮将光亮度调至最暗，再关闭电源按钮，以防止下次开机时瞬间过强电流烧坏光源灯。套上镜套，将显微镜放置于规定位置。

⑦ 维护　显微镜是贵重精密的光学仪器，使用时要精心爱护。取送显微镜时，应右手持镜臂，左手托镜座，以免反光镜松脱受损；不准碰撞或随意拆卸显微镜部件；避免日光直射显微镜光学部分，如镜头等；避免触及强酸、强碱、有机溶剂等化学药品，以免损坏机件；各个光学部分的镜面切忌用手触摸，以免油迹、汗迹损坏镜面；显微镜必须保持清洁，放置于干燥处，以防透镜长霉。

3. 鉴别要点

酿酒酵母细胞多数为圆形、卵形或长卵形，一般不形成假菌丝或形成不发达的假菌丝。细胞大小约为细菌细胞的 10 倍。

白色念珠菌细胞呈圆形或卵圆形，直径 $3\sim6\mu m$，比葡萄球菌大 5～6 倍，菌体细胞出芽生成假菌丝，假菌丝长短不一，不分枝，假菌丝顶端或中间、侧缘可形成厚垣孢子。

曲霉菌是一种典型的丝状菌，属多细胞，菌丝有分隔。营养菌丝大多匍匐生长，没有假根，产生分生孢子。分生孢子梗顶端膨大成为顶囊，顶囊表面长满一层或二层小梗，小梗顶端着生成串的分生孢子。

青霉菌属多细胞，菌丝有分隔。无性繁殖产生分生孢子，其分生孢子梗经过多次分枝，产生几轮对称或不对称的小梗，形如扫帚，称为帚状体。菌丝体成熟后长出青色有横隔的分生孢子梗，无足细胞，无顶囊。

毛霉菌的菌丝为无隔菌丝，多核，有分枝，以孢囊孢子和接合孢子繁殖，毛霉的孢子囊梗多呈丛生，分枝或不分枝。

根霉菌丝无隔，有分枝和假根，营养菌丝匍匐生长。在其假根处着生着丛生、直立、有分枝的孢子囊梗，顶端膨大形成圆形的孢子囊。

4. 作业

通过制作水浸片及镜检的方法，初步对编号为 1、2 的酵母菌及编号为 3、4、5、6 的霉菌进行鉴别，鉴别后写出菌种名称，制作菌种保藏管标签（含菌种名称、保藏条件、保管人、传代时间等），在保藏管上贴上相应的标签。

描述所观察的酵母菌和霉菌的形态特征，并绘图。

任务三　细菌的革兰染色标本片的制作与显微镜油镜观察

1. 材料

(1) 仪器　普通光学显微镜（物镜头：10×，100×）。

(2) 其他材料　革兰染色液一套（包括结晶紫、卢戈碘液、95％乙醇、稀释复红）、生理盐水、吸水纸、载玻片、接种环、酒精灯、火柴等。

(3) 菌种 金黄色葡萄球菌、大肠埃希菌、枯草芽孢杆菌的普通营养琼脂培养物（培养时间为 8～16h）（只标号为Ⅰ、Ⅱ、Ⅲ，没有标示菌名）。

2. 操作方法

(1) 细菌涂片标本的制作

① 涂片 取洁净的载玻片一张，滴一小滴生理盐水于载玻片中央（也可用接种环取一环生理盐水滴入载玻片中央）；将接种环在酒精灯火焰上烧灼灭菌，冷却后，无菌操作方法在培养基表面轻轻刮取少许待染色的细菌，混入载玻片上的生理盐水中，以画圈的形式由内向外均匀地涂抹成直径 1.5cm 左右的薄层涂片；将接种环灭菌后放回原处。

注：如用菌液制作涂片，则不加生理盐水，直接用接种环取菌液涂抹于载玻片上。

② 干燥 将上述涂片置于试管架上，任其自然干燥。也可以将涂面朝上，在酒精灯上方稍微烘干，但切勿离火焰太近，因温度高会破坏菌体形态。

③ 固定 手持载玻片一端，涂有细菌标本的一面朝上，将载玻片在酒精灯火焰外焰来回通过 3 次，使涂抹的细菌固定于载玻片上。固定时，温度不能太高，千万不得将载玻片停留于火焰上灼烤。

(2) 细菌革兰染色标本片的制作

① 初染 将细菌涂片平置于试管架上，滴加结晶紫染液于细菌涂片处，使其布满菌膜，染色时间 1min，用细水流徐徐冲洗去多余染液，甩去载玻片上过多的积水（以防影响下一种染液的浓度）。

② 媒染 滴加卢戈碘液于涂片位置，维持 1min，用细水流冲洗，将载玻片上过多的积水甩去。

③ 脱色 加 95% 乙醇数滴于载玻片上，摇动载玻片让乙醇来回流动，使脱色均匀，倾去紫色酒精液；如涂片较厚可再滴加 95% 乙醇，继续摇动载玻片直至无紫色染料脱出为止。脱色时间约 30～40s，脱色后，立即用水冲洗除去乙醇，甩去积水。

也可将玻片倾斜，连续滴加 95% 乙醇至涂片处进行脱色 20～30s 至流出的乙醇无色为止，立即用细水流冲洗。

乙醇的浓度、用量、涂片的厚度、染色时间都会影响脱色的效果。脱色是革兰染色中最关键的一步，脱色不足，革兰阴性菌仍保留紫色可造成假阳性；反之，脱色过度，革兰阳性菌也可被染成红色。

④ 复染 滴加稀释复红染液于涂片位置，染色 1min，用水冲洗去染液，甩去载玻片上积水。让载玻片自然干燥或用吸水纸印干水分，切勿擦拭。

将染好的涂片标本用吸水纸印干后，加一滴香柏油，置显微镜油镜下观察染色结果。

(3) 显微镜油镜观察细菌染色标本片

① 准备 左手托镜座，右手持镜臂，保持显微镜为水平状态，将显微镜平稳地放在实验台上。

打开实验台上的工作灯，转动粗调螺旋。将载物台略下降（或镜筒略升高），使物镜和载物台距离稍拉开。再旋转物镜转换器，将低倍镜（一般为"10×"）对准载物台中央的通光孔，当镜头完全到位时，可听到轻微的"咔嗒"声。

② 采光与对光 打开光圈，上升聚光器至适当位置，小心取出电源线，把电源线插头插到电源插座上，把电源开关按向"Ⅰ"一边，接通电源，左眼向目镜内观察，移动亮度调节器，使视野内的光线均匀、亮度适中。一般情况下，油镜观察应将显微镜亮度调整至很亮，光圈完全打开。

③ 滴加镜油、放片　将染好的细菌染色标本片用吸水纸印干，在镜检部位滴入一滴香柏油，保持香柏油呈油滴状，切勿涂散开。

将滴有香柏油的染色标本片放到载物台上，用移动器上的弹簧夹固定好，观察部位移到通光孔的正中央。

④ 调焦　用粗调螺旋将载物台下降（或将镜筒上升），转动物镜转换器，选择"100×"的油浸物镜（镜头上写有"100×"、"oil"或"Hi"字样，一般以白色线条为标志）对准通光孔。

眼睛从显微镜侧面注视物镜，转动粗调螺旋，缓缓上升载物台（或镜筒下降），使油浸物镜浸入香柏油中，使其镜面几乎与标本片接触，但两者切不可相碰！（需小心谨慎，如用力过猛，不仅易压碎标本片，还会损坏镜头。）

眼睛向目镜内观察，一边观察一边缓慢转动粗调螺旋，将载物台徐徐下降（或镜筒徐徐上升），注意此时切不可向相反的方向操作，否则易压碎标本片并损坏镜头。当出现物像一闪后，改用细调螺旋微微调节至物像最清晰为止。如转动粗调螺旋未获得清晰物像，但镜头已离开油面，眼睛必须重新从显微镜侧面注视物镜，重复上述操作。

⑤ 观察　观察标本时，通过调节推片器的螺旋，按一定方向移动视野，前后左右观察标本，直至整个标本观察完毕，以便不漏检、不重复。两眼自然张开，左眼观察标本，右眼记录及绘图，同时左手调节焦距，使物像清晰并移动标本视野，右手记录、绘图。

注意比较三种细菌在显微镜下的形态、大小、颜色、排列。

⑥ 收镜　油镜观察完毕后下降载物台，取下标本片，把物镜转到一边，立即用擦镜纸拭去镜头上的油，若油已干，可用擦镜纸蘸少许二甲苯（或用乙醇与乙醚混合制成镜头洗液）擦净，并用另一张擦镜纸拭去二甲苯。

将两个物镜转换成"八"字形，或将"5×"物镜转至工作位置，但切勿将"10×"或以上倍数的镜头转至工作位置，以防物镜与聚光器碰撞受损。

关闭光圈，下降聚光器，移动反光镜使其竖立。若使用的是带有光源的显微镜，需要调节亮度旋钮将光亮度调至最暗，再关闭电源按钮，以防止下次开机时瞬间过强电流烧坏光源灯。套上镜套，将显微镜放置于规定位置。

3. 鉴别要点

革兰阳性菌被结晶紫着色后不易被酒精脱色，故染成紫色；革兰阴性菌被结晶紫着色后易被酒精脱色，故被稀释复红复染成红色。

金黄色葡萄球菌为革兰阳性葡萄状排列的球菌，直径 $0.4 \sim 1.2 \mu m$，无鞭毛和芽孢。

大肠埃希菌为革兰阴性的短小杆菌，无芽孢，有鞭毛，大小为 $(1.1 \sim 1.5) \mu m \times (2.0 \sim 6.0) \mu m$。

枯草芽孢杆菌为革兰阳性链状排列的有芽孢的杆菌，大小为 $(1 \sim 1.3) \mu m \times (3 \sim 5) \mu m$，易形成芽孢，芽孢不突出菌体，菌体两端较平整。

4. 作业

通过革兰染色、镜检的方法，初步对编号为Ⅰ、Ⅱ、Ⅲ的细菌菌种进行鉴别，鉴别后写出细菌名称，制作菌种保藏管标签（含菌种名称、保藏条件、保管人、传代时间等），在保藏管上贴上相应的标签。

描述所观察的细菌的形态特征，并绘图。

任务四　链霉菌、诺卡菌、小单孢菌等放线菌标本片的观察

1. 材料

(1) 仪器　普通光学显微镜（物镜头：10×，100×）。

（2）放线菌标本片　链霉菌、诺卡菌、小单孢菌标本片。

2. 操作方法

使用显微镜油镜观察链霉菌、诺卡菌、小单孢菌等放线菌的染色标本片，注意观察放线菌菌丝的大小、形态，基内菌丝、气生菌丝和孢子丝的着生部位及孢子的形态特征。

显微镜的使用与标本片的观察方法与任务三中的"（3）显微镜油镜观察细菌染色标本片"相同。

3. 鉴别要点

大部分放线菌由分枝菌丝组成，菌丝无隔膜，属于单细胞微生物。菌丝粗细与杆菌相近。

链霉菌的菌丝长短不一，多核，直径为 $0.4 \sim 1.0 \mu m$。菌丝体分为营养菌丝、气生菌丝和孢子丝，其营养菌丝不断裂，气生菌丝分化成直的、弯曲的或螺旋状的孢子丝，孢子丝发育到一定阶段可产生分生孢子。

诺卡菌菌丝体剧烈弯曲如树根或不弯曲，菌丝较长。菌丝体产生横隔膜，分枝的菌丝体断裂成长短相近的杆菌、球菌或带叉的杆状体。大多数没有气生菌丝，只有营养菌丝，孢子丝为直形，个别种呈钩状或螺旋，具横隔膜。

小单孢菌属的菌丝体纤细，直径为 $0.3 \sim 0.6 \mu m$，无横隔膜，不断裂，菌丝体浸入培养基内，不形成气生菌丝，只在营养菌丝上长出很多分枝小梗，顶端着生一个孢子。

4. 作业

列表比较细菌、放线菌、酵母菌、霉菌的形态特征。

知 识 讲 解

一、概述

微生物是一类个体微小、构造简单，肉眼看不见，需借助显微镜才能看清的微小生物的总称。微生物的个体极其微小，必须借助显微镜放大几倍、几百倍、上千倍乃至数万倍才能看清。表示微生物大小的单位是微米（μm）（$1m = 10^6 \mu m$）或纳米（nm）（$1m = 10^9 nm$）。

1. 微生物的特点

（1）个体小、比表面积大　以细菌中的杆菌为例可以形象地说明微生物个体的细小，杆菌的宽度是 0.5 微米，因此 800 个杆菌"肩并肩"地排列成横队，宽度也只相当于一根头发丝的直径。杆菌的长度约 2 微米，故 1500 个杆菌头尾衔接起来仅有一颗芝麻长，而 3000 个头尾衔接的杆菌的长度仅为一粒籼米的长度。

我们知道，把一定体积的物体分割得越小，它们的总表面积就越大，可以把物体的表面积和体积之比称为比表面积。如果把人的比表面积值定为 1，则大肠埃希菌的比表面积值竟高达 30 万。这样一个大比表面积系统是微生物与一切大型生物在许多关键生理特征上的区别所在。

（2）吸收多、转化快　由于微生物的比表面积大得惊人，所以与外界环境的接触面特别大，这非常有利于微生物通过体表吸收营养和排泄废物，因此它们的"胃口"很大。而且，微生物的食谱非常广泛，凡是动植物能利用的营养，微生物都能利用，大量的动植物不能利用的物质，甚至剧毒的物质，微生物照样可以作为"美味佳肴"。如大肠埃希菌在合适条件下，每小时可以消耗相当于自身重量 2000 倍的糖，而人要完成这样一个规模则需要 40 年之久。如果说一个体重 50kg 的人一天吃掉与体重等重的食物，恐怕无人会相信。

我们可以利用微生物这个特性，发挥"微生物工厂"的作用，使大量基质在短时间内转化为大量有用的化工、医药产品或食品，为人类造福，使有害物质化为无害，将不能利用的物质变为植物的肥料。

(3) 生长旺、繁殖快 微生物以惊人的速度"生儿育女"。例如大肠埃希菌在合适的生长条件下，$12.5 \sim 20 min$ 便可繁殖一代，每小时可分裂 3 次，由 1 个变成 8 个，每昼夜可繁殖 72 代，由 1 个细菌变成 4.72×10^{21} 个（重约 4722t）。

当然，由于种种条件的限制，这种疯狂的繁殖是不可能实现的。细菌数量的翻番只能维持几个小时，不可能无限制地繁殖。在培养液中繁殖细菌，它们的数量一般仅能达到每毫升 1 亿～10 亿个，最多达到 100 亿。尽管如此，它的繁殖速度仍比高等生物高出千万倍。

微生物的这一特性在发酵工业上具有重要意义，可以提高生产效率，缩短发酵周期。

(4) 易变异，适应性强 微生物个体一般都是单细胞，加之繁殖快、数量多及与外界环境直接接触等原因，即使变异的频率十分低（一般为 $10^{-5} \sim 10^{-10}$），也可在短时间内出现大量的变异后代。正是由于这个特性，人们才能够按照自己的要求不断改良在生产上应用的微生物，如青霉素生产菌的发酵水平原来每毫升 20 单位，经过改良选育后已上升到每毫升近 10 万单位，利用变异和育种得到如此大幅度的产量提高，在动植物育种工作中简直是不可思议的。在医疗实践中，常见致病菌对抗生素产生耐药性变异。例如，1943 年青霉素刚刚问世时，它对金黄色葡萄球菌的作用浓度是 $0.02 \mu g/mL$，20 年后，有的菌株耐药性比原始菌株提高了 1 万倍（即 $200 \mu g/mL$）。20 世纪 40 年代初刚刚使用青霉素时，即使严重感染的病人，只要每天分数次共注射 10 万单位青霉素即可，而现在，成人每天要 100 万单位左右，病情严重时，要用到数千万甚至上亿单位。

微生物的变异性使其具有极强的适应能力，诸如抗热性、抗寒性、抗盐性、抗干燥性、抗酸性、抗缺氧、抗高压、抗辐射及抗毒性等能力。这是微生物在漫长的进化历程中所经受各种复杂环境的影响和选择的结果。微生物对环境条件尤其是恶劣的"极端环境"具有惊人的适应力，这是高等生物所无法比拟的。例如，多数细菌能耐 $0 \sim -196℃$ 的低温；在海洋深处分离到的某些硫细菌可在 $250 \sim 300℃$ 的高温条件下正常生长；一些嗜盐细菌甚至能在饱和盐水中正常生活；产芽孢细菌和真菌孢子在干燥条件下能保藏几十年、几百年甚至上千年。

(5) 种类多、分布广 微生物种类繁多。迄今为止，人们所知道的微生物约有 10 万种。但由于微生物的发现和研究较动植物迟得多，有人估计目前已知的种类只占地球实际存在的微生物总数的 1‰，所以微生物很可能是地球上物种最多的一类生物。

虽然我们肉眼不能看到微生物，但它们却无处不在、无孔不入。85km 的高空、11km 深的海底、2000m 深的地层、近 100℃ 的温泉、$-125℃$ 等极端的环境下，均有微生物生存。在人类正常生活的地方，更是微生物生长的适宜场所，其中土壤是多种微生物的大本营，任意取一把土，就是一个微生物的世界，在 1g 肥沃的土壤中，微生物的数量可达到千百万乃至数亿。

除了自然环境，动植物和人体内也有微生物生存。如人的肠道中经常居住着 100～400 种不同的微生物，约 100 万亿个；把手放到显微镜下观察，一双普通的手上带有细菌 4 万～40 万个，即使刚刚清洗过，上面也有 300 个细菌，当然这些绝大多数不是致病菌。因此，微生物领域是一个亟待开发和利用的宝地。

2. 微生物与人类的关系

(1) 微生物的有益作用

① 参与自然界的物质循环 微生物在自然界的物质循环中起着重要作用，整个生物圈显得生机勃勃，其主要能源依赖于太阳的光能，而组成机体的重要生命元素（如 C、N、P、

S、Fe 等）的来源则主要依赖于微生物所推动的物质循环。以碳素循环为例，绿色植物依靠太阳的能量吸收 CO_2 和 H_2O 进行光合作用，而大气中所含的 CO_2 只够供应绿色植物约 20 年，是微生物将有机物质（如动植物的尸体）中的碳元素分解，产生 CO_2 释放到大气中。据估计，地球上约 90％的 CO_2 是靠这种作用形成的，从而使生物界处于一种良好的碳平衡环境中。其他如氮素循环、硫素循环、磷的循环等都离不开微生物的作用。

② 在农业上的应用　通过固氮微生物的生物固氮作用，将环境中游离氮转化为氨而增加了土壤的肥力，供植物生长所需。在我国，种植豆科植物作绿肥有近 2000 年的历史。微生物肥料已经在种植业中有了广泛的应用，微生物杀虫剂可有效解决传统农药残留问题，农用抗生素在解决农作物及牲畜病害方面起到非常大的作用。

③ 在制药工业中的应用　微生物在制药工业中应用广泛，医药工业生产的药物很多是利用微生物生产的，如抗生素、维生素、氨基酸、甾体激素、酶及酶抑制剂以及微生物菌体制剂等都是利用微生物发酵制成。

目前临床上广泛应用的青霉素，就是由英国人弗莱明（Fleming）于 1929 年发现的首例抗生素，为人类抗细菌性感染作出了巨大贡献。

微生物药品（microbial medicines）是指微生物在其生命活动过程中产生、在低微浓度下能选择性地影响（抑制、杀灭、协调、激活）他种生物机能的一类天然有机化合物，包括初级代谢产物、次级代谢产物和结构药物。

目前基因工程技术迅速发展，利用"工程菌"作为制药工业的发酵产生菌可生产出更多低成本、高质量的药物，使得微生物在制药工业中的应用前景更加广阔。

微生态制剂也称为活菌制剂，是根据现代微生态学的基本原理，利用对人体无害甚至有益的正常微生物菌群中的活菌，经过人工培养等方法制成的微生物制剂。目前用于微生态制剂的细菌主要有乳杆菌、双歧杆菌、肠球菌、大肠埃希菌、蜡样芽孢杆菌等。其中双歧杆菌类活菌制剂是目前国内外应用最广的活菌制剂，在临床上主要用于婴幼儿保健，调整肠道菌群失调，治疗肠功能紊乱、慢性腹泻，以及抗癌防衰老等。国内外对活菌制剂的应用范围逐渐扩大，已从原来的治病到防病健身上来，许多活菌已成为食品添加剂，应用于食品保健方面。

④ 在其他领域上的应用　微生物可应用于食品、酿造、石油化工、皮革以及环境保护等方面。例如，传统上对植物秸秆的利用就是燃烧，能快速取得其中约 10％的热能以及一些肥效较差的草木灰肥料；而采用现代合理的梯级利用方式，即先将秸秆打碎作牲畜的饲料，再以畜粪进行沼气发酵，可利用 90％的化学能，发酵后的残渣还可作为有机肥料，形成饲料—燃料—肥料的良性循环，而关键的沼气发酵则是一种由产甲烷菌形成甲烷的过程。与我们生活息息相关的各类饮料酒、甜酒、食醋、酱油、味精等均是微生物的发酵产品，酸奶、面包、泡菜、豆腐乳等食品生产均离不开微生物的作用。

（2）微生物的危害

① 引起人类及动植物病害　尽管大多数微生物对人类是有益无害，但仍有一部分微生物能引起人类及动植物的病害。人类许多传染病（如传染性很强的 SARS、肺炎、痢疾、流感等，感染率较高的肝炎，危害性大、死亡率高的艾滋病等）均由微生物感染引起。随着现代微生物学的发展，一些新的病原体不断被发现。例如羊瘙痒病，该病的病原体经过近 2 个世纪的研究都未能解决，直到 20 世纪 80 年代初期才证实病原体是一种比病毒还小、不含任何核酸的而只含有致病能力的蛋白质，称为朊病毒，能引起人及动物中枢神经系统疾病，近年来爆发的疯牛病也是它引起的。烟草花叶病毒可使烟叶出现花叶病导致产量和品质下降。

② 造成生产环节的微生物污染　微生物分布广泛，繁殖迅速，水、空气中的微生物很多，在药物制剂的生产过程中，生产环境中的空气、制剂用水、厂房与环境设备、原材料、操作人员与生产工艺等多种因素都可能使药品被微生物污染，影响药品的质量，因此，针对微生物的来源和可能，对药品原料、包装材料、生产场所、生产操作等过程中微生物的监控是保证药品质量的重要手段。在微生物发酵中污染杂菌或噬菌体，还可引起减产甚至无产，造成重大损失，所以对生物制药的原料、发酵设备、发酵过程、操作人员等均应进行严格的微生物控制。

③ 引起各类产品等的腐败变质　微生物还可引起工农业生产中的原料、产品、药材、木材、食品等的腐败霉变，造成经济损失和人体伤害。

3. 微生物的命名

微生物的命名一般采用国际通用的拉丁文双名法。其学名（scientific name）由属名和种名两部分组成：前面为属名，用名词并以大写字母开头；后面为种名，用形容词表示，全部小写，印刷时均用斜体字。常在种名之后加上命名者的姓氏（用正体排字），也可省略。在少数情况下，当该种是一个亚种时，学名就应按"三名法"构成，具体如下：

（1）"双名法"：属名＋种名　例如：金黄色葡萄球菌 *Staphylococcus aureus*（其中 *Staphylococcus* 是属名，为名词，第一个字母 S 要大写；*aureus* 是种名，为形容词，全部小写，印刷时用斜体字）；大肠埃希菌 *Escherichia coli*；枯草芽孢杆菌 *Bacillus subtilis*；铜绿假单胞菌 *Pseudomonas aeruginosa*。

（2）"三名法"：属名＋种名＋亚种名　例如：脆弱拟杆菌卵形亚种 *Bacteroides fragilis* subsp. *Ouatus*。其中 *Bacteroides* 是属名；*fragilis* 是种名；*Ouatus* 是亚种名，前面用正体 subsp. 表示。

（3）菌株的命名　菌株名称都放在学名的后面，可用字母、符号、编号等表示。

例如：大肠埃希菌的两个菌株（B 和 K12 菌株）*Escherichia coli* B（*E. coli* B）、*Escherichia coli* K12（*E. coli* K12）。

（4）通俗名称　除了学名，细菌通常还有俗名。俗名简明、大众化，但不够确切。如结核分枝杆菌 *Mycobacterium tuberculosis*，俗名是结核杆菌，英文是 tuberclebacillus，常缩写为 TB。铜绿假单胞菌 *Pseudomonas aeruginosa* 也称为绿脓杆菌。

4. 微生物的类群

微生物类群庞杂，种类繁多，其形态结构是微生物鉴别和分类的依据。根据微生物的形态结构和进化水平等的不同，可将其分为三大类型：

（1）非细胞型微生物　此类微生物没有细胞结构，个体微小，结构简单，缺乏完整的酶系统，只能寄生于活细胞内，利用宿主细胞提供原料和能量才能繁殖子代，仅有一种核酸（DNA 或 RNA），对抗生素不敏感。

包括病毒和亚病毒，亚病毒又分为类病毒、拟病毒和朊病毒（一种比病毒小，不含任何核酸而只含有具致病能力的蛋白质）

（2）原核细胞型微生物　此类微生物分化程度低，没有明显的细胞器，没有核膜和核仁，仅含一个由裸露的 DNA 分子构成的原始核区，属于单细胞生物。

包括真细菌（如细菌、放线菌、蓝细菌、立克次体、支原体、衣原体、螺旋体）和古细菌。

（3）真核细胞型微生物　此类微生物分化程度较高，有高度分化的核，有核膜和核仁，且有内质网、核糖体、线粒体等多种细胞器。大多由多细胞组成。

真核细胞型微生物包括酵母菌、霉菌、蕈菌等。

菌株：又称为品系（在病毒中称毒株或株），表示任何由一个独立分离的单细胞繁殖而成的纯种群体。因此，一种微生物的每一个不同来源的纯培养均可称为该菌种的一个菌株。

本单元只介绍与制药工业关系密切的一些微生物类群的形态结构、培养特性等。

二、细菌

细菌（bacterium）是一类具有细胞壁的单细胞原核细胞型微生物。在自然界中，细菌分布最广、数量最多。细菌在抗生素、维生素、氨基酸、甾体激素、酶及酶抑制剂以及微生物菌体制剂等医药工业，酿酒、食醋、酱油、味精、酸奶、泡菜、豆腐乳等食品发酵工业，以及农业和环境保护中都发挥着极其重要的作用。细菌也是药品污染的重要来源，某些致病菌会引起严重的后果，所以要严格控制非规定灭菌制剂中的细菌总数。

1. 细菌的形态与大小

细菌是具有细胞壁的一类单细胞原核型微生物，即细菌的个体是由一个原核细胞组成，一个细胞就是一个生活个体。形体微小，结构简单，在适宜的条件下有相对稳定的形态与结构。

细菌基本形态分为球状、杆状和螺旋状，分别称为球菌、杆菌和螺旋菌（图1-2）。

（1）球菌 细菌细胞是球形或近似球形的。有的单独存在，有的连在一起。球菌分裂之后产生新的细胞，常保持一定的排列方式，这种排列方式在分类学上很重要。可分为（图1-3）：

① 单球菌 分裂后的细胞分散而单独存在的为单球菌。如尿素微球菌。

② 双球菌 分裂后两个球菌成对排列，如肺炎双球菌。

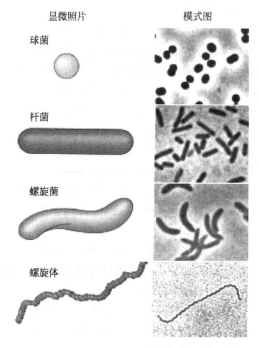

图1-2 细菌基本形态图

③ 四联球菌 沿两个相互垂直的平面分裂，分裂后每四个细胞在一起呈田字形，如四联微球菌。

④ 八叠球菌 在三个相互垂直的平面进行分裂后，八个球菌重叠呈立方体状，如藤黄八叠球菌。

⑤ 链球菌 分裂是沿一个平面进行，分裂后细胞排列成链状，如溶血性链球菌。

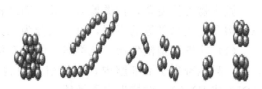

图1-3 葡萄球菌、链球菌、双球菌、
四联球菌、八叠球菌

⑥ 葡萄球菌 分裂面不规则，多个球菌聚在一起呈葡萄状排列，如金黄色葡萄球菌。

（2）杆菌 杆菌是细菌中种类最多的类型。杆菌细胞是长形，其长度大于宽度，由于比例不同，往往杆菌的长短差别很大。长的杆菌呈圆柱形，有的甚至呈丝状；短的杆菌有时接近椭圆形，几乎和球菌一样，易与球菌混淆，称为短杆菌。

杆状菌的形状与排列有一定的分类鉴定意义。有些杆菌一端膨大另一端细小，形如棒状的称为棒杆菌（图1-4），如可发酵生产谷氨酸的北京棒杆菌、白喉棒杆菌；形如梭状的称为梭杆菌（图1-5），如破伤风芽孢梭菌。此外，菌体排列的形式也有不同，排列成对的称双杆菌，形成链状的称链杆菌（图 1-6）。还有些杆菌可以产生芽孢，称为芽孢杆菌，如用来生产淀粉酶和蛋白酶的枯草芽孢杆菌；而不产生芽孢的也可称为无芽孢杆菌。

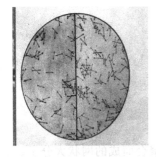

图 1-4 棒状杆菌

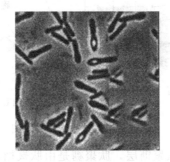
图 1-5 梭菌

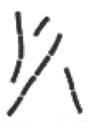
图 1-6 链杆菌

（3）螺旋菌 细胞呈弯曲状，根据其弯曲程度不同而分为弧菌和螺菌（图 1-7）。

① 弧菌 菌体弯曲呈弧形或逗号形。如霍乱弧菌。

② 螺菌 菌体回转如螺旋，螺旋数目的多少及螺距大小随菌种不同而异。如鼠咬热螺菌。

细菌的形态可受各种理化因素的影响，例如培养温度、培养基的成分与浓度、培养的时间等。一般来说，在生长条件适宜时培养 8～18h 的细菌形态较为典型。当细菌衰老或环境中有不适合细菌生长的物质（如药物、抗生素、抗体、过高的盐分等）时，常常引起细菌形态的改变，尤其是杆菌，有时菌体显著伸长呈丝

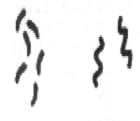
图 1-7 弧菌、螺菌

状、分枝状或呈膨大状，称为异常形态。不过这种形态变化是暂时的，若再将它们转移到新鲜培养基上，并在合适的条件下生长，它们又将恢复其原来的形态。因此，在观察细菌形态特征时，应选择典型形态的细菌进行观察，同时必须注意因培养条件的变化而引起细胞形态的改变。

细菌细胞一般都很小，必须借助光学显微镜才能观察到，因此细菌的大小通常要使用放在显微镜中的显微测微尺来测量。通常用微米（μm）作为测量细菌大小的单位。球菌的大小以其直径表示，杆菌、螺旋菌的大小以宽度×长度来表示。螺旋菌的长度是以其自然弯曲状的长度来计算，而不是以其真正的长度计算的。

虽然细菌的大小差别很大，但一般都不超过几微米，大多数球菌的直径为 0.8～1.2μm。杆菌一般为（0.5～1）μm×（2～3）μm，产芽孢的杆菌比不产芽孢的杆菌要大，螺旋菌一般为（0.3～2）μm×（1～20）μm。

2. 细菌的结构

细菌的结构对细菌的生存、致病性和免疫性等均有一定作用。通常将细菌的结构分为基本结构和特殊结构。将各种细菌都共有的结构称为基本结构，包括细胞壁、细胞膜、细胞质及核质等；将某些细菌在一定条件下所特有的结构称为特殊结构，包括鞭毛、芽孢、菌毛和荚膜等（图 1-8）。

（1）基本结构

① 细胞壁 细胞壁在细菌菌体的最外层，坚韧而有弹性，内侧紧贴细菌膜，厚度平均约 15～30nm，占细胞干重的 10%～25%，是质量均匀的网状结构。

细胞壁具有保护细胞及维持细胞外形的功能。失去细胞壁的各种形态的菌体都将变成球形。细菌在一定范围的高渗溶液中细胞质收缩，但细胞仍然可保持原来的形状，在一定的低渗溶液中细胞则会膨大，但不致破裂。这些都与细胞壁具有一定坚韧性及弹性有关。

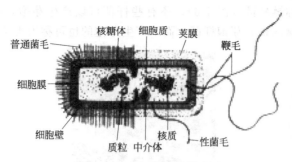

图 1-8 细菌细胞结构模式图

构成细胞壁的基本骨架是肽聚糖层，肽聚糖是由肽聚糖单体聚合而成的网状大分子。肽聚糖单体是由 N-乙酰葡萄糖胺（N-acetylglucosamine，NAG）和 N-乙酰胞壁酸（N-acetyl-muramicacid，NAM）两种氨基糖经 β-1,4-糖苷键连接形成的多糖骨架，在 N-乙酰胞壁酸分子上连接四肽侧链。革兰阳性菌肽聚糖的四肽侧链之间再由五肽桥（5 个甘氨酸短肽）联系起来，组成一个机械性很强的网状结构；革兰阴性菌的肽聚糖无五肽桥，四肽侧链之间直接相连（图 1-9、图 1-10）。

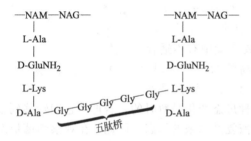

图 1-9 革兰阳性菌细胞壁肽聚糖的分子结构

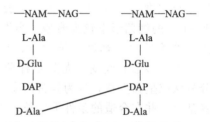

图 1-10 革兰阴性菌细胞壁肽聚糖的分子结构

a. 革兰阳性菌细胞壁（图 1-11） 革兰阳性菌细胞壁具有较厚（20～80nm）而致密的肽聚糖层，有 15～50 层，约占细胞壁干重的 50%～80%，它同细胞膜的外层紧密相连。此外，还有大量特殊组分磷壁酸。磷壁酸的主要功能有：抗原性很强，是革兰阳性细菌重要的表面抗原；在调节离子通过肽聚糖层中起作用；与某些酶的活性有关；某些细菌的磷壁酸能黏附在人类细胞表面，其作用类似菌毛，可能与致病性有关。如果细胞壁的肽聚糖层被消融，革兰阳性细菌的细胞成为原生质体（protoplasts），细胞壁不复存在，而只存留细胞膜，这样的细菌又称为 L 型细菌。大多数革兰阳性细菌的细胞壁中含极少蛋白质。

b. 革兰阴性菌细胞壁（图 1-12） 革兰阴性菌细胞壁比革兰阳性菌细胞壁薄，约 10～15nm，而结构较复杂，分外膜层（outer membrane）和肽聚糖层（2～3nm）。

ⅰ. 外膜层 位于细胞壁肽聚糖层的外侧，由脂蛋白、脂质双层、脂多糖三部分组成。脂蛋白的功能是使外膜与肽聚糖层构成一个整体。脂质双层是革兰阴性菌细胞壁的主要结构，除了转运营养物质外，还有屏障作用，能阻止种物质透过，抵抗许多化学药物的作用，所以革兰阴性菌对溶菌酶、青霉素等比革兰阳性细菌具有较大的抵抗力。脂多糖（lipopolysac-chride，LPS）由脂质双层向细胞外伸出，包括类脂 A、核心多糖和 O-特异性多糖三个部分。习惯上将脂多糖称为细菌内毒素（表 1-1）。类脂 A 是一种糖磷脂，是内毒素生物学活性成分，是革兰阴性菌的致病物质，无种属特异性，各种革兰阴性菌内毒素引起的毒性作用相同；核心多糖位于类脂 A 的外层，具有属特异性，同一属细菌的核心多糖相同；O-特异性多糖在

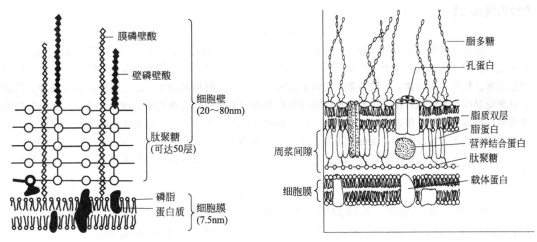

图 1-11　革兰阳性菌细胞壁结构模式图　　　图 1-12　革兰阴性菌细胞壁结构模式图

表 1-1　细菌内毒素和外毒素比较

项目	细菌外毒素	细菌内毒素
来源	G$^+$（主要）和部分 G$^-$菌产生，并分泌到菌体外	G$^-$菌细胞壁成分，细菌死亡破裂后才释放
化学组成	蛋白质	脂多糖（类脂 A 是毒性成分）
热稳定性	不耐热，不稳定，60～80℃约 30min 即破坏	耐热，180℃4h 或 250℃45min 才灭活
毒性作用	强，各种外毒素对组织、器官有选择作用，引起特殊病变	弱，各种细菌内毒素的毒性作用大致相同。引起发热、休克、低血压等。微量即可引起恒温动物体温异常升高
抗原性	抗原性强，可刺激机体产生抗毒素。经甲醛处理，可脱毒成为类毒素	抗原性弱，刺激机体不产生抗毒素，不能经甲醛处理成为类毒素

注：G$^+$表示革兰阳性细菌，G$^-$表示革兰阴性细菌。

脂多糖的最外层，是由数个至数十个低聚糖重复单位所构成的多糖链，此链的长度、单糖的种类、排列和空间构型随细菌种类不同而不同，因此，O-特异性多糖具有种的特异性。

ⅱ．肽聚糖层　革兰阴性细菌细胞壁的肽聚糖层很薄，在大肠杆菌和其他细菌中仅有单层。肽聚糖层和外膜的内层之间通过脂蛋白连接起来。

c. 细胞壁的功能　使细菌保持其固有形态并保护细胞，细菌细胞壁坚韧而富有弹性，保护细菌能承受胞内巨大渗透压而不被破坏；与细胞膜共同参与细胞内外的物质交换，细胞壁可允许水分及直径小于 1nm 的可溶性小分子自由通过；细胞壁的化学成分与细菌的耐药性、致病性以及对噬菌体的敏感性有关；细胞壁带有多种抗原决定簇，与细菌的抗原性有关。

【知识链接 1】
部分抗菌药物的作用位点
凡能破坏肽聚糖结构或抑制其合成的物质，都能损伤细胞壁而使细菌变形或杀伤细菌。例如：溶菌酶能切断肽聚糖中 N-乙酰胞壁酸 C-1 和乙酰葡萄糖胺 C-4 之间的 β-1,4-糖苷键，破坏肽聚糖支架，引起细菌裂解；青霉素和头孢素的作用是抑制肽聚糖合成最后阶段的交联作用，不论对革兰阳性菌还是革兰阴性菌，使细菌不能合成完整的细胞壁而导致细菌死亡。革兰阴性菌对青霉素没有革兰阳性菌敏感，是因为革兰阴性菌外膜层的屏障作用，使药物不易到达作用靶部位的缘故。人和动物没有细胞壁结构，亦无肽聚糖，故溶菌酶和青霉素对人体细胞无毒性作用。

【知识链接2】

L型细菌

L型细菌是指细胞壁缺陷的细菌，可自然发生，也可经理化因素人工诱变。因L型细菌首次由Lister研究所发现，故以其第一个字母命名。用青霉素或溶菌酶处理可完全除去细胞壁，原生质仅被一层细胞膜包裹，称为原生质体，一般由革兰阳性细菌形成；用溶菌酶和EDTA（乙二胺四乙酸）处理，可除去肽聚糖层以及部分脂多糖，得到细胞壁部分缺陷的圆球体，一般由革兰阴性细菌形成。L型细菌的形态因缺失细胞壁而呈高度多形性，有球状、杆状和丝状，大小不一，对环境尤其是渗透压非常敏感。在普通生长条件下，其因不能承受细胞内巨大的渗透压而破裂；但通常在高渗透液、适宜的培养条件下，L型细菌仍可生长。L型细菌生长较缓慢，一般培养2～7天后才能在琼脂平板上形成"荷包蛋样"细小菌落。

② 细胞膜 简称质膜，是围绕细胞质外面的双层膜结构，属半渗透性生物膜，使细胞具有选择吸收性能，控制物质的吸收与排放，也是许多生化反应的重要部位。

质膜的基本结构是磷脂双分子层，每一个磷脂分子由一个带正电荷且亲水的极性头（磷酸端）和一个不带电荷、疏水的非极性尾（烃端）构成。疏水的两层脂肪酸链相对排列在内，亲水的两层磷酸基则相背排列在外。在双分子层中含各种功能的蛋白质（图1-13）。

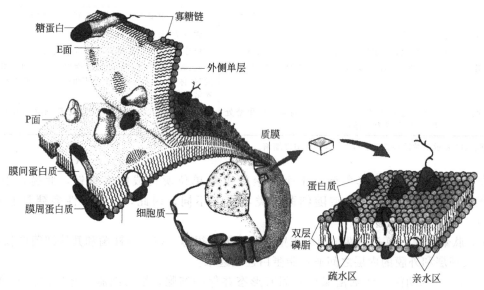

图1-13 细菌细胞膜结构模式图

细胞膜的功能：a.具有选择性通透作用，与细胞壁共同完成菌体内外的物质交换；b.膜上有多种呼吸酶，参与细胞的呼吸过程；c.膜上有多种合成酶，参与生物合成过程。

③ 细胞质 细胞质是位于细胞膜内的无色透明黏稠的胶状物，是细菌细胞的基础物质，其基本成分是水、蛋白质、核酸和脂类，也含有少量的糖和无机盐类。细胞质内含有丰富的酶系统，是细菌合成和分解代谢的主要场所。细胞质中还有多种重要结构。

a. 质粒 质粒是染色体外的遗传物质，游离于细胞质中，为闭环双链DNA分子，但分子量比染色体小。质粒携带某些特殊的遗传信息，控制着如细菌的耐药性、产抗生素、性菌毛等一些次要性状。质粒能进行自我复制，并不是细菌生存所必需。失去质粒的细菌仍能正常存活。

b. 核糖体 核糖体又称核蛋白体，由核糖核酸（RNA）与蛋白质组成，其中RNA约占70%，蛋白质占30%，是细胞合成蛋白质的场所，其数量多少与蛋白质合成直接相关，随菌体生长速度而异。细胞内核糖体常成串联在一起，称为多聚核糖体。核糖体分散在细菌细胞质中，其沉降系数为70S，由50S和30S两个亚基组成，是许多抗菌药物选择作用的靶位，如链霉素能与30S亚基结合，红霉素能与50S亚基结合，从而干扰细菌蛋白质的合成而导致细菌的死亡。

c. 胞质颗粒 细菌细胞内含有各种较大的颗粒，大多为细胞的营养贮藏物，颗粒的多少随菌龄及培养条件的不同有很大变化。如：异染颗粒，是普遍存在的贮藏物，其主要成分是多聚偏磷酸盐，多聚偏磷酸盐颗粒对某些染料有特殊反应，产生与所用染料不同的颜色，因而得名异染颗粒。用甲苯胺蓝、次甲基蓝染色后不呈蓝色而呈紫红色。棒状杆菌和某些芽孢杆菌常含有这种异染颗粒。当培养基中缺磷时，异染颗粒可作为磷的补充来源。如：

ⅰ. 聚 β-羟基丁酸颗粒 是一类类脂物，是碳源与能源的贮藏物质，一些细菌如巨大芽孢杆菌、根瘤菌、固氮菌、肠杆菌的细胞内均含有聚 β-羟基丁酸的颗粒。

ⅱ. 肝糖粒与淀粉粒 某些肠道杆菌和芽孢杆菌体内可积累一些多聚葡萄糖，用稀碘液可染成红棕色即为肝糖。有些梭状芽孢杆菌在形成芽孢时有细菌淀粉粒的积累，可被碘液染成蓝色。

④ 核质 细菌只具有比较原始形态的核质或称拟核、类核，它由裸露的双链DNA缠绕而成，是细菌遗传变异的物质基础，决定细菌的遗传特征。它没有核膜、核仁，一般呈球状、棒状或哑铃状。

(2) 特殊结构 芽孢、荚膜、鞭毛、菌毛等是某些细菌特有的结构，它们在细菌分类鉴定上具有重要作用。

① 芽孢 有些细菌在其生长发育后期，菌体的细胞原生质浓缩，在细胞内形成圆形、椭圆形或圆柱形的折光性强的特殊结构，称芽孢或内生孢子。芽孢是细菌的休眠体，未形成芽孢之前的菌体称繁殖体或营养体，一个细胞内只形成一个芽孢，一个芽孢萌发也只产生一个营养体。芽孢在营养、水分、温度等条件适宜时可萌发。

芽孢多于末期形成，与营养物质的缺乏、代谢产物的积累等因素有关，但能否形成芽孢是由细菌的芽孢基因决定的，在杆菌中形成芽孢的种类较多，在球菌和螺旋菌中只有少数菌种可形成芽孢。

芽孢有较厚的壁和高度折光性，在显微镜下观察芽孢为透明体。芽孢难以着色，为了便于观察常常采用特殊的染色方法——芽孢染色法。

各种细菌芽孢形成的位置、形状与大小是一定的，是细菌鉴定的重要依据（图1-14）。有的可位于细胞的中央，有的位于顶端或中央与顶端之间。芽孢在菌体中央时，如果其直径大于细菌的宽度，细胞呈梭状，如肉毒梭菌；芽孢在菌体顶端时，如果芽孢直径大于细菌的宽度，则细胞呈鼓槌状，如破伤风梭菌。芽孢直径如果小于细菌细胞宽度，则细胞不变形，如常见的枯草杆菌、蜡状芽孢杆菌等。

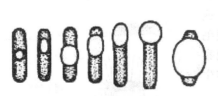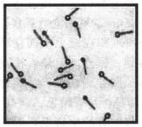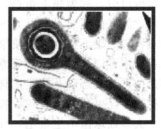

图 1-14 芽孢的形态

　　芽孢在自然界中分布广泛，有的芽孢在自然界中可存活长达数十年之久，因此要严防芽孢对伤口、用具、敷料、手术器械等的污染。芽孢的抵抗力强，对热、干燥、辐射、化学消毒剂等理化因素均有强大的抵抗力，用一般的方法不易将其杀死，因此当进行消毒灭菌时往往以芽孢是否被杀死作为判断灭菌效果的指标。嗜热脂肪芽孢杆菌的芽孢是目前所知抗热能力最强的微生物，121℃下湿热蒸汽处理12min才被杀灭，因此在实验室或发酵工业上，高压蒸汽灭菌条件通常为121.3℃处理15～30min。

　　芽孢对理化因素抵抗力强的原因可能与以下因素有关：芽孢的含水量低，因此蛋白质受热不易变性；芽孢是由多层的致密结构包裹成的坚实小体；芽孢体内含有一种特殊成分2,6-吡啶二羧酸（简称DPA）。DPA在芽孢中以钙盐的形式存在，占芽孢干重的15%，芽孢形成时DPA很快形成，DPA形成后芽孢就具有耐热性，当芽孢萌发时DPA就被释放出来，同时芽孢也就丧失耐热能力，因此芽孢的耐热性主要与DPA有关。在细菌的营养细胞和其他生物的细胞中均未发现有DPA存在。

　　② 荚膜　有些细菌在生命过程中向细胞壁外分泌一层透明的黏液物质，厚度在$0.2\mu m$以上的称为荚膜，在普通显微镜下可以看见，如肺炎球菌荚膜（图1-15）。有的厚度在

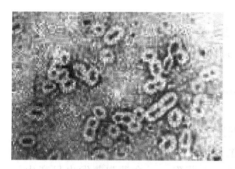

图1-15　肺炎球菌荚膜

$0.2\mu m$以下，称为微荚膜。荚膜一般围绕在每一个细菌细胞的外围，但也有多个细菌的荚膜连在一起，其中包含着许多细菌，称为菌胶团。

　　荚膜含有大量水分，约占90%，还有多糖或多肽。荚膜折射率很低，不易着色，必须通过特殊的荚膜染色方法，一般用负染色法（如墨汁负染色法），即使背景和菌体着色，而荚膜不着色，使之衬托出来，可用光学显微镜观察到。

　　细菌一般在机体内和营养丰富的培养基中才形成荚膜。如肠膜明串珠菌，只有在含糖量高、含氮量低的培养基中才能产生荚膜。某些病原菌如炭疽芽孢杆菌只在寄主体内才形成荚膜，在人工培养基上不形成荚膜。形成荚膜的细菌也不是整个生活期内都形成荚膜，如肺炎双球菌在生长缓慢时才形成荚膜。某些链球菌在生长早期形成荚膜，后期则消失。

　　荚膜不是细菌的主要结构，失去荚膜的细菌仍然能生长正常，但荚膜也有其一定的生理功能：a. 保护细菌免遭吞噬细胞的吞噬和消化作用，因而与细菌的毒力有关；b. 能贮留水分，使细菌具有抗干燥能力；c. 贮存养料，当营养物缺乏时可作为碳源及能源而被利用；d. 可使菌体附着于适当的物体表面，如某些链球菌的荚膜物质黏附于人的牙齿而引起龋齿。

　　③ 鞭毛　某些细菌能从体内长出细长而弯曲的丝状物称为鞭毛，其数目为一至数十根。鞭毛的化学成分主要是蛋白质，称为鞭毛蛋白。鞭毛的长度常超过菌体若干倍，但直径极细，约为10～30nm，须用电镜观察，或经过特殊的鞭毛染色法，使染料堆积在鞭毛上而使鞭毛加粗，才可用光学显微镜观察到。另外，用悬滴法观察细菌的运动状态以及用半固体琼脂穿刺培养，从菌体生长扩散情况也可以初步判断细菌是否具有鞭毛。

　　大多数球菌不生鞭毛，杆菌中有的生鞭毛，有的不生，弧菌与螺旋菌一般都生鞭毛。

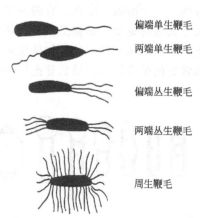

偏端单生鞭毛

两端单生鞭毛

偏端丛生鞭毛

两端丛生鞭毛

周生鞭毛

图1-16　几种鞭毛类型的示意图

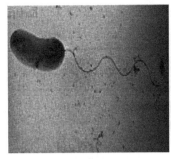
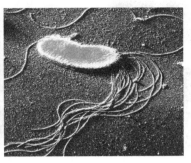
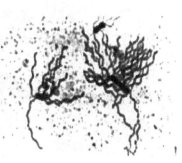

偏端单生鞭毛菌　　　　　　　偏端丛生鞭毛菌　　　　　　　　周生鞭毛菌

图 1-17　细菌鞭毛类型

a. **分类**　按鞭毛着生的位置、数目的不同，可将细菌分为（图 1-16、图 1-17）：

ⅰ. 偏端单生鞭毛菌，整个菌体的一端长一根鞭毛，如霍乱弧菌；

ⅱ. 两端单生鞭毛菌，在菌体两端各生一根鞭毛，如空肠弯曲菌；

ⅲ. 偏端丛生鞭毛菌，在菌体一端生有一丛鞭毛，如铜绿假单胞菌；

ⅳ. 两端丛生鞭毛菌，在菌体两端各生一丛鞭毛，如红色螺菌；

ⅴ. 周生鞭毛菌，菌体周身长有鞭毛，如枯草芽孢杆菌、大肠杆菌、沙门菌、破伤风芽孢梭菌（图 1-18）。

b. **鞭毛的功能**

ⅰ. 鞭毛是细菌的运动器官，有鞭毛的细菌在液体中借鞭毛运动，其运动方式依鞭毛着生位置与数目不同而不同。单毛菌和丛毛菌多做直线运动，运动速度快，有时也可轻微摆动。周毛菌常呈不规则运动，而且常伴有活跃的滚动。没有鞭毛的细菌只能因水分子的撞击而产生原地的颤动。

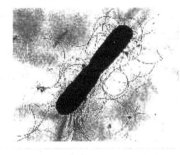

图 1-18　破伤风芽孢梭菌的周生鞭毛

ⅱ. 可用以鉴别细菌，鞭毛蛋白具有很强的抗原性，通常称为 H 抗原，对某些细菌的鉴定、分型及分类具有重要意义。

ⅲ. 有些细菌的鞭毛与致病性有关，如霍乱弧菌、空肠弯曲菌等的鞭毛运动活泼，可帮助细菌穿透小肠黏膜层，使细菌易于黏附而导致病变发生。

鞭毛虽是某些细菌的特征，但在不良的环境条件下（如培养基成分的改变，培养时间过长，干燥，芽孢形成，防腐剂的加入等）可能会使细菌丧失生长鞭毛的能力。

④ **菌毛**　菌毛是许多革兰阴性菌和少数革兰阳性菌菌体表面遍布的比鞭毛更为纤细、短而直的丝状物，又称为纤毛。其化学成分为菌毛蛋白，与细菌的运动无关，在光学显微镜下看不见，须用电镜才能观察到。根据形态和功能的不同，菌毛可分为普通菌毛和性菌毛两种（图 1-19、图 1-20）。

a. **普通菌毛**　短、细、直，遍布于菌体表面，具有黏着细胞（如红细胞、上皮细胞等）和定居于各种细胞表面的能力，与细菌的致病性密切相关，无菌毛的细菌则易被黏膜细胞的纤毛运动、肠蠕动或尿液冲洗而被排除。

b. **性菌毛**　比普通菌毛粗且长，约 1～4 根。性菌毛由质粒携带的基因编码，能在细菌之间传递某些遗传性状，如细菌的毒性及耐药性可通过这种方式在细菌间传递，这是某些肠道杆菌容易产生耐药性的原因之一。

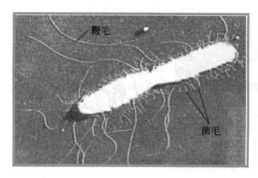

图 1-19　细菌菌毛与鞭毛

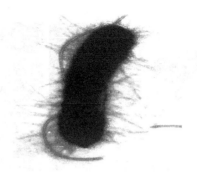

图 1-20　性菌毛和普通菌毛

3. 细菌的繁殖方式

细菌的繁殖方式比较简单，一般为无性繁殖，主要方式是裂殖。

细菌的裂殖分三个阶段：核分裂、形成横隔、子细胞分离。

核分裂是在细菌染色体复制后开始的，经过复制的核物质随着细胞的生长而向细胞两极移动，与此同时，细胞赤道附近的质膜从外向内环状推进，然后形成一个垂直于长轴的细胞质隔膜，将细胞质和两个"细胞核"分开。

形成横隔，随着细胞膜的内陷，母细胞的细胞壁也向内分开，将细胞质隔膜分成两层，每层分别成为子细胞的细胞膜，随后细胞壁横隔也分成两层，这时每个细胞都具有了完整的细胞结构。

子细胞分离，有些细菌形成完整横隔后不久便会互相分离，呈单个菌体游离存在，有些则暂不分开，形成双球菌、双杆菌、链球菌等，有些还形成四联球菌、八叠球菌等。

4. 常见细菌

见表 1-2。

表 1-2　常见的细菌

种类	名称	简 介
革兰阳性球菌	葡萄球菌	葡萄球菌在自然界分布广泛，存在于空气、土壤、水及物品上，人和动物的皮肤及与外界相通的腔道中也有，分为金黄色葡萄球菌和表皮葡萄球菌，前者致病性强，常引起化脓性感染，后者致病性弱 典型的葡萄球菌为球形，直径 $0.4 \sim 1.2\mu m$，革兰阳性，呈葡萄串状排列(图 1-21)，无鞭毛和芽孢。需氧或兼性厌氧，耐盐性强，能在含 $10\% \sim 15\%$ NaCl 的培养基中生长，在液体培养基中呈混浊生长，在固体培养基中形成圆形突起、光滑湿润、边缘整齐的菌落，在血平板中可形成透明溶血环。凝固酶阳性的金黄色葡萄球菌常引起局部或全身化脓性感染，也可致食物中毒；凝固酶阴性的葡萄球菌是人体皮肤黏膜正常菌群之一，是医院内感染的主要病原菌 2010 年版《中国药典》规定，每克或每毫升局部给药制剂均不得检出金黄色葡萄球菌
	链球菌	链球菌是一大类引起化脓性感染的常见细菌，广泛分布于自然界及人和动物的咽喉、胃肠道等部位，根据溶血能力和溶血现象的不同可分为甲型溶血性链球菌(又称草绿色链球菌)、乙型溶血性链球菌(又称化脓性链球菌)、丙型链球菌(又称不溶血性链球菌)。草绿色链球菌是人体口腔、消化道、阴道的正常菌群，是条件致病菌；化脓性链球菌致病力强，可引起皮肤及呼吸道的化脓性感染(如丹毒、蜂窝织炎、痈、咽喉炎、扁桃体炎、鼻窦炎、乳腺炎等)、猩红热、急性肾小球肾炎、风湿热等；丙型链球菌一般不致病 链球菌呈球形或卵圆形，链状排列，链的长短不一，短的由 $4 \sim 8$ 个细菌组成，长的由 $20 \sim 30$ 个细菌组成(图 1-22)。该菌营养要求高，在血平板上形成灰白色、光滑、边缘整齐的细小菌落
革兰阴性球菌	淋球菌	淋球菌为革兰染色阴性球菌，呈卵圆形或圆形，常成双排列成肾形，长约 $0.7\mu m$，宽约 $0.5\mu m$，无芽孢和鞭毛，无荚膜。淋球菌是淋病的病原菌，人类是淋球菌唯一的宿主，通过性接触传播或垂直传播
	脑膜炎球菌	脑膜炎球菌的形态与淋球菌相似，是流行性脑脊髓膜炎的病原体，经呼吸道传播

续表

种类	名称	简　介
肠道杆菌 (为寄生在人和动物肠道内的一群革兰阴性无芽孢的短小杆菌)	大肠埃希菌	大肠埃希菌为革兰阴性直短杆菌(图1-23)，无芽孢，多数有周鞭毛，大小为(1.1～1.5)μm×(2.0～6.0)μm；兼性厌氧，在普通营养琼脂平板上形成较大的圆形、光滑、湿润、灰白色的菌落，在血琼脂上可产生 β 溶血，发酵乳糖产酸产气，在 EMB 平板上为紫黑色有金属光泽的菌落，在 MacC 平板上为桃红色菌落，IMViC试验结果为＋＋－－。大肠埃希菌是肠道细菌中的主要成员，常引起各种肠内外感染，是腹泻和泌尿道感染的主要病原菌，根据所致临床症状的不同，可将致腹泻的大肠埃希菌分为5类：肠毒素型、肠致病性、肠侵袭型、肠出血型、肠凝聚型。肠出血型大肠埃希菌中的 O157:H7 血清型是血便中分离到的最常见的病原菌，感染率较高 2010年版《中国药典》规定，每克或每毫升口服给药制剂、鼻及呼吸道吸入给药制剂均不得检出大肠埃希菌
	沙门菌	沙门菌可从人和动物中分离得到，目前发现有2200种以上的血清型，仅有少数能引起人和动物致病。形态特征与大肠埃希菌相似，兼性厌氧，发酵葡萄糖产酸产气，不发酵乳糖，在肠道鉴别培养基中菌落小，透明或半透明，有些能产生 H_2S。沙门菌是主要的肠道病原菌之一，能引起食物中毒、菌血症和肠热症等，最常见的沙门菌病是发热持续2天，腹泻持续在7天之内的自愈性胃肠炎 2010年版《中国药典》规定，每10g 或每10mL 含动物组织(包括提取物)的口服给药制剂不得检出沙门菌
	志贺菌	志贺菌形态特征与大肠埃希菌相似，但无鞭毛，有菌毛，兼性厌氧，发酵葡萄糖产酸但不产气，不发酵乳糖，在肠道鉴别培养基中形成大小、半透明的菌落，不能产生 H_2S。志贺菌是主要的肠道病原菌之一，引起人类细菌性痢疾
	耶尔森菌	耶尔森菌可引起动物源性感染，通过吸血节肢动物的叮咬传播，如鼠疫耶尔森菌是甲类传染病鼠疫的病原体
革兰阴性杆菌	铜绿假单胞菌	铜绿假单胞菌为革兰阴性短杆菌，无芽孢，单端丛生鞭毛(1～3根)，运动活泼，细菌大小为(1.5～5.0)μm×(0.5～1.0)μm，长短不一，呈球杆状或长丝状，单个、成双或成短链排列(图1-24)。专性需氧菌，在普通营养琼脂平板上形成圆形、大小不一、边缘不整齐、扁平、隆起、光滑、湿润、常呈融合状态的菌落，可产生水溶性绿脓素及荧光素，使培养基染成绿色。该菌分布广泛，为条件致病菌，是医院内感染的主要病原菌之一，人体免疫力下降时，可致皮肤、呼吸道、泌尿道、眼部等的化脓性感染。该菌具有多重耐药的特性，能天然抵抗多种抗菌药物 2010年版《中国药典》规定，每克或每毫升局部给药制剂均不得检出铜绿假单胞杆菌
	军团菌	军团菌存在于水和土壤中，经空气传播引起肺炎型和非肺炎型感染，肺炎型(重症)主要由嗜肺军团菌引起，潜伏期2～10天，除呼吸道症状外还有明显的多器官损害，致死率高；非肺炎型潜伏期短，症状轻，发病率高，但无死亡
需氧革兰阳性杆菌	炭疽芽孢杆菌	炭疽芽孢杆菌是人类历史上最早被发现的病原菌，是炭疽病的病原菌。炭疽病为人畜共患、死亡率较高的烈性传染病，曾对人类造成极大的危害，被列为世界五大兽疫之一。由于炭疽杆菌宿主广泛，传播方式多样，芽孢抵抗力极强，恐怖分子曾利用该菌制造"生物武器"危害人类
	蜡状芽孢杆菌	蜡状芽孢杆菌易形成芽孢，菌落表面粗糙似白蜡状，故称为蜡状芽孢杆菌，广泛分布于水、土壤、尘埃、淀粉制品、乳及乳制品中，并可在其中生长繁殖。可引起食物中毒，在我国主要与受污染的米饭或淀粉类制品有关
	枯草芽孢杆菌	枯草芽孢杆菌为革兰阳性大杆菌，大小为(1～1.3)μm×(3～5)μm，易形成芽孢，芽孢不突出菌体，菌体两端较平整，多数呈链状排列(图1-25)。分解淀粉的能力强，可选育为淀粉酶生产菌。常用作抗生素效价测定的试验菌
厌氧梭状芽孢杆菌	破伤风芽孢梭菌	破伤风芽孢梭菌为革兰阳性大杆菌，菌体细长，芽孢正圆形，比菌体大，位于菌体顶端，使细菌呈鼓槌状(图1-26)。专性厌氧，在普通培养基上不易生长，在血平板上呈薄膜状生长，菌落半透明、灰白色、边缘呈羽毛状，伴 β 溶血。广泛存在于土壤和肠道中，可通过创伤或新生儿脐带断端感染，破伤风痉挛毒素可导致病人出现肌肉痉挛性强烈收缩，出现"牙关紧闭、苦笑面容、颈向强直、角弓反张"等特殊症状，病人常因呼吸困难，最后窒息死亡
	产气荚膜梭菌	产气荚膜梭菌为革兰阳性粗短大杆菌，芽孢椭圆形，位于菌体中央或次极端，可产生明显的荚膜。专性厌氧，在普通培养基上形成圆形、突起、光滑、半透明、边缘整齐的菌落，在血平板上形成双层溶血。产气荚膜梭菌是临床上气性坏疽病原菌中最多见的一种梭菌，因能分解肌肉和结缔组织中的糖，产生大量气体，导致组织水肿，继而影响血液供应，造成组织大面积坏死
	肉毒梭菌	肉毒梭菌为革兰阳性粗短大杆菌，芽孢椭圆形，位于菌体次极端，比菌体大，使细菌呈汤匙状或网球拍状。严格厌氧，在疱肉培养基中能消化肉渣，使之变黑，有腐败恶臭的气味。本菌产生的肉毒毒素是目前已知的毒素中毒性最强的，其毒性比氰化钾强1万倍，比响尾蛇毒素约高10万倍，对人的致死量为 0.1～1.0μg，1mg 可毒死 2 亿只小白鼠。人通过误食被毒素污染的食物而中毒，国外以罐头、腊肠、香肠等制品为主，国内以发酵豆制品及发酵面制品为主。病人的主要症状为头晕、头痛、复视、眼睑下垂、吞咽困难、语言障碍、呼吸困难，重者可死于呼吸困难与心力衰竭 2010年版《中国药典》规定，每克或每毫升阴道、尿道给药制剂不得检出梭菌

续表

种类	名称	简　　介
分枝杆菌	结核分枝杆菌	结核分枝杆菌为分枝状无芽孢杆菌,是人和动物结核病的病原菌。目前,全球大约 1/3 的人口已感染结核分枝杆菌,有 2000 万活动性结核病患者,每年约有 300 万人死于结核病。WHO 已把结核病与 AIDS、疟疾一起列为人类的最主要杀手。儿童可接种"卡介苗"进行预防
弧菌	霍乱弧菌	霍乱弧菌是烈性消化道传染病——霍乱的病原体,自 1817 年以来,已发生 7 次世界性的霍乱流行。霍乱的主要症状为剧烈腹泻、呕吐,引起水、电解质丢失,导致电解质平衡紊乱和代谢性酸中毒,最后出现微循环衰竭、休克死亡
	副溶血性弧菌	副溶血性弧菌为嗜盐性细菌,存在于海水、海鲜和海产品中,主要引起食物中毒和急性腹泻
弯曲菌与螺杆菌	空肠弯曲菌	空肠弯曲菌是一类呈逗号状或 S 形的革兰阴性菌,分布于温血动物肠道内,是腹泻的常见病原体,经消化道传播
	幽门螺杆菌	幽门螺杆菌菌体细长弯曲呈螺形、S 形或海鸥形。只能生活于胃黏膜黏液内层,与萎缩性胃炎、胃癌和胃、十二指肠溃疡有关
螺旋体	钩端螺旋体	钩端螺旋体病是一种典型的人畜共患病,钩端螺旋体在患病动物的肾脏中长期存在,持续随尿液排出,污染水源和土壤。人类接触污染的疫水后,钩端螺旋体从皮肤、黏膜或破损处侵入人体,引起钩端螺旋体病
	梅毒螺旋体	梅毒螺旋体是梅毒的病原体。梅毒是性传播疾病。人类是梅毒的唯一传染源。梅毒有先天性和获得性两种,前者通过胎盘由母体传染给胎儿,后者主要经性接触传播,也可经输血引起
支原体	支原体	支原体是一类没有细胞壁,呈多种形态,能在无生命的培养基中独立生长繁殖的最小原核细胞型微生物,体积小,能通过细菌过滤器。常见的有呼吸道感染的肺炎支原体和泌尿生殖道感染的解脲脲原体
衣原体	衣原体	衣原体是一类能通过细菌过滤器,进行严格细胞内寄生,并有独特发育周期的原核细胞型微生物。对人类致病的主要有沙眼衣原体和鹦鹉热衣原体,可起沙眼、包涵体结膜炎、泌尿生殖道感染、性病淋巴肉芽肿、上呼吸道感染、肺炎等
立克次体	立克次体	立克次体是一类由节肢动物传播、专性细胞内寄生的原核细胞型微生物。已知对人类致病的立克次体约 20 多种,它们大多在嗜血节肢动物和自然界哺乳动物之间传染,通过虱、蚤、蜱等节肢动物叮咬或粪便污染伤口侵入机体,在血管内皮细胞及网状内皮细胞中繁殖。引起的疾病主要有斑疹伤寒、恙虫热、Q 热
益生菌	双歧杆菌、乳酸杆菌	双歧杆菌、乳酸杆菌是人和动物肠道内的重要正常菌群,在体内起到调节和维持人体微生态平衡的重要作用,能合成人体所必需的多种维生素等营养物质,拮抗多种致病菌,有抗感染、抗肿瘤,增加免疫力,调节肠道菌群的关系等多种生理功能,常应用于食品和药品

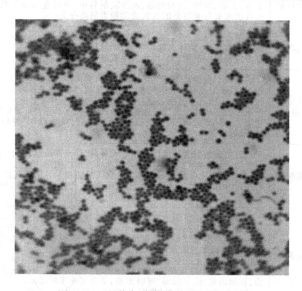

图 1-21　金黄色葡萄球菌镜下形态图

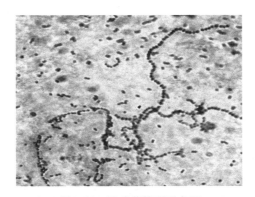

图 1-22 链球菌镜下形态图

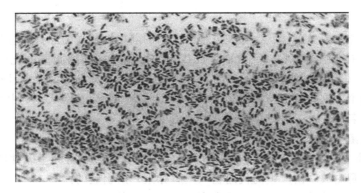

图 1-23 大肠埃希菌镜下形态图

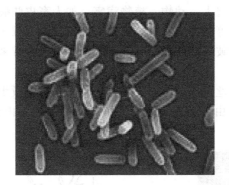

图 1-24 铜绿假单胞菌形态图

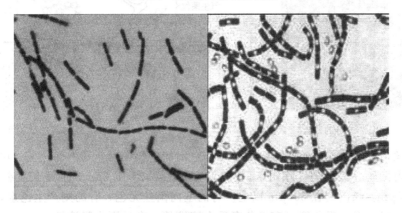

图 1-25 枯草芽孢杆菌镜下形态图

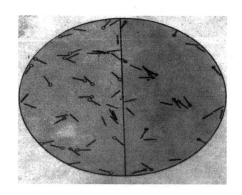

图 1-26　破伤风芽孢梭菌镜下形态图

三、放线菌

放线菌是一类主要呈菌丝状生长和以孢子繁殖的陆生性较强的原核微生物。它是介于细菌和真菌之间的单细胞微生物。一方面，放线菌的细胞结构和细胞壁的化学组成与细菌相似，且与细菌同属于原核微生物；另一方面，放线菌菌体呈纤细的菌丝，且有分枝，又以外生孢子的形式繁殖，这些特征与霉菌相似。放线菌菌落中的菌丝常从一个中心向四周辐射生长，并因此而得名。

大多数放线菌生活方式为腐生（即分解已经死亡的生物或其他有机物，来维持自身的正常生活），少数寄生。放线菌广泛分布在含水量较低、有机质丰富和呈碱性的土壤中。泥土特有的泥腥味就是由放线菌产生的代谢物（土腥味素）所引起的。

放线菌与人类的关系极其密切，绝大多数属于有益菌，对人类健康的助益尤为突出。只有少数寄生型的放线菌能引起人、动物、植物病害，如人畜皮肤病、脑膜炎、肺炎等，以及马铃薯疮痂病和甜菜疮痂病等植物病害。放线菌具有特殊的土霉味，易使食品和水变味，失去使用价值。有的放线菌能破坏棉毛织品和纸张等，给生产者带来巨大经济损失。

1. 放线菌的基本形态

大部分放线菌由分枝菌丝组成，菌丝无隔膜，属于单细胞微生物。菌丝粗细与杆菌相近（1μm 左右）。放线菌的菌丝由于形态、功能的不同，可分为基内菌丝、气生菌丝和孢子丝三类（见图 1-27、图 1-28）。

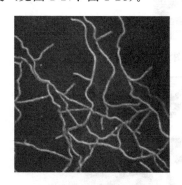

图 1-27　放线菌的菌丝

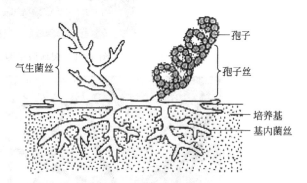

图 1-28　放线菌的菌丝结构图

基内菌丝，又叫营养菌丝或初级菌丝体，它匍匐生长在培养基内部，主要功能是吸收营养成分。基内菌丝一般无隔（除诺卡菌外），直径为 0.2～1.2μm，但是长度差别较大，短的约小于 100μm，长的约在 600μm 以上。有的基内菌丝无色，有的则产生色素，如黄、橙、红、紫、蓝、绿、褐、黑色等，有的色素是水溶性的，有的则为脂溶性。

气生菌丝，又称二级菌丝体，它是基内菌丝生长到一定阶段，长出培养基外，伸到空气中的那部分菌丝。气生菌丝较粗，直径为 $1 \sim 1.4 \mu m$，其长度差别更加悬殊。气生菌丝的形状有直的、弯曲的，有的还有分枝。有的气生菌丝产生色素，在显微镜下色泽较深。

孢子丝又称繁殖菌丝或产孢丝。当气生菌丝生长发育到一定阶段，分化出可以形成孢子的菌丝，即孢子丝。孢子丝的形状以及在气生菌丝上的排列方式随种而异，有直形、波浪形和螺旋形。螺旋的数目、疏密程度、旋转方向等都是种的特征。螺旋的数目通常为 $5 \sim 10$ 转，也有 1 转或 20 转的；螺旋的旋转方向大多数为逆时针，少数为顺时针旋转。孢子丝排列方式有的交替着生，有的丛生或轮生（见图1-29）。上述放线菌的特征均可作为菌种鉴定的依据。

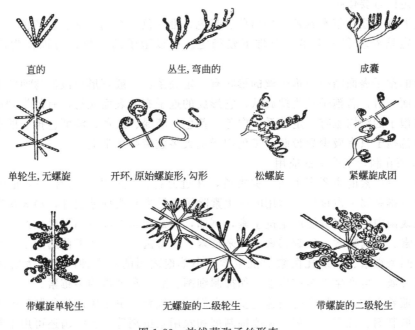

直的　　　　　丛生,弯曲的　　　　　成囊

单轮生,无螺旋　　开环,原始螺旋形,勾形　　松螺旋　　紧螺旋成团

带螺旋单轮生　　　无螺旋的二级轮生　　　带螺旋的二级轮生

图1-29　放线菌孢子丝形态

2. 放线菌的细胞结构

放线菌的菌丝明显分枝，有分生孢子，在液体、固体培养基中的形态类似霉菌，但是，在结构上，它更类似于细菌。放线菌与细菌一样同属于原核微生物：具有细胞壁、细胞膜、细胞质和核区，无核膜、核仁和细胞器。放线菌的细胞壁含磷壁酸、二氨基庚二酸，不含几丁质、纤维素；革兰染色阳性。放线菌对抗生素的反应与细菌相同，凡是能杀灭细菌的抗生素也能杀灭放线菌，但是能杀灭真菌的抗生素却不能杀灭放线菌；对溶菌酶敏感。

3. 放线菌的繁殖方式

放线菌主要以产生无性孢子的方式来进行繁殖；也可以通过菌丝断裂成断片来繁殖。放线菌产生的无性孢子主要有：分生孢子、节孢子和孢子囊孢子。

分生孢子为放线菌生长到一定阶段，孢子丝细胞壁的原生质围绕核质体，从菌丝的顶部向基部逐渐凝聚成一串体积相等、大小相似的小段，然后小段收缩，并且每个小段的周围生长出膜和壁，最终形成圆形或椭圆形的孢子。其孢子丝壁最后裂开，释放出这些成熟的孢子。

节孢子又叫粉孢子，当放线菌孢子丝生长到一定阶段，细胞壁与细胞膜同时内陷，逐渐呈环状收缩，最后形成横隔，然后在横隔处断裂，形成一串孢子。粉孢子多为杆状或柱形。诺卡菌属常以这种方式繁殖。

有些放线菌的菌丝盘卷形成孢子囊，或菌丝顶端膨大形成孢子囊，孢子囊内产生横隔而形成孢子，孢子囊成熟后可释放出孢子。

放线菌也可以通过菌丝断片来形成新的菌丝体，这种现象经常在液体培养放线菌时出现。例如采用液体培养基发酵生产抗生素时，放线菌就是以菌丝断片繁殖方式来繁殖的。

此外，放线菌偶尔也产生厚垣孢子。

放线菌的孢子有球形、椭圆形、杆形、柱形、瓜子形等。同一孢子丝上分化出的孢子形状、大小有时也不一致。所以不能将孢子的形状作为菌种鉴定的唯一依据。通过电镜下观察，可看到孢子表面结构差异很大，有的光滑，有的带小疣、刺或毛发状物。孢子表面结构也是菌种鉴定的重要依据。

放线菌的孢子往往带有颜色，如白色、灰色、橙黄色、红色、绿色、蓝色等。成熟孢子的颜色在一定培养基和一定培养条件下较稳定。所以孢子的颜色也可以作为菌种鉴定的依据。

放线菌的孢子表面结构与孢子丝的形状有一定关系：一般直形或波浪弯曲状孢子丝所产生的孢子表面光滑；若孢子丝为螺旋状，它形成的孢子有的表面光滑，有的带刺或带毛。孢子的颜色与孢子的结构也有一定关系：白色、黄色、淡绿、灰黄、淡紫色孢子的表面一般是光滑的；粉色孢子只有极少数带刺；黑色孢子绝大多数带刺和带毛。

4. 放线菌在制药工业中的应用

放线菌是抗生素的主要产生菌。据报道，在近万种抗生素中，约有70％是由放线菌生产的，其中链霉菌属又占首位。常用的抗生素除了青霉素和头孢菌素外，绝大多数是放线菌的产物。放线菌中绝大多数能产生抗生素，例如，链霉菌属的放线菌可以生产链霉素、土霉素、卡那霉素、井冈霉素、丝裂霉素、博来霉素、制霉菌素等；诺卡菌属的某些种可以产生利福霉素、间型霉素、瑞斯托菌素等抗生素；小单孢菌属的不少种产生庆大霉素、利福霉素；孢囊链霉属也可产生许多抗生素，如抑制细菌、病毒和肿瘤的多霉素。

近年来随着生物工程技术的飞速进步，人们已经选育出更多生产生化制剂的放线菌，如抗癌剂、酶抑制剂、抗寄生虫剂、免疫抑制剂和农用杀虫剂等。放线菌还可用于制造酶制剂（如蛋白酶、淀粉酶、纤维素酶等）、维生素和有机酸，此外，放线菌在甾体转化、石油脱蜡和污水处理中也起着重要作用。

5. 制药工业中常见的放线菌

(1) 链霉菌属　链霉菌也称"链丝菌"，是放线菌类的一个大属，约有1000个种。菌丝分枝，无隔膜，长短不一，多核，直径为0.4～1.0μm。菌丝体分为营养菌丝、气生菌丝和孢子丝（图1-30、图1-31）。其营养菌丝不断裂，气生菌丝分化成直的、弯曲的或螺旋状的孢子丝，孢子丝发育到一定阶段可产生分生孢子。孢子为圆形、椭圆形或杆状，表面光滑，附有瘤状物，有的长短、粗细不一，有的表面呈毛发状或鳞片状。

链霉素属中有50％以上可以产生抗生素。生产的抗生素主要有链霉素、土霉素、博来霉素、丝裂霉素、制霉菌素、红霉素、卡那霉素等。应用于农业的产品如"5406"抗生菌肥料等。

(2) 小单孢菌属　小单孢菌属的菌丝体纤细，直径为0.3～0.6μm，无横隔膜，不断裂，菌丝体浸入培养基内，不形成气生菌丝，只在营养菌丝上长出很多分枝小梗，顶端着生一个孢子（图1-32）。其菌落较链霉菌的菌落小得多，一般为2～3mm，通常呈橙黄色或红色，也有深褐色、黑色、蓝色等。菌落表面覆盖着一薄层孢子堆。

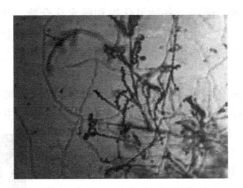

图 1-30　链霉菌菌丝体及孢子丝的形态

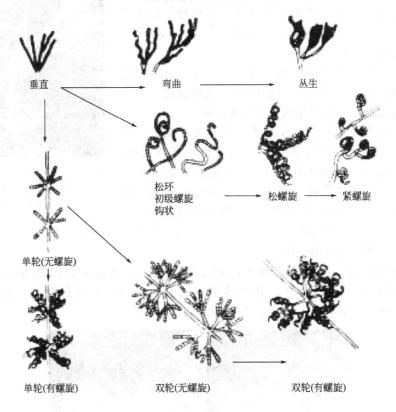

图 1-31　链霉菌的各种孢子丝形态

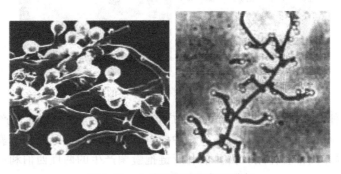

图 1-32　小单孢菌属的菌丝形态

　　此属多为好气性腐生菌，能利用各种氮化物和碳水化合物。大多数分布在土壤或湖底泥土中，堆肥和厩肥中也不少。该属约有 30 多种，能产生 30 多种抗生素，例如庆大霉素就是由绛红小单孢菌和刺孢小单孢菌产生的。有人认为该属菌产生抗生素的潜力很大，且有的种还能积累维生素 B_{12}。

　　（3）诺卡菌属　诺卡菌在培养基上形成典型的菌丝体，菌丝体剧烈弯曲如树根或不弯曲，菌丝较长。这个属的特点是在培养 15h 至 4d 内，菌丝体产生横隔膜，分枝的菌丝体突然全部断裂成长短相近的杆菌、球菌或带叉的杆状体（图 1-33）。每个杆状体内至少有一个核，因此可以复制并形成新的多核的菌丝体。此属中的多数种没有气生菌丝，只有营养菌丝。少数种在营养菌丝表面覆盖极薄的一层气生菌丝——子实枝或孢子丝。孢子丝为直形，个别种呈钩状或螺旋状，具横隔膜。以横隔分裂形成孢子，孢子呈杆状、柱状，两端为截平或椭圆形等。

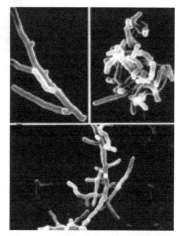

图 1-33　诺卡菌的菌丝断裂形态
左上，下—基内菌丝；
右上—断裂成球状或杆状的细胞

　　诺卡菌属的菌落外貌和结构多样，一般比链霉菌菌落小，表面多皱、致密、干燥，一触即碎，或如面团；有的种，菌落平滑或凸出，无光泽或发亮呈水浸样。

　　此属多为好气性腐生菌，少数为厌气性寄生菌，能同化各种碳水化合物，有的能利用碳氢化合物和纤维素等。主要分布在土壤中，已报道有 100 多种，能产生多种抗生素，如：对结核分枝杆菌和麻风分枝杆菌有特效的利福霉素，对引起植物白叶枯病的细菌以及对原虫和病毒有作用的间型霉素，对革兰阳性菌有作用的瑞斯托菌素等。另外，有些诺卡菌还用于石油脱蜡、烃类发酵及污水处理中分解脂类化合物。

　　（4）链孢囊菌属　链孢囊菌能形成孢子囊孢子，有时还可以形成螺旋孢子丝（图 1-34），成熟后分裂出分生孢子。其营养菌丝体分枝较多，但横隔稀有，直径为 0.5～1.2μm，气生菌丝体呈丛生、散生或同心环排列。

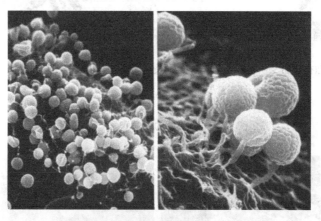

图 1-34　链孢囊菌属孢子丝的形态

　　此属菌约 15 种以上，其中不少种可产生广谱抗生素：粉红链孢囊菌产生的多霉素，可抑制革兰阳性菌、革兰阴性菌和病毒等，对肿瘤也有抑制作用；绿色链孢囊菌产生的绿菌素对细菌、霉菌、酵母菌都有作用；由西伯利亚链孢囊菌产生的两性西伯利亚霉素，对肿瘤有抑制作用。

四、酵母菌

酵母菌是一类单细胞真核微生物，"酵母菌"这个词无分类学意义，是俗称，一般泛指能发酵糖类的各种单细胞真菌。酵母菌通常是以单细胞形式存在；多数以出芽方式进行繁殖；能利用糖类发酵产生能量；通常生活在高糖、高酸度环境中。

酵母菌在自然界分布非常广泛，主要生长在偏酸的含糖环境中，在水果、糖制品的表面，以及在果园的土壤都可分离到酵母菌；有些酵母菌还能利用烃类物质，所以在油田、炼油厂附近的土壤中都可分离到酵母菌。

据资料报道，已经发现的与人类关系密切的酵母菌约有500多种，在酿造工业、食品工业以及医药工业等方面占有举足轻重的地位。另外，酵母菌细胞中蛋白质的含量占细胞干重的50%以上，菌体蛋白与牛肉等蛋白的氨基酸组成基本接近，含有人体所必需的氨基酸，所以人们以酵母菌为原料制造营养价值极高的食用或饲料用单细胞蛋白（SCP）。酵母菌的传代周期为2～9h，一个占地面积为$20m^2$的发酵罐一天生产的SCP量相当于一头牛的蛋白质质量，因此，它是另一类重要的为人类和动物提供营养的蛋白质来源。近年来，在基因工程中，酵母菌还以最好的模式真核微生物而被用作表达外源蛋白功能的优良受体菌。

当然，酵母菌也会给人类带来危害。例如，腐生型的酵母菌能使食品、纺织品和其他原料发生腐败变质；少数嗜高渗透压的酵母菌可使蜂蜜、果酱等食品发生酸败，这些酵母菌有鲁氏酵母、蜂蜜酵母；有些酵母菌还可引起人和植物的病害，例如白假丝酵母（又称白色念珠菌）可引起皮肤、黏膜、呼吸道、消化道以及泌尿系统等多种疾病；有些新型酵母还能引起慢性脑膜炎、肺炎等疾病。

1. 酵母菌的形态和大小

酵母菌为单细胞真核微生物，其细胞形态有球形、卵圆形、柱状和香肠状等，少数酵母菌为柠檬形、尖顶形等。

酵母菌大小约为细菌大小的10倍，其直径一般为2～5μm，长度为5～30μm，最长可达100μm。最典型和最重要的酵母菌为酿酒酵母，其细胞大小为（2.5～10）μm×（4.5～21）μm。

酵母菌的大小和形态与菌龄、环境有关，一般成熟的细胞大于幼龄的细胞；液体培养的细胞大于固体培养的细胞。有些种的细胞大小、形态极不均匀，而有些种的细胞则较为均一。

2. 酵母菌的细胞结构

酵母菌属于真核微生物，其细胞结构已经接近于高等生物的细胞结构，它的典型构造如图1-35。一般具有细胞壁、细胞膜、细胞质、细胞核、一个或多个液泡、线粒体、核糖体、内质网、微体、微丝及内含物等。

（1）细胞壁 构成细胞壁的主要成分为"酵母纤维素"。在电镜下，酵母菌的细胞壁呈"三明治"结构：外层为甘露聚糖，内层为葡聚糖，中间夹着一层蛋白质。葡聚糖是赋予细胞壁机械强度的主要成分，在出芽痕周围还含有几丁质。

用蜗牛或玛瑙螺胃液制成的蜗牛消化酶可以

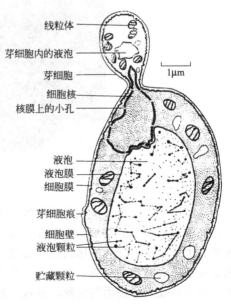

线粒体
芽细胞内的液泡
芽细胞
1μm
细胞核
核膜上的小孔

液泡
液泡膜
细胞膜

芽细胞痕
细胞壁
液泡颗粒

贮藏颗粒

图1-35 酵母菌结构模式图

水解酵母菌的细胞壁，从而制得酵母菌的原生质体；此外，蜗牛消化酶还可以用于水解酵母菌的子囊，使其中的子囊孢子得以释放。

（2）细胞膜　酵母菌的细胞膜与细菌的细胞膜基本相同，也是由磷脂双分子层构成，其间镶嵌着蛋白质。所不同的是，酵母菌细胞膜的磷脂双分子层上还镶嵌着原核生物所不具备的物质——甾醇。酵母菌的细胞膜也是一种选择透过性膜，即半透膜。

酵母菌细胞膜的主要功能是选择性地运入营养物质，排出代谢废物；同时，它还是细胞壁等所含大分子物质的生物合成和装配基地，也是部分酶合成和作用的场所。

（3）细胞质　酵母菌的细胞质是一种透明、黏稠、不流动并充满整个细胞的溶胶状物质。在细胞质中悬浮着所有的细胞器，如内质网、核糖体、溶酶体、微体、线粒体、叶绿体等。

细胞质中含有丰富的酶、各种内含物以及中间代谢产物等，所以细胞质是细胞代谢活动的重要场所。同时细胞质还赋予细胞一定的机械强度。

（4）细胞核　酵母菌的细胞中有明显的细胞核存在，并且具有完整的核结构：核膜、核基质、核仁。

酵母菌的细胞核是细胞内遗传信息（DNA）的贮存、复制和转录的主要场所，每个细胞通常有一个核或多个核。

3. 酵母菌的繁殖方式

酵母菌的繁殖方式可分为两大类：无性繁殖和有性繁殖。无性繁殖包括芽殖、裂殖和产生无性孢子，有性繁殖主要是产生子囊孢子。在实际生产中常见的酵母菌的繁殖方式是以无性繁殖中的芽殖为主。

（1）无性繁殖　无性繁殖是指不经过性细胞的结合，由母体直接产生子代的生殖方式。

① 芽殖　芽殖是酵母菌最常见的繁殖方式（图1-36）。在营养条件和其他生长条件良好的情况下，酵母菌生长速度很快，这时可以看到酵母菌细胞上有芽体生成，而且在芽体上还有新的芽体产生。

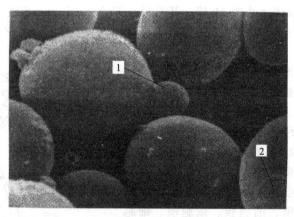

图1-36　酵母菌的芽殖
1—子细胞；2—芽痕

芽体形成时首先分泌一种水解酶，在这种酶的作用下要形成芽体部位的细胞壁变薄，这时已经形成的大量的新细胞物质开始流向芽体部位，从而形成一个小突起，即芽体。小芽体逐步长大后，在与母体连接的位置形成了两层新的细胞壁，成熟后两者分离。有许多酵母菌细胞在芽体成熟后不分离，并且在这个芽体上形成新的芽体，致使酵母菌细胞成串排列，成为具有分枝或不分枝的假菌丝，称这些酵母菌为假丝酵母。

② 裂殖　裂殖是通过细胞横分裂进行的繁殖方式，与细菌裂殖相似。进行裂殖的酵母

菌种类很少。

③ 产生无性孢子 少数酵母菌（如掷孢酵母）可以产生无性孢子。掷孢酵母产生的掷孢子是在掷孢酵母卵圆形的营养细胞上生出的小梗上形成的，孢子成熟后便将其喷射出去。因此，在倒置培养皿培养掷孢酵母并形成菌落时，常常因为掷孢子的射出而导致培养皿盖上呈现掷孢子菌落镜像。

（2）有性繁殖 有性繁殖是指通过两个具有性差异的细胞结合，形成新的个体的繁殖方式。它们一般由两个相邻近的细胞各自相向伸出一根管状的原生质突起，突起接触后局部融合并形成一条通道，再通过质配、核配和减数分裂形成 4 个或 8 个子核，然后它们各自与周围原生质结合在一起，再在其表面形成一层厚壁，形成子囊孢子，而原有的营养物质则成了子囊。待子囊孢子成熟后子囊破裂，释放出子囊孢子。

4. 酵母菌在制药工业中的应用

酿酒酵母能发酵生产乙醇；酵母菌菌体内含丰富的 B 族维生素和蛋白质，可作为食用、药用（干酵母），又可提取核酸、辅酶 A、麦角固醇、细胞色素 C 以及多种氨基酸、有机酸。此外，酵母菌还参与某些甾体化合物的中间转化，因而在制药工业中有重要的作用。

5. 常见的酵母菌

（1）酿酒酵母 酿酒酵母是发酵工业最常用的菌种之一。除用于啤酒、白酒、果酒、酒精发酵以及面包制作外，还能从其中提取核酸、维生素 C、麦角固醇和辅酶 A 等。酿酒酵母中含有丰富的转化酶，它可以利用转化蔗糖制作酒心巧克力等；它还可以用来制备食用、药用和饲料用的单细胞蛋白。

按细胞的长、宽比例，可将酿酒酵母分为三类：第一类是细胞多为圆形或卵形，长与宽之比为 1 : 2，这类酵母菌除用于酿造饮料酒和制作面包外，还可用于酒精发酵；第二类为细胞形状以卵形和长卵形为主，也有些为圆形或短卵形，长与宽之比约为 2 : 1，可以形成假菌丝，但不发达也不典型。这类酵母主要用于酿造葡萄酒和果酒，也可用于酿造啤酒、蒸馏酒和生产酵母，葡萄酒酿造行业称之为"葡萄酒酵母"；第三类酵母大部分细胞长、宽之比大于 2，以"台湾 396 号酵母"（俗名）为代表，我国南方常将其用于以糖蜜为原材料的酒精生产中，其特点是耐高渗透压，可忍受高浓度的盐，该酵母原称"魏氏酵母"。

酿酒酵母在麦芽汁琼脂培养基上，菌落呈白色，有光泽、平坦、边缘整齐。无性繁殖以芽殖为主。有性繁殖的子囊内含 1～4 个圆形或卵圆形、表面光滑的子囊孢子。能发酵葡萄糖、蔗糖、麦芽糖和半乳糖，不能发酵乳糖和蜜二糖，对棉籽糖只能发酵 1/3 左右，能以硫酸铵为氮源，不能利用硝酸钾。酿酒酵母菌的形态见图 1-37、图 1-38。

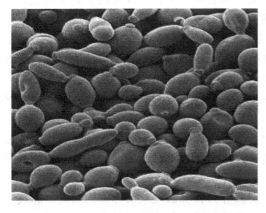

图 1-37 酿酒酵母菌的扫描电镜图

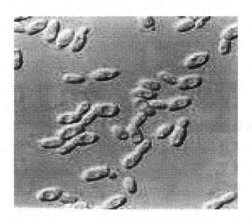

图 1-38 酿酒酵母菌形态图

（2）白色念珠菌　白色念珠菌又名白色假丝酵母菌，细胞呈卵圆形，产生芽生孢子和假菌丝（图 1-39），是人体内的正常菌群，存在于人的口腔、上呼吸道及女性阴道的黏膜上。只有当宿主的抵抗力降低时方可致病，属条件致病菌。白色念珠菌可侵犯人体许多部位，可引起：

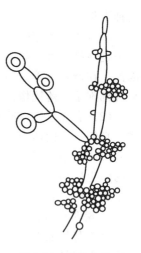

① 皮肤念珠菌病　好发于皮肤皱褶处（腋窝、腹股沟、乳房下、肛门周围及甲沟、指间），皮肤潮红、潮湿、发亮，有时盖上一层白色或呈破裂状物，病变周围有小水泡。

② 黏膜念珠菌病　以鹅口疮、口角炎、阴道炎最多见，在黏膜表面盖有凝乳状大小不等的白色薄膜，剥除后，留下潮红基底，并产生裂隙及浅表溃疡。

③ 内脏及中枢神经念珠菌病，可由黏膜、皮肤等处病菌播散引起，有肺炎、肠胃炎、心内膜炎、脑膜炎、脑炎等，偶尔也可发生败血症。

图 1-39　白色念珠菌形态图

对白色念珠菌病的感染可用克霉唑软膏、氟尿嘧啶、两性霉素 B 等药物。

2010 年版《中华人民共和国药典》（以下简称《中国药典》）规定：阴道、尿道给药制剂，每 1g、1mL 或 10cm² 不得检出白色念珠菌。

五、霉菌

霉菌与酵母菌同属于真菌界。凡是在营养基质上能形成绒毛状、网状或絮状菌丝体的真菌通称为霉菌，霉菌是俗名，意为发霉的真菌。

霉菌在自然界分布很广，与人类日常生活关系密切，如可利用霉菌发酵生产酱、酱油、豆腐乳、酿酒等，其中主要是利用霉菌较强的糖化和蛋白水解能力。

但是，霉菌也给人类带来了极大的危害。它会造成产品、衣物、木材、化学元件等发生"霉变"，并引起一些动物、植物疾病，少数还产生致癌物质（如黄曲霉毒素等），危害人类的健康。

1. 霉菌的基本形态和结构

霉菌菌体是由分枝或不分枝的菌丝构成。菌丝是组成霉菌营养体的基本单位。许多菌丝缠绕、交织在一起所构成的形态结构称之为菌丝体。菌丝直径一般为 3～10μm，和酵母菌直径的大小相似，但比细菌和放线菌的细胞约粗 10 倍。

霉菌菌丝的构造与酵母菌类似，也是由细胞膜、细胞质、细胞核及其内含物等构成，并且含有线粒体、核糖体等细胞器，在老龄的细胞中还含有液泡。除少数水生霉菌的细胞壁中含有纤维素外，其他大部分主要是由几丁质构成。可以采用蜗牛消化酶来消化霉菌的细胞壁，制备霉菌原生质体；土壤中有些细菌体内含有分解霉菌细胞壁的酶。霉菌的细胞膜、细胞质、细胞核、细胞器等结构与酵母菌基本相同。

根据菌丝是否存在隔膜，将霉菌菌丝分为两类：无隔膜菌丝和有隔膜菌丝。无隔膜菌丝就是构成霉菌营养体的菌丝，为单细胞。无隔膜菌丝中一般含有多个细胞核，例如毛霉菌和根霉菌；有隔膜菌丝就是构成霉菌营养体的菌丝，为多细胞，大多数霉菌属于多细胞，如曲霉属和青霉属。通过载片培养等技术，在显微镜下可以清楚地观察到菌丝的形态和构造（图1-40）。

根据霉菌菌丝在培养基上生长部位的不同，将其分为营养菌丝（又称基内菌丝）和气生菌丝。营养菌丝生长在培养基内，主要功能是吸收营养物质；气生菌丝伸出培养基外，生长在空气中。有些气生菌丝会聚集成团，构成一种坚硬的休眠体，即菌核。菌核对外界不良环境有较强的抵抗力，当条件适宜时它便萌发出菌丝。

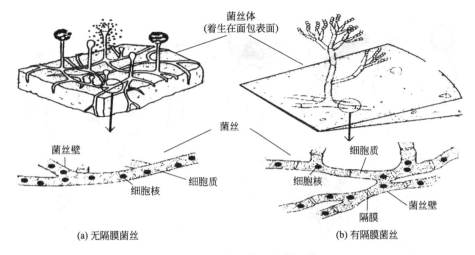

图 1-40　霉菌的菌丝与菌丝体

2. 霉菌的繁殖方式

霉菌的繁殖能力一般都很强，而且方式多样。有的霉菌可以通过菌丝断片来形成新菌丝，也可以通过核分裂而细胞不分裂的方式进行繁殖。但霉菌主要还是通过无性繁殖和有性繁殖来完成生命的传递。

（1）无性繁殖　霉菌的无性繁殖主要是通过产生无性孢子的方式来实现的（图 1-41）。霉菌产生的无性孢子主要有四类：孢子囊孢子、分生孢子、节孢子、厚垣孢子。

① 孢子囊孢子　孢子囊孢子又称孢囊孢子，其先是营养菌丝上长出伸向空间的繁殖菌丝，菌丝发育成孢囊梗，其顶端膨大形成孢子囊。孢子囊内有许多个核，每个核外包围原生质，逐渐围绕着核生成壁，于是产生了孢子囊孢子。孢子成熟后，孢子囊破裂释放出孢子囊孢子 [图 1-41(b)]。孢子囊孢子的形状、大小和纹饰因种而异。毛霉、根霉均产生这种孢子。

② 分生孢子　分生孢子是一种外生孢子，是真菌中最常见的一类无性孢子。分生孢子是由菌丝分化并在胞外形成的。分生孢子在菌丝上着生的位置和排列方式有几种情况 [图 1-41(c)]：交链孢霉属和红曲霉属等，分生孢子着生在未明显分化的菌丝或其分枝的顶端，单生、成链、成簇排列；曲霉属和青霉属等，它们的分生孢子着生于分生孢子梗的顶端，壁较厚。

③ 厚垣孢子　厚垣孢子又称厚壁孢子，是外分生孢子。它的形成类似细菌的芽孢。菌丝生长到一定阶段，其顶端或中间部分细胞的原生质浓缩、变圆，细胞壁加厚，形成圆形、纺锤形或长方形的厚垣孢子。很多真菌都能形成这类孢子，如总状毛菌往往在菌丝中间形成这样的孢子 [图 1-41(e)]。厚垣孢子能抗热、抗干等不良的因素，属于休眠体。

④ 节孢子　节孢子是由菌丝断裂形成的，属于外生孢子。当菌丝生长到一定阶段，菌丝内出现许多横隔膜，然后从横隔膜处断裂，产生许多孢子。如白地霉幼龄菌体为多细胞丝状，衰老时，菌丝内出现许多横隔膜，然后自横隔膜处断裂，形成一串串短柱状、筒状或两端钝圆的细胞，即节孢子 [图 1-41(d)]。

游动孢子是指具有鞭毛可以游动的孢子 [图 1-41(a)]，真菌中的鞭毛菌菌丝可直接形成或发育成各种形状的游动孢子囊，游动孢子囊内的原生质体分割成许多小块，小块逐渐变圆，围以薄膜而形成游动孢子。游动孢子呈肾形、梨形或球形，具1根或2根鞭毛，在水中游动一段时间后，鞭毛收缩，产生细胞壁进行休眠，然后萌发形成新个体。

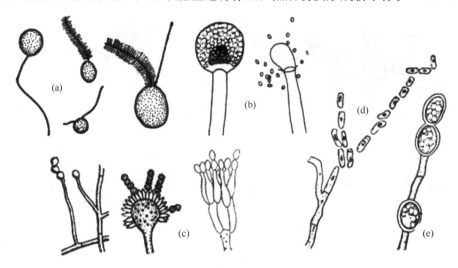

图 1-41　霉菌的无性孢子
(a) 游动孢子；(b) 孢子囊孢子；(c) 分生孢子；(d) 节孢子；(e) 厚垣孢子

（2）有性繁殖　霉菌的有性繁殖是通过不同亲代细胞结合后产生有性孢子而进行的。霉菌的有性繁殖主要包括三阶段：首先是进行质配；其次是进行核配，核配后形成二倍体核；最后通过减数分裂恢复为单倍体核。霉菌产生的有性孢子类型主要有以下几种：

① 卵孢子　卵孢子是由两个大小不同的配子囊结合发育而成，小的配子囊称雄器，大的配子囊称藏卵器，藏卵器内有1个或数个称为卵球的原生质团。当雄器与雌器配合时，雄器中的细胞质和细胞核通过受精管进入藏卵器，并与卵球配合。以这种方式形成的有性孢子为卵孢子（图 1-42）。藻状菌纲中除毛菌目外，许多菌（如水霉属）的有性繁殖方式是产生卵孢子。

② 接合孢子　接合孢子是菌丝无隔膜的霉菌（如毛霉目）所采用的有性繁殖方式。

接合孢子由菌丝生出形态相同或略有差异的配子囊接合而成。接合过程是：两个相邻的菌丝相遇，各自向对方生出极短的侧枝，称原配子囊；原配子囊接触后，顶端各自膨大并形成横隔，分隔形成两个配子囊细胞；然后相接触的两个配子囊之间的横隔消失，发生质配、核配；同时外部形成厚壁，即成接合孢子囊，接合孢子进行减数分裂后，形成四个单倍体的接合孢子（图 1-43）。

③ 子囊孢子　在子囊内形成的有性孢子，称为子囊孢子。形成子囊孢子是有隔膜霉菌采取的有性生殖方式。

子囊是一种囊状结构，球形、棒形或圆筒形，还有的为长方形。典型的子囊中有8个子囊孢子，也有4个或2个的。子囊孢子的形状、大小、颜色也是多种多样（图 1-44）。不同子囊菌形成子囊的方式各异，最简单的是两个营养细胞接合后直接形成子囊孢子，如酿酒酵母。

3. 霉菌在制药工业中的应用

在生物化工工业中，利用霉菌来生产乙醇、有机酸（柠檬酸、乳酸、衣康酸）、抗生素（青霉素、灰黄霉素）、植物生长激素（赤霉素）、杀虫农药（白僵菌剂）和除草剂（鲁保一号菌剂）等。由于不少霉菌具有完整和较强的酶系，也可利用它们直接发酵生产糖化酶、蛋

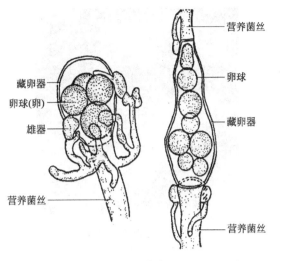

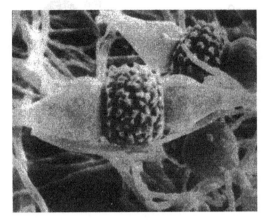

图 1-42　卵孢子　　　　　　　　　　　　　图 1-43　接合孢子

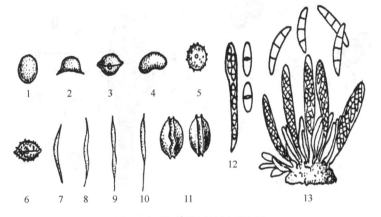

图 1-44　各种类型的子囊孢子

1—球形；2—礼帽形；3—土星形；4—肾形；5—球形表面；6—卵形，具中央突起，痣面；
7—镰刀形；8—弓形；9—针形；10—针形具鞭毛；11—双凸镜形，具赤道冠；
12—子囊孢子由两个细胞组成；13—子囊孢子由四个细胞组成

白酶、纤维素酶和果胶酶等酶制剂。

4. 常见霉菌

(1) 毛霉菌　毛霉的菌丝为无隔的单细胞，多核，有分枝，以孢囊孢子和接合孢子繁殖，毛霉的孢子囊梗多呈丛生，分枝或不分枝（图1-45、图1-46）。毛霉菌丝初期白色，后灰白色至黑色，这说明孢子囊大量成熟。该菌在土壤、粪便、禾草及空气等环境中存在。在高温、高湿以及通风不良的条件下生长良好。许多毛霉可生产草酸、乳酸、琥珀酸和甘油等，有的还可以生产酶制剂。常用的毛霉主要有鲁氏毛霉和总状毛霉。

(2) 根霉菌　根霉菌丝无隔、有分枝和假根，营养菌丝匍匐生长。在其假根处着生着丛生、直立、有分枝的孢子囊梗，顶端膨大形成圆形的孢子囊（图1-47）。根霉的孢子可以在固体培养基内保存，能长期保持生活力。

根霉在自然界分布很广，能利用淀粉产生低糖，是酿造工业的常用菌。有的可以进行甾族化合物转化及生产延胡索酸、乳酸等有机酸。与生物技术关系密切的根霉主要有黑根霉、华根霉和米根霉。

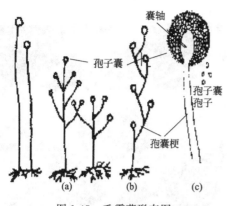

图 1-45　毛霉菌形态图

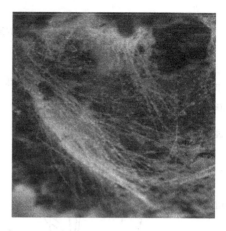

图 1-46　毛霉菌菌丝特征

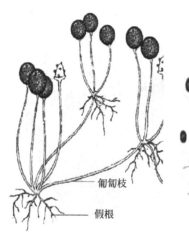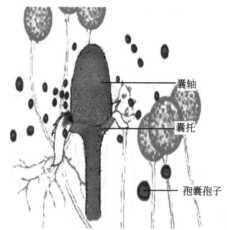

图 1-47　根霉菌形态图

黑根霉是目前常使用的微生物菌种。黑根霉的最适生长温度约为 28℃，超过 32℃ 不再生长。

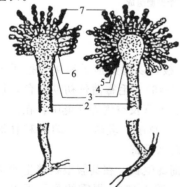

图 1-48　曲霉菌的分生
孢子头和足细胞

1—足细胞；2—分生孢子梗；3—顶囊；
4—初生小梗；5—次生小梗；
6—小梗；7—分生孢子

在室温下，摇瓶中的根霉，24h 出现最大生长。这样的种子在冰箱中保存，可以使用好几天。如果在 28℃ 连续培养到 48h 以上，根霉的生长将变得过于黏稠，以至于转移或吸取培养物都十分困难，颇似操作湿棉花一样。根霉的污染或变异很少发生。在菌体长好以后，摇瓶实验无需在无菌条件下进行。根据气味和外观，可以检测出开始时明显的异常状态。在中等通气量条件下，需要 11～18h 才达到旺盛生长。

（3）曲霉菌　曲霉是一种典型的丝状菌，属多细胞，菌丝有分隔。营养菌丝大多匍匐生长，没有假根。其形态特征是：分生孢子梗顶端膨大成为顶囊，顶囊表面长满一层或二层小梗，小梗顶端着生成串的分生孢子（图 1-48）。

自然界中的曲霉主要以枯死的植物、动物的排泄物及动物尸体为营养源，是寄生于土壤中的腐生菌。目前已知的曲霉至少有 170 种，不同菌种形成的菌落形态、颜色各不一样，这个特征可用于菌种的鉴别。最适生长温度为 25～30℃。

曲霉含有的糖化酶活性较高，实际生产中经常用曲霉中的一些种和变种作为糖化剂来酿酒、制酱、制醋等。随着生物科技的迅猛发展，还可利用曲霉来生产酶制剂、有机酸等。

曲霉种类较多，其中与生物工程关系密切的主要有黑曲霉和黄曲霉。

黑曲霉菌丛为黑色，具有多种活性很高的酶系，如淀粉酶、蛋白酶、果胶酶、纤维素酶和葡萄糖氧化酶等。工业生产中广泛使用的黑曲霉有邬氏曲霉、甘薯曲霉、宇佐美曲霉等。

黄曲霉菌群中主要是米曲霉和黄曲霉。米曲霉菌丛一般为浅黄绿色，后变为黄褐色。在天然培养基上菌落形成较快，2～3 天后全部生出分生孢子，呈黄绿色，因此常与黄曲霉相混。米曲霉具有较强的蛋白质分解能力，同时也具糖化活性，很早就被用于酱油和酱类生产上。黄曲霉菌丛最初为白色，后变为黄绿色，老熟后成褐绿色。有些菌系会产生带褐色的菌核。黄曲霉产生的液化型淀粉酶较黑曲霉强，蛋白质分解能力仅次于米曲霉，并且它还能分解 DNA 产生核苷酸。但黄曲霉菌中的某些菌株是使粮食发霉的优势菌，特别是在花生等食品上易形成，并产生黄曲霉毒素。黄曲霉毒素是一种很强的致癌物质，能引起人、家禽、家畜中毒以致死亡，我国现已停止使用产黄曲霉毒素的菌种。

（4）青霉菌 青霉菌属多细胞，菌丝有分隔。无性繁殖产生分生孢子，其分生孢子梗经过多次分枝，产生几轮对称或不对称的小梗，形如扫帚，称为帚状体（图 1-49）。菌丝体成熟后长出青色有横隔的分生孢子梗，无足细胞，无顶囊。营养菌丝深入培养基中，并生出直立的气生菌丝。图 1-50 为绳状青霉纯培养的镜下形态。

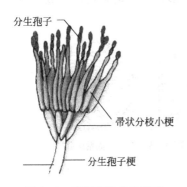

图 1-49 青霉菌的分生孢子

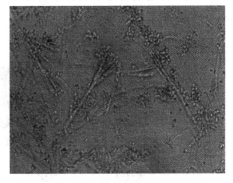

图 1-50 绳状青霉纯培养的镜下形态

青霉菌的孢子耐热性较强，菌体繁殖温度较低，酒石酸、苹果酸、柠檬酸等饮料中常用的酸味剂又是它喜爱的碳源，因而常常引起这些制品的霉变。除点青霉和产黄青霉可产生青霉素外，还有的青霉菌可生产丙二酸、磷酸二酯酶、纤维素酶，进行甾族化合物转化等。

六、病毒

病毒是一类个体微小、构造简单、专性细胞内寄生的非细胞型微生物。病毒在自然界分布广泛，至今已发现的病毒有 1000 余种，根据其宿主的不同，可分为动物病毒、植物病毒以及噬菌体等。与细胞型微生物相比，病毒具有以下一些特点：

① 个体微小 病毒能通过细菌滤器，需用电子显微镜才能看到。

② 没有细胞结构 病毒是非细胞型微生物，主要由核心核酸和蛋白质外壳组成。

③ 只有一类核酸 迄今为止，所有的生物中只有病毒只含一类核酸，即只有 RNA 或 DNA，其他的生物均含有 DNA 和 RNA 两类核酸。但无论是 DNA 还是 RNA，都是病毒的遗传物质。

④ 专性活细胞内寄生　病毒没有独立的代谢机构，缺乏完整的酶系统，只能利用宿主细胞提供原料和能量，寄生于活细胞内才能产生子代病毒。

⑤ 以复制方式增殖　病毒不是以细胞的生长和分裂方式繁殖，而是以自身基因组为模板，通过复杂的生物合成过程进行增殖。

⑥ 对抗生素不敏感。

$$
\text{非细胞生物}\begin{cases}\text{（真）病毒：至少含有蛋白质和核酸两种组分}\\[2pt]\text{亚病毒}\begin{cases}\text{类病毒：含有单独侵染性的 RNA 组分}\\\text{拟病毒：含不具单独侵染性的 RNA 组分}\\\text{朊病毒：具有致病能力的蛋白质}\end{cases}\end{cases}
$$

病毒与人类关系密切。据统计，临床传染病约 80％由病毒引起，如乙型肝炎、流行性感冒、艾滋病等传染性强、危害大、病死率高的疾病。因病毒性感染缺乏治疗特效药，对人类健康构成极大威胁。此外，农作物、家禽、家畜等也存在病毒性病害，有的可在人、畜之间传播。

1. 病毒的大小和形态

（1）病毒的大小　病毒个体微小，以纳米（nm）作为测量单位。种类不同的病毒大小有较大的差异，一般直径在 20～300nm 之间，较大的如痘病毒，约 300nm，较小的如脊髓灰质炎病毒，仅约 28nm。绝大多数病毒可通过细菌滤器，故普通光学显微镜不易看到，须用电子显微镜来观察它的形态结构。

（2）病毒的形态　病毒的种类繁多，其形态结构各具特点，有的呈棒状，有的呈球形或多角形。基本形态有球形、砖形、杆形、长丝形和蝌蚪形，哺乳动物病毒多数呈球形或近似球形，具体形态见图 1-51。

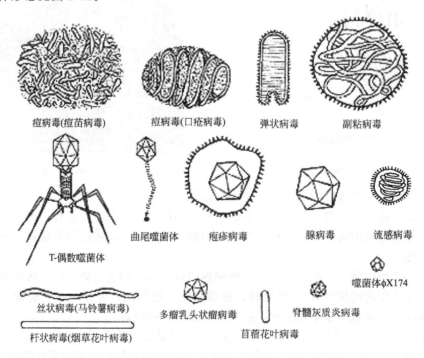

图 1-51　病毒的形态

2. 病毒的结构和化学组成

病毒是非细胞型生物，无细胞结构。单个病毒称作病毒颗粒或病毒粒子，指成熟的、结构完整的单个病毒。最简单的病毒颗粒有一个蛋白质外壳，其内包含核酸（DNA 或 RNA）。比较复杂的病毒颗粒，其蛋白衣壳又包围在一种膜状结构中，这种膜状结构称为包膜。

$$病毒颗粒\begin{cases}核衣壳（基本结构）\begin{cases}核心：DNA 或 RNA\\ 衣壳：蛋白质\end{cases}\\ 包膜（非基本结构）：脂类、蛋白质等\end{cases}$$

（1）核心　核心位于病毒颗粒的中心部位，其组成为核酸（DNA 或 RNA），称为病毒的基因组，是病毒生命活动的物质基础。病毒核酸的类型很多，可根据以下几点来分：①是 DNA 病毒还是 RNA 病毒；②单链（single strand，ss）或双链（double strand，ds）；③呈线状还是环状；④基因组是单倍体还是二倍体，除反转录病毒（如 HIV）的基因组是二倍体外，其他病毒的基因组都是单倍体；⑤对于单链 RNA 病毒，又可分为正链 RNA 病毒和负链 RNA 病毒。病毒核酸（DNA 或 RNA）的核苷酸序列与其 mRNA 序列相同者称为正链，互补则称为负链。

（2）衣壳　包绕病毒核心的一层蛋白质外壳称为衣壳，由一系列重复单位的蛋白质亚基组成，这些蛋白质亚基称为衣壳粒。病毒的衣壳和核酸共同组成核衣壳。病毒衣壳的排列方式大体分以下三种形式：

① 螺旋对称型　蛋白质亚单位以螺旋方式叠加上升形成杆状外壳，里面的核酸以旋梯式绕中心轴上升，从而形成杆状病毒颗粒。烟草花叶病毒是典型的杆状病毒，见图 1-52。

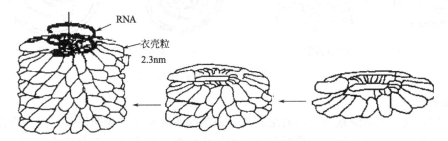

图 1-52　病毒的螺旋对称型结构（烟草花叶病毒）

② 二十面体对称型　多数外形似球状的病毒颗粒大多具有二十面体对称，腺病毒的衣壳是此类对称的典型代表（图 1-53），看上去像"球状"，没有包膜。

③ 复合对称型　一般而言，病毒的颗粒有两种基本对称性，即螺旋对称和二十面体对称。既具有螺旋对称又有二十面体对称的病毒颗粒称为复合对称（图 1-54），此类病毒的结构较复杂。如噬菌体，它的头部是二十面体对称，而尾部是螺旋对称；又如 HIV，其外壳是二十面体对称，而核衣壳则是核心蛋白以螺旋状的叠加而形成。

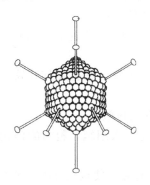
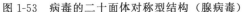

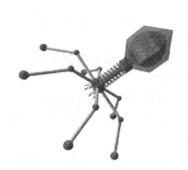

图 1-53　病毒的二十面体对称型结构（腺病毒）　　　图 1-54　病毒的复合对称结构（噬菌体）

除以上三种病毒衣壳的排列类型外，有的病毒不具有任何对称，如冠状病毒、风疹病毒等。

病毒衣壳的功能：病毒的衣壳包裹在核酸的外面，因而对病毒的基因组起到保护作用，避免受到环境中的核酸酶或其他因素破坏；其蛋白质成分易与宿主细胞的表面受体结合，使病毒能穿入细胞引起感染；衣壳蛋白是病毒体的主要抗原成分，可刺激机体产生特异性免疫应答。

（3）包膜　有些病毒除了核心和衣壳结构之外，在核衣壳的外面还包围着一层弹性膜，叫包膜。包膜由磷脂双分子组成，膜中有糖蛋白。包膜是病毒复制过程终结时以出芽方式通过宿主细胞膜时获得（图1-55），所以具有宿主细胞膜脂类的特性，对脂溶剂如乙醚、氯仿等敏感。包膜中的糖蛋白是病毒基因的产物。在有些包膜表面，还具有向外钉状突起的病毒特异性糖蛋白，叫包膜粒子，它与无包膜病毒衣壳表面的突起统称为刺突。

总之，根据病毒体有无包膜以及衣壳的对称型，可以将病毒分为四种主要结构类型：①裸露的二十面体病毒；②有包膜的二十面体病毒；③裸露的螺旋病毒；④有包膜的螺旋病毒（图1-55）。

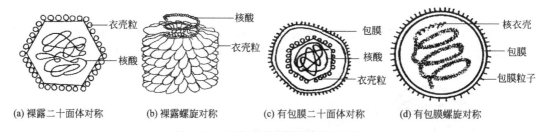

(a) 裸露二十面体对称　　(b) 裸露螺旋对称　　(c) 有包膜二十面体对称　　(d) 有包膜螺旋对称

图 1-55　两种不同对称型的病毒颗粒

3. 病毒的复制

由于病毒缺乏生活细胞所具有的细胞器，缺乏酶系统和能量代谢体系，因而病毒具有严格的细胞内寄生性，其繁殖必须借助宿主细胞提供的能量和原料，在自身核酸控制下合成子代的核酸和蛋白质，并装配成完整的病毒粒子，以一定的方式释放到细胞外，将病毒这种独特的繁殖方式称为复制。从病毒颗粒进入易感细胞，经过复制形成单个新的病毒颗粒，再从细胞释放出来的过程称为一个复制周期。各种病毒增殖的时间因种而异，如单纯疱疹病毒在上皮细胞中需12～30h；脊髓灰质炎病毒在神经细胞中增殖需6～8h。病毒的复制可划分为5个连续的阶段，即吸附、穿入、脱壳、生物合成、装配与释放。

（1）吸附　病毒吸附到易感细胞表面，此过程可能是随机碰撞，是可逆的。只有当易感细胞的表面受体位点和病毒体的吸附位点间特异性结合才是牢固的，例如流感病毒必须通过包膜上的血凝素与呼吸道上皮细胞膜上的黏蛋白受体才能牢固结合。

（2）穿入　病毒吸附于宿主细胞后，紧接着进入细胞的过程称为穿入，大致有三种方式（见图1-56）：

① 直接穿入　病毒吸附到宿主细胞膜上，与受体位点相配，细胞膜打开缺口，病毒核酸进入细胞质。

② 内吞作用　完整的病毒被吞入，胞内酶消化衣壳释放核酸。

③ 直接融合　病毒的包膜直接与细胞膜融合，核衣壳进入细胞，胞内酶消化衣壳，释放病毒核酸。

（3）脱壳　脱壳指病毒颗粒脱去包裹其核酸的蛋白质外壳，使核酸游离出来并进入细胞的一定部位，开始生物合成。

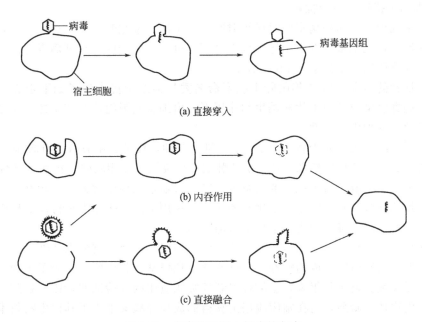

(a) 直接穿入

(b) 内吞作用

(c) 直接融合

图 1-56　病毒粒子进入细胞的方式

（4）生物合成　病毒在脱壳后释放出核酸，完整的病毒粒子已不存在，直至出现子代病毒的这段时间，细胞内查不出病毒颗粒，称为隐蔽期。病毒的基因组结构多样，如何把不同类型核酸的遗传信息转移到病毒的 mRNA 是关键。

（5）装配与释放　装配指子代病毒的核酸和蛋白质组装成新的病毒粒子的过程，不同病毒的装配可在细胞核或细胞浆内完成。

释放指成熟的病毒由感染细胞内到细胞外的过程。病毒的释放有不同的方式，如脊髓灰质炎病毒大量装配完毕后，细胞发生溶解，成熟病毒颗粒一次性全部释放，称为"裂解方式"释放。无包膜的病毒，如腺病毒、脊髓灰质炎病毒等以此方式释放；有包膜的病毒以"出芽方式"释放，不引起宿主细胞的破坏，并且在释放过程中获得包膜。

图 1-57 以双链 DNA 病毒为例，完整地说明病毒的一个复制周期。

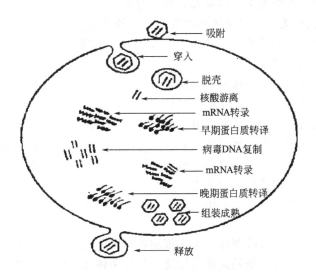

图 1-57　dsDNA 病毒的复制周期

4. 病毒的干扰现象与干扰素

病毒的干扰现象指两种病毒同时或短时间内感染同一细胞时，可出现一种病毒抑制另一病毒增殖的现象，此现象可发生于异种病毒之间，也可发生于同种异型病毒之间。引起干扰现象的活性物质称之为干扰素（interferon，IFN）。

（1）干扰素的定义　1980 年国际干扰素命名委员会给干扰素作了如下定义：干扰素是机体细胞受病毒感染或其他干扰素诱生剂作用下，由细胞基因组控制产生的一类蛋白质，具有抗病毒增殖等多种生物活性。

（2）干扰素的分类　人干扰素分为 α、β 和 γ 三种：IFN-α 和 IFN-β 有较强的抗病毒活性，抗肿瘤和免疫调节作用较弱；IFN-γ 抗肿瘤和免疫调节作用较强，抗病毒活性较弱。

从人体细胞中提取天然干扰素的量是极少的，目前这三种干扰素均可用基因工程技术进行生产，就是把细菌细胞当作制造干扰素的工厂，采用 DNA 重组技术制备干扰素，称为重组干扰素，价格比动物细胞产生的干扰素低廉得多。

干扰素系统是一种重要的细胞功能调节系统，不仅有广泛的抗病毒活性，而且有明显的免疫调节功能。IFN 研究已成为病毒学、细胞学、免疫学、临床医学、分子生物学及肿瘤学上的一个重要领域。近十几年来，生物技术新药临床应用的经验证明，IFN 是到目前为止用途最广泛的生物技术新药，它在临床应用上获得的成功经验又推进了其他生物技术新药的开发研究。

（3）人干扰素的生物学活性　IFN 在 1957 年被发现时以抗病毒为唯一活性，随后研究发现 IFN 还具有其他生物学活性，干扰素的活性有：

① 抑制病毒增殖的活性　IFN 具有广谱抗病毒活性，且没有特异性，即一种病毒诱生的干扰素对多种病毒起作用，但有种属特异性，例如人和灵长类动物产生的 IFN 对人才有较强的抗病毒作用。不同细胞、不同病毒对 IFN 作用的敏感性不同。

② 具有免疫调节活性　如 IFN 可以调节 T、B 淋巴细胞的活性。

③ 抑制细胞分裂的活性　IFN 对细胞生长有抑制作用。

④ 抗肿瘤活性　IFN 可直接抑制肿瘤细胞的生长，并可调动机体免疫系统杀伤肿瘤细胞。

5. 噬菌体

以细菌、放线菌、真菌为寄主的病毒，称为噬菌体。

最初于 1915 年人们发现了噬菌体的存在，并很快在各类细菌和放线菌中陆续发现。自从 20 世纪 60 年代以来，先后发现一些真菌（如酵母、曲霉、青霉、交链孢霉）、淡水蓝绿藻和某些海洋藻类中都有噬菌体存在。

（1）噬菌体的形态　噬菌体按形态分基本有三种类型，即蝌蚪形、微球形和纤线形。

在蝌蚪形的噬菌体中，大肠埃希菌噬菌体 T4 的构造很有代表性。它具有一个二十面体的头部，其外壳由蛋白质组成，内部含有核酸。尾部由不同于头部的蛋白质组成，外面包围着可收缩的尾鞘，中间为尾髓。尾鞘末端附有六边形的基片，上面长出六支刺突，并缠有六根细长的尾丝。头尾相接处，呈一收隘，称为颈部。头部的外壳（衣壳）对包在其中的遗传物质起着保护作用，尾部为感染时吸附寄主的器官。

纤线形的噬菌体结构比较简单，由一条长达 600～800nm 的略呈弯曲的纤丝构成，未发现吸附器官。

（2）烈性噬菌体与温和性噬菌体　寄主细胞被噬菌体感染后可产生两种后果：噬菌体增殖而引起细胞裂解；噬菌体不增殖而使寄主建立带噬菌体基因的溶原状态。

凡能引起寄主细胞迅速裂解的噬菌体，称为烈性噬菌体，而该种噬菌体的寄主则称为敏感细胞。从噬菌体进入寄主开始，到引起细胞裂解并释放出噬菌体子代为止，为一个增殖周期，一般需 15～20min。通常把烈性噬菌体的繁殖看做噬菌体的正常表现。

另外，还有一类噬菌体，它们侵染寄主细胞后，并不马上增殖，而是潜伏下来，并将它们的核酸整合到寄主的染色体上，随着寄主细胞的繁殖，与寄主细胞的染色体一起复制，并分配到子代细胞，不断延续传代。这样可以不造成寄主细胞裂解，以潜伏的形式与寄主共存。我们把这种噬菌体称为温和性噬菌体或溶原性噬菌体。带有噬菌体基因组的细胞称为溶原性细胞，整合在细胞核上的核酸称为原噬菌体。带有噬菌体基因的溶原性细胞，可以抵抗相应的烈性噬菌体的侵袭，这种抵抗力具有高度的特异性。

一般溶原性细菌的性质与不带噬菌体者相同，但某些细菌带上噬菌体后，其性状可能产生某些变化。

溶原性细菌有时会自发丢失原噬菌体，成为非溶原性细菌，此过程称为溶原性细菌非溶原化。结果会导致噬菌体增殖和细胞裂解，但发生的频率不高。如果用某些物理化学因素，如紫外线、X 射线或氮芥处理溶原性细菌，则能显著提高原噬菌体转变为噬菌体及细胞裂解的发生频率。

（3）噬菌斑　在含有敏感菌的固体培养基上，噬菌体使寄主菌体细胞裂解而形成不同大小和形状、透亮无菌的空斑，称为噬菌斑。其形态多样，有的形成晕圈，有的呈多重同心圆，也有的近似圆形，大小不一，一般直径为 0.1～2.0mm（图 1-58）。在一定条件下，这些特性相当稳定，可作为鉴定噬菌体的依据之一。

一个噬菌斑中约含有 10^7 个噬菌体，所以噬菌斑是噬菌体的"菌落"。

噬菌斑形成的过程和原理是：噬菌体

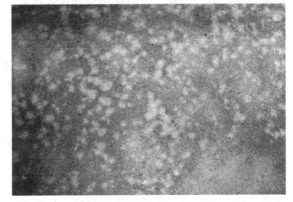

图 1-58　噬菌斑

侵染敏感细胞后，释放子代噬菌体，通过培养基扩散到四周细胞，继续侵染，引起连锁细胞裂解，从而形成形态和大小不同的空斑。

（4）噬菌体的分离检查　在工业发酵生产中，引起异常发酵的原因有很多，要确定是否是噬菌体侵染所造成的后果，直接有效的方法是检查异常发酵液中是否有噬菌体存在。同样，为了查明生产车间、发酵设备和四周环境中噬菌体的污染情况，也需要进行采样检查。

可根据具体情况，结合实际需要，选择有代表性的采样点，如车间地面、明沟、下水道、贮液桶、排气口和道路等处。所取样品可以是发酵液、污水、土壤、排气和空气等。可在一定范围内随机采取若干小样，混合后，作为一个采样点的代表。取样量一般是土样需10～20g，水样为 20mL。

为了易于分离，可以先进行增殖培养，以增加样品中的噬菌体数量。方法是取 2～3g 土样或 5mL 水样放入灭菌锥形瓶中，加入对数生长期的敏感指示菌悬液 3～5mL，并补加20～25mL 培养基，在适宜温度下，振荡或静止培养过夜。将上述培养液以 3000r/min 离心15～20min，取上清液，用 pH7 的 1% 蛋白胨液稀释至 $10^{-2}\sim10^{-3}$，作为待检液。

从空气中分离噬菌体时，可用真空泵抽引，将空气抽入培养基，以此培养基作为分离样品；而在噬菌体密度高的位点，只要将长了菌的培养皿打开，在空气中暴露 30～60min 即可。

现将常用的几种检查方法分述如下：

① 双层琼脂检查法　这是一种常用的噬菌体检查和定量测定的方法。

此法是先配制好含 2％琼脂的培养基，灭菌后倒入无菌培养皿内，每皿 10mL，制成平板，以此培养基作为底层。另取待检样品 0.1mL 和细菌悬液 0.2mL，加入已灭菌并冷却至 45℃左右的含 0.6％琼脂的培养基 4～5mL，于试管中充分混匀，立即倒在底层培养基上并铺平，作为上层，即成双层培养基。待上层培养基凝固后，将平板倒置于 32℃恒温箱内培养，一般经 16～20h 即可取出观察结果，如有噬菌体存在时，会在双层琼脂上层出现透亮无菌的圆形或近似圆形的噬菌斑。

根据每个培养皿中噬菌体的数目可以计算噬菌体的效价。效价即每毫升被检样品中含有噬菌体的数量，常以 U/mL 来表示，其计算公式为：

$$效价(U/mL) = 培养皿中噬菌斑平均数 \times 稀释倍数 \times 10$$

② 单层琼脂检查法　此法与双层琼脂法的区别是省略底层，不再用 0.6％琼脂培养基与样品混合，而是仅将 2％琼脂培养基连同菌悬液和待检液，直接在培养皿中铺成平板，冷却凝固后经培养、观察，以同样的方法计算效价。

该法较双层法简便，不过 0.6％软琼脂培养基有利于形成清晰的噬菌斑，所以为了准确地观察和定量，常用双层法。

③ 载玻片快速检查法　将噬菌体、菌悬液和含有 0.5％～0.8％琼脂的培养基混合，在无菌载片上凝固，经培养后，在显微镜下或放大镜下观察计数噬菌斑。因此法只需数小时即可获知结果，故可用于早期检查。

④ 液体培养检查法　用 500mL 锥形瓶装 50mL 培养基，灭菌后，接入 0.5mL 新鲜菌种和 0.5～1mL 待检液，置摇床培养 10～12h 观察液体的混浊度，若液体澄清，说明有噬菌体感染。

（5）噬菌体的防治　利用微生物进行发酵的工业生产常会遭到噬菌体的侵害，造成异常发酵，轻者可使生产菌的菌体变畸形，发酵液菌数下降，而致发酵迟缓，效率降低，严重时则发生明显溶菌，发酵停止，甚至完全失败（倒罐）。

乳链球菌、乳杆菌、小杆菌、芽孢杆菌、梭状芽孢杆菌、短杆菌、假单胞杆菌、醋酸杆菌、棒状杆菌和链丝菌等生产菌种均易受噬菌体感染，而给生产带来不同程度的损失。

引起噬菌体感染，可能有生产菌株本身的原因，有发酵系统的原因，有空气过滤系统的原因，也有周围环境不洁的原因等。

根据上述感染原因，可采取如下防治噬菌体的措施：

① 严格控制活菌体的排放　噬菌体是一种专性寄生的微生物，不能离开寄主自行繁殖，如能控制好活的生产菌，不使其在环境中蔓延，也就杜绝了噬菌体生存繁衍的重要根源。如：生产中的取样液、废弃的种子液或发酵液等，均应灭菌后经管道或密闭阴沟向远处排放；发酵罐排出的废气和逃逸要通入贮有高锰酸钾、漂白粉等药液的容器中或密闭的水封池中，经灭菌后再通过管道或密闭阴沟向远处排放；已被噬菌体浸染的种子液或发酵液应先在 80℃下灭菌 2～5min，再输去提取工段或向地沟排放；放罐后，对空罐灭菌时，要加入甲醛进行熏蒸；提取后含有菌体的废弃母液，应通过密闭的阴沟向远离发酵车间和空压机房的地方排放。

② 保证发酵系统和空气过滤系统的合理性与无菌状态　发酵系统与空气过滤的设置和设备结构必须合理。要通过检查并采取措施消除设备中存在的缺陷和不合理部分，把设备及管道内的死角消除。空气过滤器要严格定期灭菌，并确保干燥。

③ 净化环境　建立环境卫生制度，定期清扫、消毒、检查；定期用灭菌药剂在厂区喷

雾，以消灭空气中的杂菌和噬菌体；车间四周保持清洁，经常清扫、冲刷；车间地面和墙壁定期用漂白粉或石灰粉刷洗消毒，玻璃窗可用酒精或新洁尔灭擦拭，室内空气可用次氯酸钙烟雾剂、甲醛或紫外线进行消毒处理。

④ 选育和使用抗噬菌体的菌株 这是防治噬菌体危害的有效措施之一。选育抗种，首先要求菌种有抵抗当地噬菌体侵染的能力。

一般自然突变所获得的抗噬菌体株较为稳定，但出现抗性突变的频率较低，可辅以理化诱变剂和多种因子复合处理，则可提高突变频率。抗性本身表现为多种多样，细胞可能由于结构的改变阻止噬菌体吸附侵入，也可能由于生理代谢的改变，即使噬菌体尚能侵染，但不能继续增殖释放，从而不能扩大侵染。

⑤ 菌种轮换使用 应根据生产环境中噬菌体的普查情况，选用几种对各型噬菌体敏感性不同的抗性菌株，定期轮换使用，对防止噬菌体危害也有一定效果。在菌种轮换使用中，应经常对噬菌体变化情况进行监测，以确保轮换使用的有效性。

⑥ 药物防治 利用药物防治噬菌体时，使用的药物应具备下列条件：能抑制噬菌体使之失活，而不能影响生产菌的生长、发酵产物的积累和提取；药物用量少，价格低；产品应符合卫生要求。

经抗生素、有机酸、螯合剂、染料和表面活性剂等药物试验，发现氯霉素在使用浓度为1mg/mL 时，可以抑制丙酮丁醇梭菌和乳糖发酵短杆菌的噬菌体增长，而对菌体生长和发酵均无不良影响。还发现草酸钠和草酸铵、柠檬酸钠和柠檬酸铵，在浓度 0.5% 时，可以抑制谷氨酸棒状杆菌的噬菌体，而对菌体的生长和发酵没有影响。柠檬酸铵及一些相关的盐类，需在感染噬菌体之前加入，才能起到抑制噬菌体的作用，实际上起着预防的效果，并不能作为治疗剂。低剂量的氯霉素和四环素等抗生素能阻止噬菌体的发展，故在发酵液中适当加入抗生素也可以起到防治噬菌体的作用。另据报道，三聚磷酸钠和植酸钠亦有良好药效。

⑦ 噬菌体感染后的补救措施 针对噬菌体对其寄主范围要求严格的特点，可以备有发酵特征基本相近而又不相互抑菌的不同菌株，当发生噬菌体感染事故时，可大量接入另一菌种的种子液或发酵液，继续进行发酵，这样可以减少损失，避免倒罐。当早期发现噬菌体侵染且残糖较高时，可将发酵液升温至 85～95℃，维持 10～15min，以杀灭噬菌体，而培养基中的营养成分又不致遭到大量破坏，而后再补充一些促进细胞生长的玉米浆，重新接入大量种子，加速菌体生长发育，继续进行发酵。

思 考 题

1. 什么是微生物？根据它们的结构可以分为哪三大类？

2. 微生物命名采用何种方法？"*Bacteroides fragilis* subsp. *Ouatus*" 的含义是什么？

3. 微生物有哪些特点？

4. 微生物对人类有何贡献？

5. 细菌有哪些基本形态？测量细菌大小的单位是什么？

6. 细菌有哪些基本结构和特殊结构？简述各自的生理功能。

7. G^+ 菌细胞壁与 G^- 菌细胞壁有何异同？

8. 细菌的繁殖方式是什么？

9. 显微镜的机械结构和光学结构各包括哪些？

10. 如何识别普通光学显微镜的油镜头？

11. 使用油镜时为何要在标本片中滴加香柏油？其作用原理是什么？

12. 什么是革兰染色？其主要步骤有哪些？目前认为染色的原理主要是什么？

13. 描述金黄色葡萄球菌、大肠埃希菌、枯草芽孢杆菌的形态、排列及染色性。

14. 放线菌的菌丝包括哪三种？三者之间有何联系？

15. 描述放线菌的繁殖方式。

16. 放线菌和霉菌都是丝状微生物，请问如何区分放线菌和霉菌？

17. 毛霉菌、根霉菌、曲霉菌、青霉菌的菌丝各有何特点？

18. 霉菌能产生哪些无性孢子和有性孢子？

19. 酵母菌的主要繁殖方式是什么？

20. 细菌、放线菌、霉菌、酵母菌和我们的生活息息相关，我们如何更有效地利用它们为人类服务，并将其危害程度降至最低？（结合专业特点，通过查阅资料，谈谈你的看法）

项目二　洁净室（区）的微生物控制与监测

学 习 目 标

【能力目标】

1. 学会检查操作人员和设备表面的微生物。
2. 能按程序进出洁净室（区）。
3. 能正确传递物料进出洁净室（区）。
4. 学会检查空气洁净度，并正确记录检查结果。

【知识目标】

1. 通过了解微生物在自然界及人体中的分布情况，分析药品生产过程中微生物污染的来源，熟悉微生物污染的监测方法。
2. 了解正常菌群与人类健康的关系，认识合理用药的重要性，认识微生态制剂的生理作用。
3. 掌握常见的消毒灭菌方法及适用范围。
4. 了解洁净室（区）的分类，了解洁净技术在药品生产和药品微生物检验中的应用，熟悉洁净室（区）的管理要求。

学 习 情 境

某药品生产企业小容量注射剂车间生产了一批硫酸妥布霉素注射液，规格 2mL:80mg（8 万单位），质量检验部收到仓库的请检单后，到仓库抽样，其中部分样品分到微生物检验组。微生物检验组在对该批药品进行无菌检查前，需确保微生物检验室的环境符合要求。请问：无菌检查的环境有什么要求？如何检查洁净室（区）的空气洁净度？如何检查洁净室（区）内厂房、设施、设备、洁净工作服表面及操作人员体表的微生物？

项 目 实 施

任务一　微生物的分布及表面微生物的监测

1. 材料

营养琼脂平板、血琼脂平板、接触碟、无菌生理盐水、肥皂水、2.5%碘酒、75%乙醇、无菌吸管、无菌棉拭子、酒精灯、毛刷、无菌干棉签、无菌棉球、记号笔、镊子、培养箱等。

2. 操作步骤

（1）皮肤表面的微生物检查　人体皮肤表面细菌的检测，只选一个手指为代表，仿照外科洗手法进行刷洗、消毒后，通过细菌培养，查看是否完全达到杀菌的目的。

① 取营养琼脂平板共 4 个，在其底部用记号笔分别注明 Ⅰ、Ⅱ、Ⅲ、Ⅳ。

② 在未洗手之前，用右手四个手指（食指、中指、无名指、小指）在营养琼脂平板 I 的表面轻轻印一下，停留 2～3s 时间，切勿划破培养基。盖好平板。

③ 在流水下用肥皂水和毛刷充分刷洗手指至少 3min，以流水冲洗，用镊子取出无菌棉球擦干手指后，在营养琼脂平板 II 的表面轻轻印一下，停留 2～3s 时间。盖好平板。

④ 用无菌棉签浸入 2.5％碘酒，擦拭待检验的四个手指，擦拭完后，在营养琼脂平板 III 表面轻轻印一下，停留 2～3s 时间。盖好平板。

⑤ 用无菌棉签浸入 75％乙醇，擦拭待检验的四个手指，擦拭完后，在营养琼脂平板 IV 表面轻轻印一下，停留 2～3s 时间。盖好平板。

⑥ 将平板标记后，置 37℃恒温箱倒置培养 24h，观察各区内有无微生物生长，如有生长，数出生长的菌落数。

⑦ 结果：将洗手前、洗手后、用不同消毒剂消毒后，平板上的微生物生长结果记录于表 2-1，并分析造成该结果的原因。

表 2-1　皮肤表面微生物检查结果记录

皮肤消毒情况	平板上生长的菌落总数/CFU
洗手前	
用肥皂水刷洗后	
用 2.5％碘酒消毒后	
用 75％乙醇消毒后	
结果分析	

（2）口腔及咽喉部的微生物检查

① 拭子法　取无菌棉拭子一支，蘸取无菌生理盐水少许，擦拭口腔或咽部采集标本。以无菌操作法将棉签上的标本作"之"字形划线接种于血液琼脂平板表面。

将接种过的平板置 37℃恒温箱倒置培养 24h，观察血液琼脂平板上菌落类型、有无溶血环，并点计菌落数。

② 咳碟法　取血液琼脂平板一块，打开平板盖，将平板置于距口腔约 10cm 处，对准培养基表面用力咳嗽 3～4 次，盖好平板盖。

将平板置 37℃恒温箱培养 24h，观察血液琼脂平板上菌落类型、有无溶血环，并点计菌落数。

检查结果记录于表 2-2。

表 2-2　口腔及咽喉部微生物检查结果记录

项　目	拭子法检查	咳碟法检查
菌落总数/CFU		
有溶血环的菌落数/CFU		
原因分析		

（3）表面微生物的监测

① 监测对象　洁净室（区）内厂房、设施、设备、洁净工作服表面及操作人员体表。

② 监测方法　棉签擦拭法或接触碟法。

任务二　人员进出无菌洁净室

对无菌洁净室内的操作人员应经常进行无菌操作的培训，强化无菌观念和 GMP 的意识；特别对于洗手与手消毒的程序，更换无菌洁净工作服的程序，更要注意其效果。

人员进出无菌洁净室（区）的程序见图2-1。

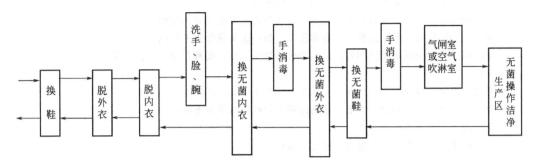

图 2-1 人员进出无菌洁净室（区）的程序

【知识链接1】

洁净室（区）内操作的注意事项

(1) 人员进入洁净室必须卸妆。

(2) 不得将手机、手表、首饰带入洁净室。

(3) 洁净室内不得吃喝，更不得吃口香糖。

(4) 在洁净室内不要快速走动，避免不必要的移动。

(5) 在洁净室内尽量不要讲话，必要时才讲话。

(6) 洁净室内禁止吸烟。

(7) 洁净工作服必须遮住所有头发、胡子，防止皮肤碎片及头皮屑污染。

(8) 工作时，不得用手接触口罩（控制来自口腔的污染）。

【知识链接2】

人员进入10万级洁净室（区）的程序

(1) 换工作鞋

① 坐在横凳上，面对门外，脱去一般区工作鞋，弯腰，用手把工作鞋放入横凳下规定的鞋架内。

② 坐着转身180°，背对门外，弯腰在横凳下的鞋架内取出净鞋，在此操作期间注意不要让双脚着地，穿上净鞋。

(2) 脱外衣

① 走到更衣柜前，用手打开更衣柜门。

② 脱去外衣，挂入更衣柜内，随手关上更衣柜门。

(3) 洗手

① 走到洗手池旁。

② 用手肘弯推开水开关，伸双手掌入水池上方开关下方的位置，让水冲洗双手掌到腕上5cm处。双手触摸清洁剂后，相互摩擦，使手心、手背及手腕上5cm处的皮肤均匀充满泡沫，摩擦约10s。

③ 伸双手入水池，让水冲洗双手，同时双手上下翻动相互摩擦，使清水冲至所有带泡沫的皮肤上，至双手相互摩擦不感到滑腻为止。

④ 翻动双手掌，用眼检查双手是否已清洗干净。

⑤ 用肘弯关上水开关。

⑥ 走到电热烘手机前，伸手掌至烘手机下约8～10cm处，电热烘手机自动开启，上下翻动双手掌，至双手掌烘干为止。

(4) 穿洁净工作服

① 用手肘弯推开房门，走到洁净工衣柜前，取出自己号码的洁净工作服袋，随手关上衣柜门。

② 取出洁净工作帽戴上。

③ 取出洁净工作服，穿上，拉上拉链。

④ 取出洁净工作裤，穿上，裤腰束在洁净工作衣外。

⑤ 走到镜子前对着镜子检查帽子是否戴好，注意把头发全部塞入帽内。

⑥ 取出一次性口罩戴上，注意口罩要罩住口、鼻；在头顶位置上打结。

⑦ 对着镜子检查衣领是否已扣好，拉链是否已拉至喉部，帽和口罩是否已戴正。

（5）手消毒

① 走到消毒液自动喷雾器前，伸双手掌至喷雾器下 10cm 左右处。

② 喷雾器自动开启，翻动双手掌，使消毒液均匀喷在双手掌上各处。

③ 缩回双手，喷雾器停止工作。

④ 用手肘弯推开洁净室门，进入洁净室（区）。

【知识链接 3】

人员出 10 万级洁净室（区）的程序

（1）脱洁净工作服　用手肘弯推开房门，脱下洁净工作服，放入衣柜，随手关上衣柜门。

（2）穿外衣

① 走到更衣柜前，用手打开更衣柜门。

② 穿上自己的外衣，随手关上更衣柜门。

（3）脱净鞋

① 坐在横凳上，面对门内，脱去净鞋，弯腰，用手把净鞋放入横凳下规定的鞋架内。在此操作期间注意不要让双脚着地。

② 坐着转身 180°，面对门外，弯腰在横凳下的鞋架内取出一般区工作鞋，穿上。

③ 走出洁净室（区）。

任务三　物料进出无菌洁净室

物料进出无菌洁净室（区）的程序见图 2-2。

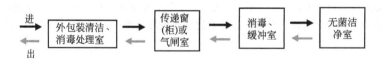

进 →　外包装清洁、消毒处理室　→　传递窗（柜）或气闸室　→　消毒、缓冲室　→　无菌洁净室
出 ←

图 2-2　物料进出无菌洁净室（区）的程序

任务四　空气洁净度的监测

一、洁净室沉降菌的检查

检查方法按照《医药工业洁净室（区）沉降菌的测试方法》（GB/T 16294—2010）进行。

沉降菌的检查是通过自然沉降原理，收集在空气中的生物粒子于平板培养基中，经若干时间，在适宜的条件下让其繁殖到可见的菌落进行计数。以平板培养皿中的菌落数来判定洁净环境内的活微生物数，并以此来评定洁净室（区）的洁净度。

1. 材料

（1）培养基　大豆酪蛋白琼脂培养基（TSA）或沙氏培养基（SDA）。

（2）仪器　高压蒸汽灭菌锅、恒温培养箱、培养皿（一般采用 90mm×15mm 的硼硅酸玻璃培养皿）。

2. 测试规则

（1）测试条件　在测试之前，要对洁净室（区）相关参数进行预先测试，包括温度和相对湿度（温度一般在 18～26℃，相对湿度在 45%～65% 为宜）、室内送风量、风速、压差、高效过滤器的泄漏等参数的测试。

（2）测试状态　静态和动态两种状态均可进行测试，静态测试时，室内测试人员不得多于 2 人，测试前，被测洁净室（区）由使用者决定是否需要预先消毒。

（3）测试时间　对单向流，如 100 级净化房间及层流工作台，测试应在净化空调系统正常运行不少于 10min 后开始；对非单向流，如 10000 级、100000 级以上的净化房间，测试应在净化空调系统正常运行不少于 30min 后开始。在动态测试时，须记录生产开始的时间以及测试时间。

（4）采样点数量及位置布置要求

① 最少采样点数目的确定　最少采样点数可按表 2-3 确定。

表 2-3　最少采样点数目

面积/m²	洁净采样点数目		
	100 级	10000 级	100000 级
<10	2～3	2	2
≥10～<20	4	2	2
≥20～<40	8	2	2
≥40～<100	16	4	2
≥100～<200	40	10	3
≥200～<400	80	20	6
≥400～<1000	160	40	13
≥1000～<2000	400	100	33
2000	800	200	63

注：表中的面积，对于单向流洁净室，指的是送风面积；对非单向流洁净室，指的是房间面积。

② 最少培养皿数的确定　在满足最少采样点数的同时，还应满足最少培养皿数，见表 2-4。

表 2-4　最少培养皿数

洁净度级别	所需 φ90mm 培养皿数(以沉降 0.5h 计)
100 级	14
10000 级	2
100000 级	2

③ 采样点位置的确定　工作区采样点的位置离地 0.8～1.5m 左右，并略高于工作面，关键设备或关键工作活动范围处可增加采样点

采样点布置规则按图 2-3 要求确定。

3. 操作方法和操作步骤

（1）培养基的准备与灭菌　测试前计算好所需培养基数量，按要求配制并灭菌。

（2）培养皿表面消毒　测试前培养皿表面必须严格消毒。

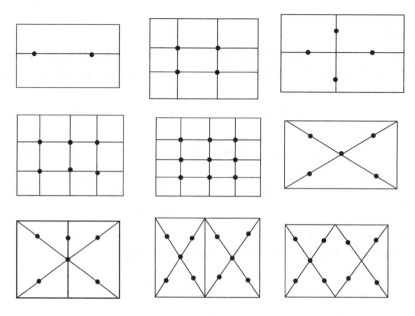

图 2-3　洁净室（区）沉降菌测定采样点布置示意图

• 表示采样点

（3）放置培养皿　将已制备好的培养皿按采样点布置图逐个放置，然后从里到外逐个打开培养皿盖，使培养基表面暴露在空气中。静态测试时，培养皿表面暴露时间为 30min 以上；动态测试时，培养皿暴露的时间为不大于 4h。

（4）培养　全部采样结束后，盖上皿盖，将培养皿倒置于恒温培养箱中培养。

采用大豆酪蛋白琼脂培养基（TSA）配制的培养皿经采样后，在 30～35℃ 培养箱中培养，时间不少于 2 天，采用沙氏培养基（SDA）配制的培养皿经采样后，在 20～25℃ 培养箱中培养，时间不少于 3 天。

（5）对照试验　每批培养基应有对照试验，检验培养基本身是否污染。可每批选定 3 只培养皿作对照培养。

（6）菌落计数　用肉眼直接计数，标记或在菌落计数器上点计，然后用 5～10 倍放大镜检查，有否遗漏。若培养皿上有 2 个或 2 个以上的菌落重叠，可分辨时仍以 2 个或 2 个以上菌落计数。

（7）结果计算

$$M=\frac{M_1+M_2+M_3+\cdots+M_n}{n}$$

式中　M——平均菌落数；

　　　M_1——1 号培养皿菌落数；

　　　M_2——2 号培养皿菌落数；

　　　M_n——n 号培养皿菌落总数。

（8）结果评定　用平均菌落数判断洁净室（区）空气中的微生物数是否符合要求。

洁净室（区）内的平均菌落数必须低于所选定的评定标准；若某洁净室（区）内的平均菌落数超过评定标准，则必须对此区域先进行消毒，然后再重新采样两次，两次测试结果均须合格。

（9）结果报告

洁净室沉降菌测试报告

测试依据：GB/T 16294—2010

环境温度：　　　　　　　相对湿度：　　　　　　静压差：

测试状态：　　　　　　　培养温度：

检测日期：　　　　　　　报告日期：

区域　　菌落数　平皿	1	2	3	4	平均数	级别	备注

评定标准：　　　　　　　结论：

检验者：　　　　　　　　复核者：

（10）注意事项　测试用具要作灭菌处理，以确保测试的可靠性、正确性。应采取一切措施防止人为对样本的污染；对培养基、培养条件及其他参数要作详细的记录。由于细菌种类繁多，差别甚大，计数时一般用透射光于培养皿背面或正面仔细观察，不要漏计培养皿边缘生长的菌落，并须注意细菌菌落与培养基沉淀物的区别，必要时用显微镜鉴别。采样前应仔细检查每个培养皿的质量，如发现变质、破损或污染的应剔除。

二、洁净室浮游菌的检查

检查方法按照《医药工业洁净室（区）浮游菌的测试方法》（GB/T 16293—2010）进行。

三、洁净室悬浮粒子的检查

检查方法按照《医药工业洁净室（区）悬浮粒子的测试方法》（GB/T 16292—2010）进行。

知识讲解

一、微生物的分布

微生物在自然界中分布广泛，种类繁多，繁殖迅速，主要存在于土壤、空气、水、物体表面、生物体体表及体表与外界相通的腔道中，高山、深海、人迹罕至的冰川，温度极高的温泉和火山口也都有微生物的存在。所以，在制药过程中及进行药品微生物检验过程中，要严格控制自然环境及人体中微生物的污染，确保药品的质量或检验结果的准确性。

1. 微生物在自然界的分布

（1）土壤中的微生物　土壤中有各种有机物、无机物，pH 接近中性，温度也比较稳定，因而是微生物生长繁殖的良好环境。土壤中的微生物主要分布于离地面下 10～30cm 处，深层土壤和地表则较少。其中以细菌最多，占总数的 70%～90%；其次是放线菌和真菌，藻类和原生生物较少。

土壤中的病原微生物种类很多，主要有痢疾杆菌、伤寒杆菌、产气荚膜杆菌、破伤风梭菌等。病原菌一般为异养菌，在土壤中不能旺盛地繁殖，加上理化因素的作用和腐生菌的拮抗作用，故大多数不能长期存活，但有芽孢的细菌和产孢子的真菌存活时间较长。植物药材尤其是根类药材，由于带有土壤中的多种微生物，采集后应及时晒干，妥善处理，否则易发生霉败变质而丧失药用价值。

（2）水中的微生物　水中微生物的种类很多，但由于有机物和无机物含量、种类、光照度、酸碱度等差异很大，分布不均匀。一般地下水中的微生物较地表水中的少，流动水中的微生物少于静止水中的。水中的病原菌有伤寒沙门菌、痢疾杆菌、霍乱弧菌等，主要来自病人、病畜的排泄物、生活污物、工业废水等。水中微生物的含量直接影响水的质量，所以，在进行饮用水的微生物检查时，不仅要检查总菌数，还需检查病原菌。我国饮用水的卫生标准是：菌落总数每毫升不得超过 100 个，每 100mL 水中不得检出总大肠菌群和大肠埃希菌。尤其是制药用水，必须严格控制。

（3）空气中的微生物　虽然空气中并没有足够的水分和营养物质可供微生物直接利用，还有日光的照射，在空气中仍有相当数量的微生物，主要来自尘土、人和动物体表的干燥脱落物，及通过唾液飞沫、咳嗽、痰、打喷嚏等方式排出的呼吸道废物。尘埃越多，人口越稠密，微生物也越多。细菌、霉菌的孢子及酵母菌、放线菌等非致病菌在空气中较为常见，有时还有病原微生物，如结核杆菌、白喉杆菌、葡萄球菌、链球菌等。大部分微生物在空气中存活时间只有数秒钟，有的则能继续存活几个星期、几个月甚至更长的时间。

空气中的病原微生物易引起呼吸道疾病和创口感染，因此，医院病房、门诊部、手术室应进行空气消毒，以免病原菌散布。空气中的微生物还会污染培养基、生物制品、药物制剂等，因此菌种接种室，无菌制剂生产车间都应进行空气消毒，以保证产品质量，可用紫外线照射、福尔马林药物熏蒸或喷雾等方法。

2. 微生物在人体中的分布

在人体的皮肤以及与外界相通的口腔、鼻咽腔、胃肠道、泌尿生殖道等部位，都有不同种类的微生物生长繁殖。这种正常的微生物群有一定的种类和数量，和宿主及体外环境三者保持动态平衡，有益于宿主健康，构成相互制约的生态系统，称为人体的正常菌群，这种生态环境称为微生态平衡。人体为正常菌群提供了良好的生存环境，而微生物的存在一般也是有益的。

正常菌群的生理作用有：

① 生物拮抗作用　正常菌群通过黏附和繁殖能形成一层自然菌膜，对外来致病菌的侵入起着拮抗和防御作用，因而对宿主起到一定程度的保护。

② 刺激免疫应答　正常菌群可以刺激机体免疫系统的发育成熟，具有免疫原性，有促分裂作用和佐剂的作用，是机体抗感染免疫的重要组成部分。

③ 合成维生素　有些微生物能合成维生素，如生物素、叶酸、吡哆醇及维生素 K 等，供人体吸收利用。

④ 促进代谢的作用　正常菌群参与糖、蛋白质、脂肪等的代谢，如肠道正常菌群可把不溶性的蛋白质、糖类转化为可溶状态，促进人体的消化吸收。

正常人体中有菌部位有皮肤、口腔、眼结膜、鼻咽腔、外耳道、肠道、尿道、阴道等；无菌部位有心脏、肝脏、肌肉、脑、血液、生殖器官、胆汁、肾脏中的尿液等。

正常菌群与人体之间的生态平衡是相对的，在特定的条件下，平衡被打破，使正常菌群发生数量、种类的变化，不致病的正常菌群成为条件致病菌而引起疾病，通常将这种由于正常菌群中各菌比例失调而导致的临床症状，称为菌群失调症。原因有：①机体免疫力低下，如应用抗肿瘤药物、放射性治疗、慢性病长期消耗等导致机体免疫力下降；②正常菌群的移位，如大肠埃希菌从寄居的肠道部位进入腹腔或泌尿生殖道，可引起腹膜炎、泌尿道感染；③不适当长期使用抗菌药物导致菌群失调，由于抗菌药物的大量使用，尤其是广谱抗生素的滥用，使得许多正常菌群被杀灭或抑制，原来各菌间的平衡被打破而致病。

【知识链接 4】

微生态制剂及其生理作用

微生态制剂又称活菌制剂，是根据现代微生态学的基本原理，利用对人体无害甚至有益的正常微生物菌群，经过人工培养等方法制成的微生物制剂。微生物制剂的主要作用机理：使肠道内减少或缺乏的正常微生物在数量和种类上恢复平衡，有利于人体对营养的吸收，提高免疫力。

微生物制剂的作用方式：生成有机酸维持肠道 pH，抑制致病菌；生成 H_2O_2，杀死致病菌；产生天然抗生素；发挥竞争拮抗作用；防止有害的胺和氨生成；产生有助于消化吸收的酶和 B 族维生素；调节免疫力等。

目前用于微生态制剂的细菌主要有乳杆菌、双歧杆菌、肠球菌、大肠埃希菌、蜡样芽孢杆菌等。其中双歧杆菌类活菌制剂是目前国内外应用最广的活菌制剂，在临床上主要用于婴幼儿保健，调整肠道菌群失调，治疗肠功能紊乱、慢性腹泻，以及抗癌、防衰老等。国内外对活菌制剂的应用范围逐渐扩大，已从原来的治病过渡到防病健身方面，许多活菌制剂已成为食品添加剂，应用于食品保健方面。

二、洁净室（区）与空气洁净技术

1. 洁净室（区）分类与概念

按用途分类，洁净室（区）可分为：

（1）工业洁净室（区） 以无活性的尘埃微粒控制为主。其内部保持对邻室的相对正压。适用于电子工业、精密工业等。

（2）一般生物洁净室（区） 主要控制有生命的微粒和尘埃微粒对工作对象的污染，除了其内部材料必须用能耐受各种灭菌剂侵蚀的材料外，与工业洁净室相同。适用于医药工业、食品工业的生产、微生物检验及医疗净化实验室。

（3）生物安全洁净室（区） 与一般生物洁净室不同的仅为其内部需保持对邻室的相对负压。主要用于控制工作对象中有害的、有生命的微粒对实验人员和环境的污染，适用于细菌学实验室和生物工程实验室。

一般生物洁净室（区）和生物安全洁净室是指需要对环境中的尘粒和微生物含量（空气质量要求）进行控制的房间或区域，其建筑结构、装备及其使用均具有防止该区域内污染物的引入、产生和滞留的功能。将自然空气在一定的压力下通过过滤装置，除去一定的尘埃粒子和所附着的微生物（统称污染物），使空气洁净，称为空气净化。空气洁净度表示空气净化的效果，即空气洁净的程度。

2. 洁净度级别与监测

《药品生产质量管理规范》（GMP）是药品生产和质量管理的基本准则，GMP 中规定原料药、制剂以及某些医疗器械必须在一定的洁净环境下生产；凡不能进行最终灭菌的，要求无菌的药品必须以无菌生产工艺进行生产。

我国 1998 年版 GMP 将药品生产洁净室（区）空气洁净度级别划分为 4 个级别，即 100级、1 万级、10 万级、30 万级，空气洁净度级别数越小，空气洁净度越高（表 2-5）；新修订的 GMP（2010 年版）将无菌药品生产所需的洁净区分为 A、B、C、D 四个级别（表 2-6、表 2-7）。口服液体和固体制剂、腔道用药（含直肠用药）、表皮外用药品等非无菌制剂生产的暴露工序区域及其直接接触药品的包装材料最终处理的暴露工序区域，参照无菌药品 D级洁净区的要求设置，企业可根据产品的标准和特性对该区域采取适当的微生物监控措施。

A 级 高风险操作区，如灌装区、放置胶塞桶和与无菌制剂直接接触的敞口包装容器的区域及无菌装配或连接操作的区域，应当用单向流操作台（罩）维持该区的环境状态。单向流系统在其工作区域必须均匀送风，风速为 $0.36 \sim 0.54 m/s$（指导值）。应当有数据证明单向流的状态并经过验证。在密闭的隔离操作器或手套箱内，可使用较低的风速。

表 2-5　中国 GMP（1998 年修订）对空气洁净度级别的规定

洁净级别	尘粒最大允许数/m³		微生物最大允许数	
	≥0.5μm	≥5μm	浮游菌/(个/m³)	沉降菌/(个/皿)
100 级	3500	0	5	1
1 万级	350000	2000	100	3
10 万级	3500000	20000	500	10
30 万级	10500000	60000	—	15

表 2-6　我国 GMP（2010 年修订）对各级别空气悬浮粒子的标准规定

洁净度级别	悬浮粒子最大允许数/m³			
	静态		动态	
	≥0.5μm	≥5.0μm	≥0.5μm	≥5.0μm
A 级	3520	20	3520	20
B 级	3520	29	352000	2900
C 级	352000	2900	3520000	29000
D 级	3520000	29000	不作规定	不作规定

表 2-7　中国 GMP（2010 年修订）对洁净区微生物监测的动态标准

洁净度级别	浮游菌/(CFU/m³)	沉降菌(φ90mm)/(CFU/4h)	表面微生物	
			接触(φ55mm)/(CFU/碟)	5 指手套/(CFU/手套)
A 级	<1	<1	<1	<1
B 级	10	5	5	5
C 级	100	50	25	—
D 级	200	100	50	—

注：1. 表中各数值均为平均值。

2. 单个沉降碟的暴露时间可以少于 4h，同一位置可使用多个沉降碟连续进行监测并累积计数。

B 级　指无菌配制和灌装等高风险操作 A 级洁净区所处的背景区域。

C 级和 D 级　指无菌药品生产过程中重要程度较低操作步骤的洁净区。

(1) 动态　指生产设备按预定的工艺模式运行并有规定数量的操作人员在现场操作的状态。

(2) 静态　指所有生产设备均已安装就绪，但没有生产活动且无操作人员在场的状态。

(3) 单向流　指空气朝着同一个方向，以稳定均匀的方式和足够的速率流动。单向流能持续清除关键操作区域的颗粒。

(4) 非单向流　是指具有多个通路循环或气流方向不平行的，不满足单向流定义的气流。

应当对微生物进行动态监测，评估无菌生产的微生物状况。监测方法有沉降菌法、定量空气浮游菌采样法和表面取样法（如棉签擦拭法和接触碟法）等。

对表面和操作人员的监测，应当在关键操作完成后进行。在正常的生产操作监测外，可在系统验证、清洁或消毒等操作完成后增加微生物监测。

为了保证微生物检验的结果能真实反映被检药品本来的微生物污染水平，2010 年版

《中国药典》规定：无菌检查和微生物限度检查均要求在 1 万级洁净区下局部 100 级单向流区域内操作。

3. 空气洁净技术

空气洁净技术是指将一定区域空气中的悬浮粒子（包括活性和非活性的）控制在一定的浓度，以达到一定的空气洁净度要求。空气洁净技术是由处理空气的空调净化设备、输送空气的管路系统以及用来生产、实验的洁净室三部分组成。

室内洁净原理：首先由送风口向室内送入经空调净化系统的初效、中效、高效过滤器过滤后的洁净空气；然后，室内空气中存留的尘埃粒子和微生物被洁净空气稀释，并在气流产生的压力推动下，被迫由回风口进入回风管路，在空调设备的混合段与从室外引入的经初效过滤的新风混合，再经中效、高效过滤器过滤后送入室内；室内空气反复循环，就可以将污染逐步控制在一个稳定的水平上。

洁净室（区）的建造和使用也应减少洁净室（区）空间内诱入、产生及滞留尘埃粒子和微生物粒子。洁净设施的各项参数，如换气次数、静压差、空气悬浮粒子、浮游菌、沉降菌、温度、湿度等应按有关标准要求进行监控。航天、微电子、制药、医疗器械、食品、保健业等的产品和工艺及科研、检验均受益于该门技术。

4. 空气洁净设备

（1）空气过滤器　悬浮粒子和微生物是制药生产车间空气中的主要污染物质。悬浮粒子的粒径小、质量轻，因此主要是采用过滤分离的方法来清除空气中的悬浮粒子，相应的分离装置称为空气过滤器。当空气流过过滤器显微结构（例如纤维、膜）形成的一系列相互连通的孔隙空间时，微粒被捕集在过滤介质中。

按过滤效率的不同，将空气过滤器分为初效、中效、亚高效、高效四种类型（图 2-4～图 2-7）。通常情况下，末端过滤器决定了空气的洁净度，前级过滤器起保护末端过滤器的作用，即延长末端过滤器的使用寿命，减少维护费用，保护空调系统正常工作。因此，为了

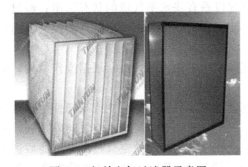
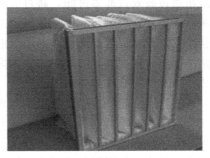

图 2-4　初效空气过滤器示意图　　　　　　图 2-5　袋式中效过滤器示意图

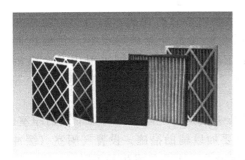
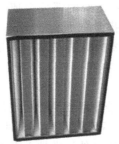
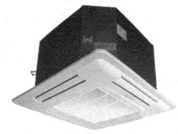

图 2-6　亚高效空气过滤器示意图　　　　　图 2-7　高效空气过滤器示意图

有效地滤除各种不同粒径的尘埃，通常使用初效过滤器、中效过滤器、高效过滤器三级组合过滤的方法（图 2-8）。

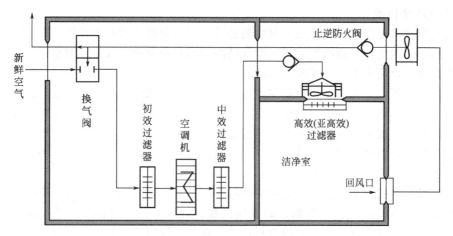

图 2-8　空气过滤器组合

（2）洁净工作台　洁净工作台又称为超净工作台，是最常用的局部净化装置，一般设置在洁净室内。它是为了适应现代化工业、光电产业、生物制药以及科研工作等领域对局部工作区域洁净度的需求而设计的，是一种采用单向流型的提供局部洁净工作环境的空气净化设备。特别适合于洁净度需 A 级要求的区域。

洁净工作台的主要组成部件有预过滤器、高效过滤器、无尘机组、静压箱、外壳和配套的电器元件等。另外，还可配备紫外灯杀菌灯、除静电设备、不锈钢孔板桌面、数字电路控制系统及压差表等。

洁净工作台的工作原理：室内空气经初效过滤器初滤，由变速离心风机吸入静压箱，经由静压箱通过高效过滤器过滤，将过滤后的洁净空气以垂直或水平气流的状态送出；经过工作区域时将尘埃颗粒带起，以形成洁净工作环境，使操作区域持续在洁净空气的控制下达到 A 级洁净度，以保证生产环境对洁净度的要求。

洁净工作台根据气流的方向，分为垂直单向流和水平单向流两大类；根据操作结构，分为单边操作及双边操作两种形式。

（3）生物安全柜　生物安全柜是防止操作处理过程中某些含有危险性或未知性生物微粒发生气溶胶散逸的箱形空气净化负压安全装置。其工作原理主要是将柜内空气向外抽吸，使柜内保持负压状态，通过垂直气流来保护工作人员；外界空气经高效空气过滤器过滤后进入安全柜内，以避免处理样品被污染；柜内的空气也需经过 HEPA 过滤器过滤后再排放到大气中，以保护环境。

生物安全柜一般均由箱体和支架两部分组成。箱体内部含有风机、门电机、进风预过滤罩、净化空气过滤器、外排空气预过滤器、照明源和紫外光源等设备。目前世界上生物安全柜领域执行的最重要的标准是欧洲标准 EN12469 和美国国家卫生基金会的第 49 号标准。按此标准可将生物安全柜分为Ⅰ、Ⅱ、Ⅲ级，可适用于不同生物安全等级的操作。

（4）气闸室和空气吹淋室　洁净室要保持一定的压力，是为了防止将污染带进洁净室。但有时因此需要的压力差太大，不容易办到，这时就要加以辅助措施。设置气闸室（缓冲室）和空气吹淋室等，均是防止将室外污染带入室内或减少室内污染发生的手段。

① 气闸室　气闸室是位于洁净室入口处的小室。气闸室的几个门，在同一时间只能打

开一个。这样做的目的是为了防止外部受污染的空气流入洁净室内，从而起到"气密"作用。气闸室设置于两个或好几个房间之间，例如不同洁净级别的房间。气闸室分人用和物用两种。

② 空气吹淋室 空气吹淋室作为人员净化设备，通常设置在洁净室人员入口处，利用高速洁净气流（≥25m/s）对入室人员体表进行吹淋，吹落并带走附着在人员衣服外表的尘和菌，减少入室人员的带尘和带菌量（图2-9、图2-10）。由于进出吹淋室的门是不能同时开启的，所以也有气闸的作用，防止外部空气进入洁净室，并使洁净室维持正压状态。吹淋室除了有一定净化效果外，它也作为人员进入洁净区的一个分界，具有警示作用，有利于规范洁净室人员在洁净室内的活动。

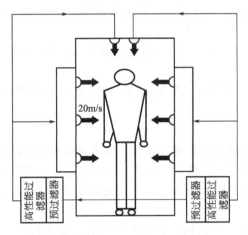

图 2-9 空气吹淋室原理示意图
引用于郑孝英《药物生产环境洁净技术》

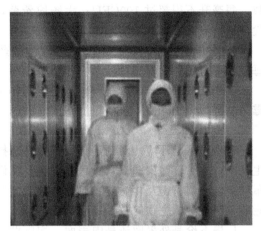

图 2-10 吹淋室示意图

三、药品生产过程中微生物污染的来源

微生物分布广泛，繁殖迅速，而且许多药物本身就是良好的培养基。在生产过程中人员和设备等多种因素都可能使药品被微生物污染，这些都会影响药品的质量。了解药物制剂工业中微生物污染的来源，对于控制药物被微生物污染有着十分重要的意义。

图2-11中显示了药品生产中微生物污染的各种可能因素和环节。药品的质量保证是一个系统工程，任何一个环节的疏忽都有可能影响产品的质量。对最后不能或不需要灭菌的产品，生产过程中控制微生物的措施很容易理解；但对于最后灭菌的产品，以为中间可以放松一些，其实这是很危险的，因为许多微

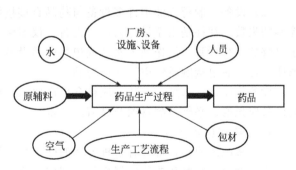

图 2-11 制剂工业中微生物污染的来源

生物的代谢产物对人体是有害的，会引起过敏、发热等反应。因此，对原料、辅料、包装材料、生产场所、生产过程的微生物控制是药品质量保证的基础。微生物监控对控制药品微生物污染、提高药品质量有着重要的作用，是药品生产的重要环节。

药品生产过程中微生物污染的来源主要有以下几个方面：

1. 空气

大气中漂浮着许多尘埃和微生物等悬浮物质，在很多情况下是微生物生存和传播的媒介。

因此，在药品生产过程中，如果不采取适当的措施，微生物就有可能进入药品，使产品发生污染。新修订的 GMP（2010 年版）将无菌药品生产所需的洁净区分为 A、B、C、D 四个级别。

2. 水

制药工业中水的质量很重要，不仅用于洗涤、冷却，还直接用于配制药品。水也是药物中微生物的重要来源，其数量主要取决于水的来源、处理方法以及供水系统（如储存罐、供水管、水龙头等）的状况等因素。

我国制药工艺用水包括饮用水、纯化水、注射用水和灭菌注射用水，前三者的微生物限度标准如下：

（1）饮用水　应符合《生活饮用水卫生标准》（GB 5749—2006）的要求，即：菌落总数，每毫升不得超过 100CFU；大肠埃希菌，100mL 不得检出；总大肠菌群，100mL 不得检出；耐热大肠菌群，100mL 不得检出。

（2）纯化水　应符合 2010 年版《中国药典》的要求，即：细菌、酵母菌、霉菌总数，每毫升不得超过 100CFU。

（3）注射用水（CP2010）　应符合 2010 年版《中国药典》的要求，即：细菌、酵母菌、霉菌总数，每 100mL 不得超过 10CFU。

3. 厂房和设备

（1）厂房与环境　对制药企业来说，选择厂址或改造厂房设施时，要考虑周围环境的卫生状况，即没有污染源以及虫兽集中区。在设计和建设厂房时，生产、生活和辅助区的总体布局要合理，不得互相妨碍。厂方尽可能做好绿化工作，因为绿化面积大不仅可以滞尘，还能减少空气中微生物的数量。

厂房不论是外表面还是内表面，均应设计成易于清洁的，避免积尘而造成微生物污染；尽量减少出口，减少内外空气的自由交换；车间内布局也应使人员、原料及废物走向分开，避免交叉污染。洁净室（区）的内表面应平整光滑、无裂缝、接口严密、无颗粒物脱落，并能耐受清洗和消毒，墙壁和地面的交界处宜成弧形或采取其他措施，以减少灰尘聚积。

GMP 还要求生产厂家在厂房设计时，生产区和储存区应有与生产规模相适应的面积和空间以安置设备、物料、中间产品、待检品和成品，最大限度地减少交叉污染。

（2）设备　制药工业中许多设备与药品直接接触，可能成为微生物传播的媒介，微生物控制的失败，往往是由于设计人员对设备、仪器装置中微生物的分布及残存的可能性没有给予足够的重视所致。用作加工制造或包装药品设备的每一个部件都可能成为细菌驻留繁殖的场所，可能通过接触或经空气污染药品。

设备的设计、选型、安装等应符合生产要求，易于清洗、消毒或灭菌；与药品直接接触的设备应光滑、平整、耐腐蚀及易清洗消毒。

4. 原料和包装材料

天然来源的原料，常含有各种各样的微生物。如动物来源的明胶、胰脏；植物来源的淀粉、中药材等，因此药典等法规文件均规定，这些原料在制药以前必须除去大肠埃希菌和沙门菌等一些致病菌。化学合成原料如碳酸镁、碳酸钙、滑石等在生产和储存时也易受到微生物污染，所以保存过程中保持低温、干燥可以抑制微生物的生长。有些制剂如片剂、胶囊等一般不进行成品消毒灭菌，如果原料污染，其产品质量一定会受到影响。

包装材料（尤其是直接接触药品的容器）是药品微生物污染的又一重要因素。包装材料包括容器、包装纸、运输纸箱等，其中检出的菌丛取决于它的组成和生产贮存，如：玻璃容器（特别是那些在纸箱内运输的）常常检出青霉菌、曲霉等微生物；硬纸板常发现有青霉、曲霉以及微球菌等。

5. 人员与生产工艺

药品的整个生产过程由人设计、控制、参与，人是药品生产中最大的污染源。包括两个方面：一是因为人体带有多种微生物，在生产的各个阶段都有可能直接或间接地污染药品；二是人为因素，厂房设计不周、生产工艺的设计疏忽、生产人员的操作不当等均可引起药品的微生物污染。

四、药品生产过程中微生物污染的监测

药品生产中，微生物污染监测的主要内容是对药品的原料、辅料、包装材料、生产设备、生产环境等的微生物进行定性和定量检测，有静态检测和动态检测，通常采用动态检测的方法，即在实际生产中进行检测，可以真实地反映情况。

应该强调的是，微生物监测不是用于药品合格与否的定量标准，只是评价一定时间内环境的微生物状况，反映了生产质量保证的可靠程度。

1. 原辅料、包装材料和成品的微生物监测方法

（1）2010 年版《中国药典》微生物限度检查法、无菌检查法。

（2）其他标准规定的方法。

2. 制药用水的微生物监测方法

（1）饮用水 《生活饮用水卫生标准》（GB 5749—2006）。

（2）纯化水、注射用水和灭菌注射用水 2010 年版《中国药典》微生物限度检查法、无菌检查法。

3. 空气的微生物监测方法

（1）沉降菌法 医药工业洁净室（区）沉降菌的测试方法（GB/T 16294—2010）。

（2）定量空气浮游菌采样法 医药工业洁净室（区）浮游菌的测试方法（GB/T 16293—2010）。

4. 表面微生物监测方法（包括厂房、设施、设备、洁净工作服表面及操作人员体表）

（1）表面取样法 如棉签擦拭法、接触碟法。

（2）表面冲洗法。

【知识链接 5】

表面微生物的监测

（1）接触碟法 接触碟法容易操作而且可以定量，因此被广泛采用，适用于对平整的规则性表面进行取样监测。通常碟子的直径约 50mm，培养基充满碟子并形成圆顶，取样面积一般约为 25cm²。

培养基可以根据需要添加中和剂。取样时，打开碟盖，将无菌培养基表面与取样面直接接触，均匀按压接触碟底板，确保全部琼脂表面与取样点表面均匀接触 10s 左右，再盖上碟盖。取样后，需用蘸有 75％乙醇的纱布擦拭被取样表面，以除去残留琼脂。将取样后并作好标记的接触碟置于培养箱中培养，读数，记录。缺点：不适用于非常规表面；若培养基太湿润，菌落会连片生长，导致不易计数。

（2）擦拭法 该方法通常用于对不规则表面（尤其是设备表面）进行取样。拭子通常为一根棒状物，其顶端由吸水性材料制成，拭子头在取样前应先浸湿（通常用约 5mL 的无菌生理盐水或 0.1％的蛋白胨溶液），取样时握住拭子柄，以 30°角与取样表面接触，缓慢并充分擦拭，取样面积 25cm² 左右（可用特定的无菌模板确定擦拭面积），然后将取样头折断放入上述溶液内，充分振荡，再用培养皿涂布法或铺平板法计数。如果拭子头的材料为藻酸钙，则要用稀的盐溶液作为稀释剂（如 1％柠檬酸钠溶液），这样才能让拭子头完全溶解。与接触碟法相比，FDA 更倾向于擦拭法。因擦拭取样的面积一般约为 25cm²，故擦拭法也属于定量检测方法。缺点：取样和转移技术可能会影响结果；样品处理后才能培养。

（3）表面冲洗法 该法适用于监测大面积区域内表面的微生物含菌量，包括设备轨道、储水罐等。用定量的无菌水冲洗表面，收集淋洗水，用膜过滤法来检测微生物数量。缺点：适用性不广，需要额外的操作，取样和处理过程可能会影响结果。

思 考 题

1. 简述微生物在自然界和人体中的分布情况。

2. 什么是人体正常菌群？正常情况下，人体哪些部位无菌？

3. 什么是洁净室（区）？我国 GMP（2010 年版）规定的药品生产洁净室（区）的洁净度级别是如何划分的？

4. 按用途分类，洁净室（区）可分为哪几类？

5. 2010 年版《中国药典》规定药品无菌检查和微生物限度检查在什么环境下进行操作？

6. 什么是空气洁净技术？常用的空气洁净设备有哪些？

7. 简述药品生产过程中微生物污染的来源及微生物污染的监测方法。

项目三　微生物菌种的使用与管理

学习目标

【能力目标】

1. 能按配方配制微生物基础培养基，并能正确使用高压蒸汽灭菌器对培养基及其他物品进行湿热灭菌。

2. 能正确使用电热恒温干燥箱对所需物品进行干热灭菌。

3. 学会微生物的常用接种方法，掌握无菌操作技术。

4. 能根据微生物的菌落特征、生化反应试验结果等鉴定常见微生物。

5. 能利用冷冻干燥保藏的标准菌株制备标准贮备菌株和工作菌株，并采用合适的方法保藏。

【知识目标】

1. 掌握微生物生长繁殖的条件和生长繁殖规律。

2. 熟悉常见微生物在培养基中的生长现象。

3. 熟悉常用的细菌生化反应试验原理及试验方法。

4. 熟悉菌种保藏的原理和保藏方法。

学习情境

微生物实验室需要购买一批冷冻干燥保藏的标准菌种，包括大肠埃希菌、金黄色葡萄球菌、枯草芽孢杆菌、铜绿假单胞菌、沙门菌、白色念珠菌、黑曲霉等。请您协助微生物实验室的管理人员向国内的菌种保藏机构购买所需的标准菌种，要求对新购回的菌种进行复苏和确认，确认合格后按要求制备成标准贮备菌株和工作菌株，并采用合适方法保藏。

项目实施

任务一　微生物菌种的购买与接收

一、购买标准菌种

标准菌种必须从正规的菌种保藏机构中购买。

请查找资料，确定所需购买的标准菌种的信息，填入表3-1中，并协助微生物实验室管理人员购买菌种。

二、接收菌种

（1）作好接收菌种的准备　清洁和整理存放菌种的设备（如菌种盒、冰箱等），必要时做消毒处理，并检查设备的完好性，确保冰箱的性能正常。

（2）接收菌种　注意核对菌种名称、数量及冷冻干燥管的完整性，同时整理菌种保藏中心提供的相关资料。将菌种信息填写在菌种接收登记表（表3-2）上。

表 3-1 菌种信息记录表

菌种	大肠埃希菌	金黄色葡萄球菌	枯草芽孢杆菌	铜绿假单胞菌	沙门菌	白色念珠菌	黑曲霉菌
学名							
菌种编号							
保藏机构							
联系方式							
购买程序							
单价							

表 3-2 菌种接收登记表

序号	菌种名称	菌种来源	菌种编号	菌种数量（支）	接收人	接收日期	保存条件	存放地点	有效期至
1									
2									
3									
4									
5									
6									
7									

（3）制作菌种标签 菌种标签应包含以下信息：菌种名称、菌种来源、菌种编号、接收人、接收日期、保存条件、有效期至。标签粘贴要牢固，以防脱落，造成菌种混淆。

任务二 微生物接种前的准备

一、常用玻璃器皿的清洗、干燥与干热灭菌

1. 实验材料

电热恒温干燥箱，试管（15mm×150mm）、1mL 移液管、10mL 移液管、培养皿、锥形瓶等待灭菌的玻璃器皿，干热灭菌指示条（3M 公司产品）。

2. 操作方法

（1）常用玻璃器皿的清洗

① 新购置的玻璃器皿的洗涤 新购置的玻璃器皿最好使用 10% 盐酸溶液浸泡 12 小时，再用清水洗净；也可浸泡在肥皂水中 1h，再用清水洗净。

② 一般器皿的洗涤 一般器皿如试管、烧杯、培养皿等，若沾有有害微生物，先用高压灭菌锅灭菌或用漂白粉溶液消毒后，再用水洗。

用肥皂水洗时，可以加热煮沸，洗过之后用清水冲洗几次，最后用少量蒸馏水洗一次，器皿干燥后就会洁净、光亮。

若需更洁净的器皿，可用浓铬酸洗液处理。试管、烧杯、培养皿等在铬酸洗液中浸 10min，滴定管、吸管和移液管则需 1～2h。洗涤液处理后的玻璃器皿，要用水充分冲洗，将洗液完全洗去，最后用少量蒸馏水再洗一次。

③ 含有琼脂培养基的玻璃器皿的洗涤 先用小刀或铁丝将器皿中的琼脂培养基刮下。如果琼脂培养基已经干燥，可将器皿放在水中蒸煮，使琼脂融化后趁热倒出，然后用水洗涤，并用毛刷蘸肥皂擦洗内壁，然后用自来水洗去肥皂。经过这样洗涤的器皿可盛装一般实验的培养基和无菌水等。如果器皿要盛高纯度的化学药品或者做较精确的实验，则在自来水

洗涤之后，还需用蒸馏水淋洗3次，烘干备用。盛装液体培养物的器皿，应先将培养物倒在废液缸中，然后按上法洗涤。切不要将培养液倒入洗涤槽中，否则会逐渐堵塞下水道。凡遇有传染性材料的器皿，应经高压蒸汽灭菌后再进行清洗。

④ 载玻片与盖玻片的洗涤 新载玻片和盖玻片先在2%盐酸溶液中浸1h，然后用自来水冲洗2~3次，最后用蒸馏水冲洗2~3次。也可用1%的洗衣粉洗涤，新载玻片用洗衣粉洗涤时，先将洗衣粉液煮沸，然后将要洗的新载玻片散入煮沸液中，持续煮沸15~20min（注意煮沸液一定要浸没玻片，否则会使玻片钙化变质），待冷却后用自来水冲洗至中性。新盖玻片用洗衣粉洗涤时，将盖玻片散入1%的洗衣粉液中，煮沸1min，待沸点泡平下后，再煮沸1min，如此2~3次（注意时间不要过长，如煮沸时间过长会使玻片钙化变白且变脆易碎）。冷却后用自来水冲洗干净。

用过的载玻片和盖玻片，应用纸擦去油垢，再放在5%肥皂水中（或1%苏打液）煮10min后，立即用自来水冲洗，然后放在洗涤液（注意用稀配方洗液）中浸泡2h，再用自来水冲洗到无色为止。如用洗衣粉洗涤，也需先用纸擦去油垢，然后将玻片浸入洗衣粉液中，方法同新载玻片洗衣粉液洗涤法，只不过时间要长些（30min左右）。

干净的载玻片与盖玻片，可储存在95%乙醇（滴入少量浓盐酸）中，用时可用柔软洁净的布擦干或将酒精烧去。

⑤ 滴定管、吸管和移液管的洗涤 带菌的滴定管、吸管和移液管等，应立即投入5%石炭酸溶液中浸泡12h，先进行灭菌，然后用水冲洗干净，不带菌的可直接冲洗。

（2）常用玻璃器皿的干燥 洗净的玻璃器皿，一般放在木架或其他适合的地方，在室温下干燥。若需高温干燥，温度一般在80~100℃为宜。压缩空气吹干或用电吹风吹干比较快，但不太洁净，需要很干净的器皿时不宜采用。若需快速干燥，可将洗净的玻璃器皿先用无水酒精少许湿润，倒去后再加少许无水乙醚，任其干燥。

（3）常用玻璃器皿的包扎 洗净的玻璃器皿，有些还需要在电热恒温干燥箱中进行干热灭菌，灭菌前需要进行包扎。

① 培养皿的包扎 洗净的培养皿烘干后，一般以5~10套叠在一起，用报纸或牛皮纸牢牢地卷成一个筒，或装入特制的不锈钢培养皿灭菌筒（图3-1）中（灭菌前务必将灭菌筒盖上的排气孔与筒体的排气孔对齐，以便保证灭菌效果，灭菌后关闭排气孔）。

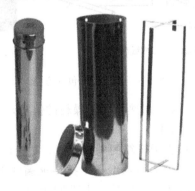

图3-1 不锈钢培养皿灭菌筒

② 试管、烧杯、锥形瓶的包扎 试管、锥形瓶先加棉塞（图3-2），烧杯口加盖6~8层纱布，最后用纸包扎。

③ 移液管的包扎 为防止细菌进入移液管内，一般在管口1~2mm处塞入棉花少许。将塞好棉花的移液管尖端放在4~5cm宽的纸条一端约成45°角，折叠纸条包住尖端，将移

液管与纸条压紧，在桌面上向前搓转，每支移液管分别以螺旋形式包扎起来，上端剩余的纸条折叠打结，或装入特制的不锈钢灭菌筒中（图3-3）。

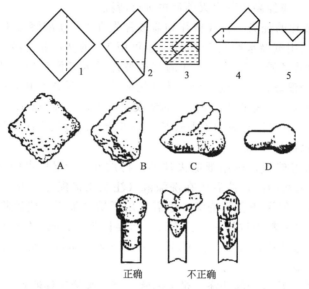

图 3-2 棉塞的制作方法

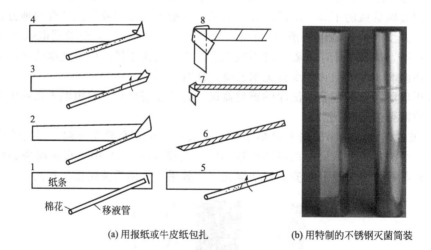

（a）用报纸或牛皮纸包扎 （b）用特制的不锈钢灭菌筒装

图 3-3 移液管的包扎方法

（4）常用玻璃器皿的干热灭菌（电热恒温干燥箱的使用）

电热恒温干燥箱的结构见图3-4。

① 性能检查 通电前，先检查干燥箱的电器性能，并应注意是否有断路或漏电现象。

② 放置待灭菌的物品及干热灭菌指示纸条 把待灭菌的玻璃器皿按要求包扎好，整齐放入干燥箱内，放置在箱内的物品不宜过挤，上下四周应留存一定空间，以便冷热空气对流，不受阻塞，以保持箱内温度均匀。在箱内的上中下三层，每层的前、中、后、左、右五个点分别放一张干热灭菌指示纸条。关闭箱门，旋开排气阀。

③ 开机 打开电源及风机开关，设置好灭菌所需温度和时间（一般为：160～170℃，1.5～2小时；170～180℃，1～1.5小时；250℃，45min以上），此时电源指示灯亮，电机运转。干燥箱开始加热，随着箱温上升，温度指示针能及时显示测量温度值。当达到设定值

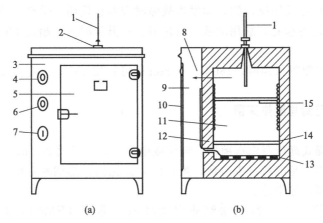

(a)　　　　　　　　(b)

图 3-4　电热恒温干燥箱的结构

1—温度计；2—排气阀；3—箱体；4—控温器旋钮；5—箱门；6—指示灯；
7—加热开关；8—温度控制阀；9—控制室；10—侧门；11—工作室；
12—保温层；13—电热器；14—散热板；15—搁板

时，仪表红灯亮，干燥箱停止加热，温度逐渐下降；当降到设定值时，仪表又转至绿灯亮，箱内升温，周而复始，可使温度保持在设定值附近。

④ 控温检查　第一次开机或使用一段时间或当季节（环境湿度）变化时。必须复核一下工作室内测量温度和实际温度之间的误差，即控温精度。

⑤ 关机　干燥结束后，如需更换干燥物品，则在开箱门更换前先将风机开关关掉，以防干燥物被吹掉；更换完干燥物品后（注意：取出干燥物时，千万注意小心烫伤），关好箱门，再打开风机开关，使干燥箱再次进入干燥过程；如不再继续干燥物品，则把风机开关和电源开关关掉，待箱内冷却至室温后，取出箱内干燥物品。

⑥ 灭菌效果的检查　观察干热灭菌指示纸条（图 3-5）指示部位的颜色，如由橙色变成黑色，说明灭菌温度达到要求，如颜色无变化或变化小，说明灭菌温度不够，灭菌可能不彻底。也可用嗜热脂肪芽孢杆菌作为指示微生物，判断灭菌效果。

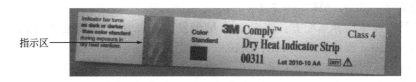

图 3-5　干热灭菌指示纸条

⑦ 注意事项

a. 箱体必须有效接地，以确保安全；通电时切忌打开箱门，防止触电，切勿用湿布揩抹，更不能用水冲洗。

b. 对玻璃仪器、瓷器、金属等耐热品灭菌时，首先要清洗干净，烘干水，不能沾有油脂等有机物。

c. 打开箱门观察物品时，不能将水点溅在玻璃门上，以防玻璃因骤冷而爆裂。

d. 易燃物品不宜放在箱内，如需做高温试验时，事先测得各物品的燃烧温度，以防燃烧。

e. 烘箱在移动位置时，需切断电源并把箱内的物品取出，防止触电和碰损。

f. 干燥箱使用过程中如发现有焦煳味，应立即关闭电源，检查是否有异常。

g. 经常保持干燥箱及线路清洁，如发生故障时应停止使用，送有关单位修理。

h. 如果有用纸进行包扎，忌用油纸，以防着火；升温时不宜超过170℃，防止包扎所用纸炭化或燃烧。

i. 对注射器、安瓿等灭菌时，180℃、45min 即可；用180℃、4h 或250℃、45min 可除去热原质。

二、培养基的配制与湿热灭菌

1. 材料

(1) 仪器　手提式高压蒸汽灭菌器，电炉或电热板，电子天平，pH 计。

(2) 细菌基础培养基配料　牛肉膏，蛋白胨，氯化钠，蒸馏水，酵母浸出粉，葡萄糖，磷酸氢二钾，硫酸镁，琼脂粉。

(3) 商业脱水培养基干粉　曙红亚甲蓝琼脂培养基（EMB），麦康凯琼脂培养基（MacC），沙门、志贺菌属琼脂培养基（SS），胆盐硫乳琼脂培养基（DHL），卵黄氯化钠琼脂培养基，甘露醇氯化钠琼脂培养基，溴化十六烷基三甲铵琼脂培养基。

(4) 试剂　氢氧化钠溶液（1mol/L），盐酸溶液（1mol/L）。

(5) 其他　精密 pH 试纸（pH5.4～9.0 之间），锥形瓶，量筒，试管，吸管，试管塞，锥形瓶塞。

2. 操作方法

(1) 细菌基础培养基的配制（按配方配制）　配制程序：

计算→称量→溶解→过滤→测定并调节 pH→分装→包扎→灭菌→放置、保存

① 计算　按配方要求计算好所需各种配料的量，如要配制 500mL 左右的营养肉汤培养基，则所需的配料为：牛肉膏 1.5～2.5g，蛋白胨 5g，氯化钠 2.5g，蒸馏水 500mL。

a. 营养肉汤（NB）培养基的配方：牛肉膏 3～5g，蛋白胨 10g，氯化钠 5g，蒸馏水 1000mL，pH7.2～7.4。

b. 营养肉汤半固体培养基配方：牛肉膏 3～5g，蛋白胨 10g，氯化钠 5g，蒸馏水 1000mL，琼脂 2～5g，pH7.2～7.4。

c. 营养琼脂（NA）培养基配方：牛肉膏 3～5g，蛋白胨 10g，氯化钠 5g，蒸馏水 1000mL，琼脂 20～30g，pH7.2～7.4。

d. 改良马丁液体培养基配方：胨 5.0g，酵母浸出粉 2.0g，葡萄糖 20.0g，磷酸氢二钾 1.0g，硫酸镁 0.5g，蒸馏水 1000mL，pH6.2～6.8。

e. 改良马丁琼脂培养基配方：胨 5.0g，酵母浸出粉 2.0g，葡萄糖 20.0g，磷酸氢二钾 1.0g，硫酸镁 0.5g，琼脂 14.0g，蒸馏水 1000mL，pH6.2～6.8。

② 称量　按计算好的各配料的量，用天平准确称取所需配料（蒸馏水除外），置于合适规格的烧杯（或搪瓷缸）内。一些不易称量的成分如牛肉膏，可用玻璃棒取出放在硫酸纸上称量，然后连同硫酸纸一起放入烧杯内，向瓶内加入适量蒸馏水，将硫酸纸上牛肉膏用水洗下后，弃去硫酸纸。

营养肉汤培养基（液体）、营养肉汤半固体培养基（半固体）、营养琼脂培养基（固体）三种培养基除琼脂含量不同外，其他成分均相同。三种培养基琼脂的用量分别为：液体培养基不含琼脂，半固体培养基中琼脂量为 0.2%～0.5%，固体培养基琼脂的量一般为 1.5%～2.0%。琼脂的实际用量视气温高低可酌情调整，冬季气温低，可适当减少，但用作分离划线用的营养琼脂培养基，可稍加大用量，以增加其硬度。

如要同时配制营养肉汤培养基、营养肉汤半固体培养基和营养琼脂培养基，可分别按三种培养基的配方计算和称量好所需配料的量，分三次分别配制；也可先配制好一定量的营养

肉汤培养基，再按要求加入适量的琼脂粉，加热溶解后即可配制成所需的营养肉汤半固体培养基或营养琼脂培养基。

③ 溶解　向装好培养基配料的烧杯（或搪瓷缸）中加入少量的蒸馏水，加热搅拌使各成分完全溶解，溶解后再补足蒸馏水至所需的量，混匀。注意：培养基中的琼脂务必完全溶解，否则会因为琼脂在培养基中分散不匀而影响培养基质量，如出现分层、部分培养基不凝固、部分培养基硬度过高等；加热时要不断搅拌使培养基受热均匀，防止培养基沸腾时溢出，用加热板代替电炉加热，可很好地防止培养基溢出。

④ 过滤　若培养基有沉渣或混浊，可用多层纱布或滤纸过滤，使培养基澄清透明。

⑤ 测定并调节 pH 值　用精密 pH 试纸（或 pH 计）测试培养基 pH 值，并用氢氧化钠溶液（1mol/L）或盐酸溶液（1mol/L）校正，使培养基 pH 至 7.6。因经高压灭菌后，培养基 pH 略有降低，故在调整培养基 pH 时，一般比配方要求的 pH 要高出 0.2。

⑥ 分装　根据需要将培养基（必须在溶解状态下）分装于不同容量的锥形瓶或试管内（图 3-6）。

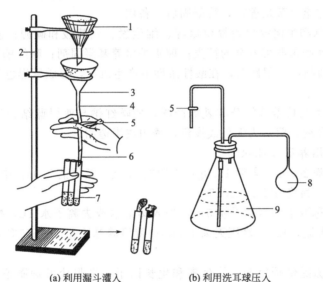

(a) 利用漏斗灌入　　　　　(b) 利用洗耳球压入

图 3-6　培养基的分装方法

1—过滤漏斗；2—铁架台；3—三角漏斗；4—乳胶管；5—弹簧夹；
6—玻璃滴管；7—试管；8—洗耳球；9—培养基

a. 液体培养基的分装：分装试管内的量约占其容积的 1/4～1/3，分装锥形瓶的量一般以不超过锥形瓶容积的 1/2 为宜，灭菌后直立放置。

b. 半固体培养基的分装：装置以试管高度的 1/3 为宜，灭菌后直立待凝。

c. 固体培养基的分装

ⅰ. 斜面培养基　培养基按要求装入试管，其装量一般不超过试管高度的 1/5，灭菌后再倾斜摆放，制成斜面，斜面高度不超过管长的 1/2。

ⅱ. 用于倒平板的固体培养基　分装入锥形瓶中，装量一般不超过锥形瓶容积的 1/2。包扎灭菌后，冷却至 50～60℃ 左右，倒皿。

⑦ 包扎　在装有培养基的试管加上合适大小的试管塞，在装有培养基的锥形瓶加上合适大小的锥形瓶塞（加塞时稍微用力即可，如塞得太紧，灭菌时可能会因试管内压力太大而弹出试管塞造成危险；如太松，则容易掉落）。

加塞后用牛皮纸或旧报纸包扎试管口或锥形瓶口，试管 5～10 支一捆。

（2）鉴别培养基的配制（使用商业脱水培养基干粉配制）　鉴别培养基的配制方法与基础培养基的配制方法相同，既可按配方计算和称量各配料的量，再按要求配制，也可直接使用按该配方生产的符合规定的脱水培养基干粉配制。在实际工作中，为了节约配制时间，提高工作效率，大多数情况都使用脱水培养基干粉配制各种培养基，配制过程与前者相同。

配制程序：

　计算→称量→溶解→过滤→测定并调节 pH 值→分装→包扎→灭菌→放置、保存

各种鉴别培养基的配制方法：

① 曙红亚甲蓝琼脂培养基（EMB）

a. 配方　蛋白胨 10.0g；牛肉浸出粉 3.0g；氯化钠 5.0g；乳糖 10.0g；亚甲蓝 0.065g；曙红钠 0.4g；琼脂 15g，水 1000mL。最终 pH7.2±0.2。

b. 配制方法　称取本培养基干粉 43.5g，加入蒸馏水或去离子水 1L，搅拌加热煮沸至完全溶解，分装于锥形瓶，121℃高压蒸汽灭菌法灭菌 15min；待培养基冷至 50℃左右，以无菌操作方法，倾注至灭菌培养皿，待凝固后，备用。

c. 原理　蛋白胨和牛肉浸出粉提供氮源、维生素、氨基酸和碳源；氯化钠能维持均衡的渗透压；乳糖是大肠菌群可发酵的糖类；琼脂是培养基凝固剂；曙红钠和亚甲蓝是抑菌剂和 pH 指示剂，可抑制革兰阳性菌，在酸性条件下产生沉淀，形成紫黑色菌落或具黑色中心的外围无色透明的菌落。

d. 生长现象　大肠埃希菌能分解乳糖产酸，使曙红钠与亚甲蓝结合呈紫黑色；志贺菌和沙门菌因不分解乳糖，菌落为无色或浅色，透明或半透明。

② 麦康凯琼脂培养基（MacC）

a. 配方　蛋白胨 20.0g；乳糖 10.0g；牛胆盐 5.0g；氯化钠 5.0g；中性红 0.03g；琼脂 14.0g；水 1000mL。最终 pH7.2±0.2。

b. 配制方法　称取本培养基干粉 54g，加入蒸馏水或去离子水 1L，搅拌加热煮沸至完全溶解，分装至锥形瓶，121℃高压灭菌 15min；待培养基冷至 50～55℃倾注培养皿，凝固后备用。

c. 原理　蛋白胨提供碳氮源、维生素和生长因子；牛胆盐可抑制革兰阳性菌的生长；氯化钠维持均衡的渗透压；琼脂是培养基的凝固剂；乳糖为可发酵的糖类；中性红是 pH 指示剂，细菌发酵乳糖产酸时菌落呈粉红色并在菌落周围出现胆盐沉淀的混浊圈。

d. 生长现象　麦康凯琼脂培养基中含有乳糖、胆盐和中性红，大肠埃希菌分解乳糖产酸，使中性红指示剂呈红色，周围有胆盐沉淀环；志贺菌和沙门菌因不分解乳糖，菌落为无色或浅色、透明或半透明的小菌落。

③ 沙门、志贺菌属琼脂培养基（SS）

a. 配方　蛋白胨 5.0g；牛肉浸出粉 5.0g；乳糖 10.0g；牛胆盐 8.5g；枸橼酸铁铵 8.5g；枸橼酸钠 1.0g；中性红 0.025g；硫代硫酸钠 8.5g；煌绿 0.33mg；琼脂 16.0g；水 1000mL。

b. 配制方法　称取本培养基干粉 62.5g，溶解于 1000mL 蒸馏水中，加热煮至沸，不必高压蒸汽灭菌，冷至约 50℃，倾注至灭菌培养皿。

c. 原理　蛋白胨、牛肉浸出粉提供碳源、氮源、维生素和矿物质；乳糖为可发酵的糖类；牛胆盐、枸橼酸钠和煌绿抑制革兰阳性菌及大多数的大肠菌群和变形杆菌，但不影响沙门菌的生长；硫代硫酸钠和枸橼酸铁铵用于检测硫化氢的产生，使菌落中心呈黑色；中性红为 pH 指示剂，发酵糖产酸的菌落呈红色，不发酵糖的菌落为无色；琼脂是培养基的凝

固剂。

d. 生长现象　大肠埃希菌在 37℃培养 18～24h 后，因分解乳糖产酸，形成红色菌落；沙门菌呈无色透明菌落，有或无黑色中心；志贺菌呈无色透明菌落。

④ 胆盐硫乳琼脂培养基（DHL）

a. 配方　蛋白胨 20.0g；牛肉浸出粉 3.0g；乳糖 10.0g；蔗糖 10.0g；去氧胆酸钠 1.0g；硫代硫酸钠 2.3g；柠檬酸钠 1.0g；柠檬酸铁铵 1.0g；中性红 0.03g；琼脂 16.0g；水 1000mL；pH 值 7.2±0.2。

b. 配制方法　称取本培养基干粉 64.3g，加热溶解于 1000mL 蒸馏水中，待冷至 50～55℃，倾注平板，无需高压蒸汽灭菌。

c. 原理及生长现象　蛋白胨、牛肉浸出粉提供碳源、氮源、维生素和矿物质；乳糖、蔗糖为可发酵的糖类；去氧胆酸钠和柠檬酸钠抑制革兰阳性菌及大多数的大肠菌群和变形杆菌，但不影响沙门菌的生长；硫代硫酸钠和柠檬酸铁铵用于检测硫化氢的产生，使菌落中心呈黑色；中性红为 pH 指示剂，发酵糖产酸的菌落呈红色，不发酵糖的菌落为无色；琼脂是培养基的凝固剂。

⑤ 溴化十六烷基三甲铵琼脂培养基

a. 配方　蛋白胨 10.0g；溴化十六烷基三甲铵 0.3g；牛肉浸出粉 3.0g；琼脂 14.0g；氯化钠 5.0g；水 1000mL。

b. 配制方法　取本培养基干粉 32.3g，加入蒸馏水或去离子水 1000mL，搅拌加热煮沸至完全溶解，分装于锥形瓶，121℃高压灭菌 15min；待培养基冷至 50～55℃倾注培养皿，凝固后备用。

c. 原理　蛋白胨和牛肉浸出粉提供碳氮源、维生素和生长因子；氯化钠维持均衡的渗透压；溴化十六烷三甲基铵为选择性抑菌剂，作为一种季铵盐阳离子去污剂可释放细菌细胞中的氮和磷而抑制铜绿假单胞菌之外的细菌生长；琼脂是培养基的凝固剂。

d. 生长现象　铜绿假单胞菌有绿色色素，其他细菌不易生长。

e. 用途　用于铜绿假单胞菌的分离培养。

⑥ 卵黄氯化钠琼脂培养基

a. 配方　蛋白胨 6.0g；牛肉浸出粉 1.8g；氯化钠 30.0g；10％氯化钠卵黄液 100mL；琼脂 14.0g；水 650mL。

b. 配制方法　称本培养基干粉 51.8g，加入蒸馏水或去离子水 650.0mL，搅拌加热煮沸至完全溶解，分装于锥形瓶，121℃灭菌 15min，冷至 60℃左右，无菌操作加入 10％的无菌氯化钠卵黄液 100.0mL，摇匀立即倾注培养皿，凝固后备用。

10％氯化钠卵黄液的制备：取新鲜鸡蛋 1 个，以无菌操作取出卵黄，放入 10％无菌氯化钠溶液 100mL 中，充分振摇，即得。

c. 原理　蛋白胨和牛肉浸出粉提供碳氮源、维生素和生长因子；葡萄糖提供能源；氯化钠维持均衡的渗透压，金黄色葡萄球菌为嗜盐性细菌，较高含量的氯化钠提供较高的渗透压，抑制大多数非葡萄球菌的微生物；琼脂是培养基的凝固剂。金黄色葡萄球菌具有卵磷脂酶，分解卵磷脂，生成乳浊圈。

d. 生长现象　金黄色葡萄球菌：金黄色，圆形凸起，边缘整齐，光滑湿润，菌落外周有分解卵磷脂后产生的乳浊圈，菌落直径 1～2mm。

⑦ 甘露醇氯化钠琼脂培养基

a. 配方　蛋白胨 10.0g；牛肉浸出粉 1.0g；D-甘露醇 10.0g；氯化钠 75.0g；酚红 0.025g；琼脂 14.0g；pH7.4±0.2。

b. 配制方法　称本培养基干粉 110g，加入 1000mL 的蒸馏水中，加热溶解并不停搅拌煮沸 1min。121℃高压灭菌 15min，冷至 50℃左右时，倾入无菌培养皿。

c. 原理　蛋白胨和牛肉浸出粉提供碳源、氮源、维生素和矿物质；甘露醇为可发酵的糖类；较高含量的氯化钠提供较高的渗透压，抑制大多数非葡萄球菌的微生物；酚红为 pH 指示剂；琼脂是培养基的凝固剂。典型致病性葡萄球菌（凝固酶阳性）发酵 D-甘露醇产酸而产生黄色带有黄晕的菌落；典型非致病性葡萄球菌不发酵 D-甘露醇而形成红色菌落。

d. 生长现象　金黄色葡萄球菌：金黄色，圆形，凸起，边缘整齐，光滑湿润，菌落外周有黄色环，菌落直径 0.7～1mm。

注：各种培养基的配制方法及用量请参照培养基装瓶中的说明书操作。

（3）培养基的湿热灭菌（手提式高压蒸汽灭菌器的使用）

① 包扎　将待灭菌的培养基按要求分装于试管或锥形瓶，塞上试管塞或锥形瓶塞，按正确方法用牛皮纸或旧报纸进行包扎。

② 性能检查　检查高压蒸汽灭菌器的各项性能，如检查排气阀和安全阀是否正常，排气管是否有裂损，电器是否有断路或漏电现象，密封圈是否完好。

检查水位是否正常：打开灭菌锅盖，首先将内层锅取出，如水位不够，则向外层锅内加入适量蒸馏水，使水量至水位标示线（或使水面与搁架相平）。

③ 放置物品和灭菌指示剂　将欲灭菌的物品按要求包扎好后，放置在内层的金属圆桶内，放置物品不能太挤，以免妨碍蒸汽流通影响灭菌效果。

为检查物品的灭菌效果，可使用高压蒸汽灭菌指示剂（见图 3-7），高压蒸汽灭菌指示剂包括生物指示剂和化学指示剂。

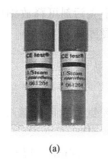 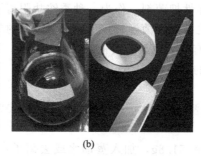 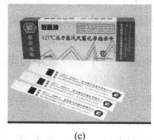

(a)　　　　　　　　　(b)　　　　　　　　　(c)

图 3-7　高压蒸汽灭菌指示剂

(a) 生物指示剂；(b) 指示胶带（灭菌前斜纹为米白色，灭菌合格后变为深褐色或黑色）；
(c) 化学指示卡（灭菌前指示剂为黄色，灭菌合格后变为黑色）

④ 排冷气　加盖，并将盖上的排气软管插入内层锅的排气槽内，再以两两对称的方式同时旋紧相对的两个螺栓，使螺栓松紧一致，勿使漏气。

打开加热开关，加热前先关闭排气阀，当蒸汽压力达到 0.05MPa 时，打开排气阀门排放冷气，排完冷气后，关闭排气阀门，继续加热。

⑤ 升压保压　排气完毕后，锅内的温度随蒸汽压力增加而逐渐上升，当锅内达到所需压力时控制热源，维持压力至所需时间（一般控制温度为 121.3℃，压强为 103.42kPa，维持 15～30min；如培养基中含有糖类，则一般控制温度在 115℃，维持 20～35min）。

⑥ 降压与排气　保压时间结束后，应立即停止加热，使其自然冷却。此时切勿急于打开排气阀，否则可能因压力骤减导致培养基剧烈沸腾，而冲掉或污染棉塞。

⑦ 出锅　待压力表的压力降至零位时（此时温度为 100℃），打开排气阀，旋松螺栓，

打开锅盖，取出灭菌物品。注意：当压力不为零时，不能开盖取物，否则由于压力突然下降，容器内外压力不平衡而冲出锥形瓶或试管，造成棉塞污染，甚至灼伤操作者。高压灭菌锅上的安全阀，是保障安全使用的重要机构，不得随意调节。

⑧ 放置　高压蒸汽灭菌后，取出灭菌物品。

a. 液体培养基和半固体培养基　应直立放置。

b. 斜面固体培养基　趁热将试管的管口端搁在合适高度的器具上，搁置的斜面长度以不超过试管总长度的 1/2 为宜，冷却后，即成为琼脂斜面培养基。

c. 固体培养基平板　分装在锥形瓶内的培养基高压蒸汽灭菌后，冷却至 50~60℃左右，以无菌操作方法，将培养液倾注到无菌空培养皿内，直径为 9cm 的培养皿大约装 15~20mL 营养琼脂培养基，盖上培养皿在桌面上轻轻移摇，使熔化的琼脂培养基均匀铺满皿底。待其冷却凝固后，即成固体的琼脂平板培养基，倒置，备用。

⑨ 保存　每批培养基制成后，须抽样置 37℃恒温箱内培养 24h 后，证明无菌生长方可使用，制备的培养基应作好标记，注明日期，放 4℃冰箱内保存，一般在 3 周内用完。

【知识链接】

高压蒸汽灭菌质量的检查

高压蒸汽灭菌器需要定期检测和验证其灭菌效果，对灭菌质量的检查有物理监测法、化学监测法和生物监测法，监测结果应符合要求。

(1) 物理监测法　每次灭菌应连续监测并记录灭菌时的温度、压力和时间等灭菌参数，温度波动范围在 ±3℃内，时间满足最低灭菌时间的要求，同时应记录所有临界点的时间、温度与压力值，结果应符合灭菌的要求。

(2) 化学监测法　化学指示剂可作为判断物品是否达到灭菌温度、是否经过灭菌处理的标志，但不能独立用于监测灭菌效果，需结合生物指示剂才能全面衡量灭菌效果。常用的化学指示剂有指示胶带和化学指示卡。

压力蒸汽灭菌指示胶带采用医用美纹纸为基材，涂以变色油墨作灭菌指示剂，斜形条纹内含特殊热敏燃料，在一定的温度、湿度和时间作用下，由米白色变为深褐色或黑色，如变色不均匀或不彻底，可提示该包裹未经过符合条件的灭菌处理。使用时截取适当长度的指示胶带粘贴于待灭菌物品上，灭菌完毕，观察指示胶带上指示条纹的颜色由米白色变为黑色，表示灭菌过程完成，否则表明灭菌不完全，灭菌情况及记录可直接书写在指示胶带背面。

压力蒸汽灭菌化学指示卡是将热敏化学物质、显色剂及其辅料制成油墨，并将油墨印制在印有标准色块的特殊卡纸上，并显示指示色块。使用时将化学指示卡用牛皮纸等包裹（以防指示卡受潮，影响结果判断），放在灭菌器的灭菌物品内部或难以灭菌的部位，经过一个灭菌周期后，指示色块颜色的深度达到或超过指示卡标准色块的颜色，表示所达到的温度和温度持续时间已满足灭菌所需条件；若浅于标准色块，表示灭菌处理的温度和温度持续时间未达到灭菌要求。

(3) 生物指示监测法　自含式生物指示剂由嗜热脂肪杆菌（ATCC7953）芽孢菌片，培养基（密封在玻璃管内）及塑料外壳组成。使用时先将本品放入一标准测试包中，分别将测试包放于压力蒸汽灭菌器内不同位置，灭菌完毕，取出生物指示剂，挤破内装的玻璃管，与一支对照管一起放于培养箱内（36 +1）℃培养。培养 48h 后，如培养基颜色由原来的紫红色变成黄色，说明灭菌过程不完全；若培养基颜色保持不变，请继续培养 2 天，若无变色，则可判断灭菌完全。

任务三　微生物菌种的复苏（示教）

1. 材料

(1) 新购的微生物菌种（冷冻干燥菌种管）（图 3-8）　大肠埃希菌、金黄色葡萄球菌、枯草芽孢杆菌、铜绿假单胞菌、沙门菌、白色念珠菌、黑曲霉。

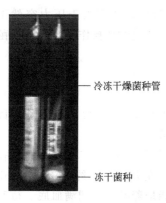

──冷冻干燥菌种管

──冻干菌种

图 3-8　冷冻干燥保藏的菌种

（2）培养基　本项目任务二中所配的营养琼脂斜面培养基、营养肉汤培养基、改良马丁液体培养基、改良马丁琼脂斜面培养基。

（3）其他　75％乙醇、无菌吸管、无菌纱布、无菌砂轮。

2. 操作方法

注意：整个操作必须在无菌环境中进行，并做好安全防护措施。

（1）准备好适合菌种生长的培养基（细菌用营养肉汤培养基；真菌用改良马丁液体培养基）。

（2）将冻干菌种、灭菌吸管、无菌培养皿、营养肉汤培养基、改良马丁液体培养基等物品移入无菌接种室的操作台或超净工作台。

（3）用碘伏及 75％乙醇棉球消毒菌种管外壁，放在无菌培养皿内，待干。用砂轮在菌种管封口端 1/3 处划痕，再用干燥的无菌纱布包裹菌种管，将菌种管掰开，或将划痕在火焰上烧热后用无菌湿棉球炸裂打开。

（4）用无菌吸管吸取 0.5～0.8mL 营养肉汤培养基（或改良马丁液体培养基），滴入开启的冷冻干燥菌种管中，并反复吹打，使冻干菌种溶解成菌悬液。

（5）将上述菌悬液全部吸出，细菌接种至 100mL 的营养肉汤培养基中，真菌接种至 100mL 的改良马丁液体培养基中。

（6）细菌置于 30～35℃的培养箱中培养，真菌置于 23～28℃的培养箱中培养，次日观察菌种的生长情况，如菌种未生长，应继续培养，细菌延至 7 天，真菌延至 14 天。若仍不生长，则按规定灭菌处理。

注：复苏培养的菌种为第 1 代菌种，复苏后的菌种应再传代 1～2 次后使用，暂不开启的冷冻干燥菌种管及复苏后需保藏的斜面应于 4℃冰箱中保藏。

复苏后的菌种还需确认，以保证菌种的纯度和生物学特性符合要求。

任务四　微生物接种与确认

将微生物的培养物或含有微生物的样品转移到培养基的操作称为接种。

严格的无菌操作技术是保证接种成功的前提条件，为了保证实验结果的准确性，要防止外界环境中的微生物污染实验材料，更要防止带有微生物尤其是致病性微生物的实验材料污染实验室和周围环境而造成人体感染。

接种应在无菌条件下进行，其要点是在火焰附近进行熟练的无菌操作，或在无菌箱或无菌室内的无菌环境进行操作（图 3-9）。一般酒精灯火焰周围 5cm 内是无菌的，在环境洁净度 10000 级下局部 100 级的单向层流空气区域内是无菌的。

复苏后的菌种还需确认，以保证菌种的纯度和生物学特性符合要求。取复苏培养的菌种在相应鉴别培养基上划线分离，观察菌落形态是否典型，再挑取单菌落进行革兰染色、镜检，观察其染色性和菌体形态，并进一步做生化试验或进行菌种鉴定，以判断菌种是否为验证

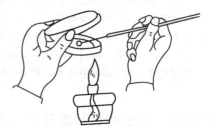

图 3-9　无菌操作技术

用的典型菌株，同时检查菌种的纯度，经确认鉴别后方可使用或采用适宜的方法传代保藏。对出现偏差的菌种进行调查，对确认被污染或发生变异的菌种应按要求灭菌处理后销毁，不

得用于试验和保藏。

一、微生物的接种

1. 材料

（1）菌种 经复苏培养后（第1代）或传代培养后的需确认检查的大肠埃希菌、金黄色葡萄球菌、铜绿假单胞菌、沙门菌的营养肉汤培养物及白色念珠菌和黑曲霉菌的改良马丁液体培养物。

（2）培养基 本项目任务二中配制并灭菌好的基础培养基和鉴别培养基。

（3）其他 接种环、接种针、75%乙醇棉球、酒精灯等。

2. 操作

经复苏培养的大肠埃希菌和沙门菌分别划线接种至 NA、EMB、MacC、DHL、SS 平板等五种培养基，将金黄色葡萄球菌分别划线接种至普通营养琼脂培养基、卵黄氯化钠琼脂培养基、甘露醇氯化钠琼脂培养基，将铜绿假单胞菌划线接种于普通营养琼脂培养基、溴化十六烷基三甲铵琼脂培养基中；白色念珠菌和黑曲霉菌划线接种于改良马丁营养琼脂平板中。

（1）平板分区划线分离接种法 细菌分离最常采用的方法是平板分区划线分离接种法（图 3-10），操作时用右手持接种环，烧灼灭菌冷却后，蘸取少许混合菌液。左手掌托起培养皿底部，用左手拇指和无名指将培养皿盖撑开呈 45°缝隙。靠近火焰操作，以免空气杂菌落入平板。

将蘸有菌液的接种环从培养皿盖开口处伸入培养皿内，轻轻将接种环上的细菌涂布于紧靠皿沿的培养基表面，然后以"之"字形连续在培养基表面划 3～5 个来回（称为原划线）。原划线的区域为 A 区，约占平板面积的 1/5。划线时，应注意使接种环在培养基表面滑行。避免接种环嵌入培养基内，划破培养基表面。

将接种环在火焰上烧灼，杀死接种环上的微生物，冷却后，使接种环接触平板表面的部分原划线，以蘸取细菌，再在平板上连续作"之"字划线。此区域为 B 区，约占平板面积的 1/5。

烧灼接种环，冷却后，继续按以上方法，分区划出 C 区、D 区的划线，直至将整个平板表面划满为止。应注意每区域的起始线都必须与上一区域的部分划线接触，每一区域划线尽可能密而不重叠，充分利用平板面积。分区划线的目的是使每一区域的划线内细菌数逐渐减少，直至分出单个细菌菌落。分离划线过程中，应严格无菌操作。

接种完毕，盖上皿盖。烧灼接种环并放回原处。在皿底作好标记：菌名、接种时间和接种人。将培养皿倒置（平板底面朝上），置恒温箱培养一定时间后，观察结果。

（2）平板连续划线分离接种法 对于含菌量少的混合菌液或标本可采用连续划线分离法（图 3-11）。

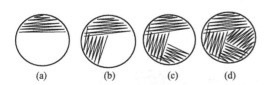

图 3-10 平板分区划线分离接种法

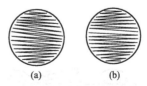

图 3-11 平板连续划线分离接种法

操作方法基本同上。用烧灼灭菌的接种环蘸取标本后，在培养皿内靠边的培养基表面作"之"字形连续划线，逐渐向下延伸至划完整个平板表面。亦可分两次划完平板，即第一次划线到平板中部，再倒转培养皿方向，从平板另一端连续划线到平板中央。划线后按上法进行标记和培养。

3. 其他接种方法介绍

（1）**液体培养基接种法** 取一支菌种管和一支肉汤培养基管，用左手握持菌种管斜面朝上位于左侧，肉汤培养基管位于右侧，右手持接种环，经火焰灭菌。以右手掌心与小指、小指与无名指分别夹取培养基管与菌种管的棉塞，将试管口迅速通过火焰灭菌。

将已灭菌的接种环伸入菌种管，挑取斜面上的菌苔少许；取出接种环，迅速将菌种移种到肉汤培养基管。将接种环的菌种涂于接近肉汤液面的管壁上，并轻轻研磨，直立试管，菌种即混合于肉汤培养基中（图 3-12）。

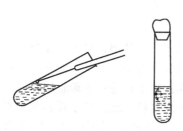

图 3-12 液体培养基接种法

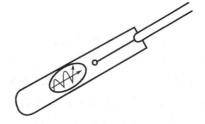

图 3-13 斜面培养基接种方法

取出接种环并在火焰上烧灼灭菌后放回原处。两试管口通过火焰灭菌后，将棉塞分别塞于原试管。在肉汤培养基试管上作好"菌名、接种时间、接种人"的标记，将培养基置培养箱培养一定时间后，观察生长结果。

（2）**斜面培养基接种法** 斜面培养基接种法与液体培养基接种法基本相同。左手握持菌种管和斜面培养基时均应将其斜面朝上（图 3-13、图 3-14）。用烧灼灭菌冷却后的接种环从菌种管斜面上蘸取菌苔少许，迅速取出接种环并将接种环伸入培养基管，将环上的细菌涂布于培养基斜面表面。涂布时，先从斜面表面底部上行轻轻划一直线，然后从底部向上轻轻蛇行划线到斜面顶端。整个过程应注意无菌操作。已接种好的斜面培养基作好标记（菌种、接种时间、接种人）后，置培养箱培养一定时间后，观察结果。

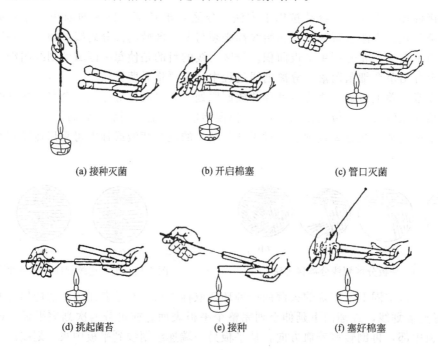

(a) 接种灭菌　　　　(b) 开启棉塞　　　　(c) 管口灭菌

(d) 挑起菌苔　　　　(e) 接种　　　　(f) 塞好棉塞

图 3-14 斜面培养基双管法接种操作

（3）半固体培养基穿刺接种法 半固体培养基接种均用接种针穿刺接种，故又称穿刺接种法。按液体培养基接种法握持菌种管和半固体培养基管，注意无菌操作。将接种针在火焰上烧灼灭菌，待冷却后，从菌种管挑取少许菌苔，迅速移至半固体培养基管。接种针从培养基表面中央垂直刺入接近管底处，注意不能扎到底，然后循原刺入路线退出，接种针不能在半固体培养基内左右移动（图3-15）。

试管口经火焰灭菌后，按紧棉塞。接种针烧灼灭菌后放回原处。已接种的半固体培养基管上注明菌名、接种时间及接种人，置培养箱培养一定时间后，观察结果。

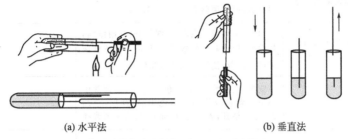

(a) 水平法　　　　　　　　　(b) 垂直法

图3-15 半固体培养基穿刺接种法

二、菌种的初步确认（鉴别）

1. 材料

（1）细菌培养物 经划线分离培养在普通营养琼脂培养基及鉴别培养基中的大肠埃希菌、金黄色葡萄球菌、铜绿假单胞菌、枯草芽孢杆菌、沙门菌、白色念珠菌、黑曲霉菌。

（2）其他 革兰染色液、接种环、接种针、载玻片、显微镜、放大镜、记号笔等。

2. 操作方法

（1）观察并记录微生物在营养琼脂培养基或改良马丁琼脂培养基中的菌落特征 包括菌落大小、形状、边缘、表面性状、隆起度、颜色、透明度、是否光泽、质地等（表3-3）。

表3-3 常见微生物在普通培养基中的菌落特征记录

菌种名称	标准菌株菌落特征	实际菌落特征记录	是否染菌	是否符合
金黄色葡萄球菌	菌落为圆形突起,光滑湿润,边缘整齐,产脂溶性金黄色色素			
大肠埃希菌	菌落为圆形,光滑,湿润,灰白色或淡黄色			
枯草芽孢杆菌	圆形,表面粗糙、干燥,不透明,污白色或微黄色菌落。在液体培养基中生长时,常形成皱醭			
铜绿假单胞菌	圆形,大小不一,边缘不整齐,扁平,光滑,湿润,常呈融合状态的菌落。可产生水溶性绿脓素及荧光素,使培养基染成绿色			
沙门菌	圆形,光滑,湿润,灰白色菌落			
白色念珠菌	光滑、湿润,质地均匀,较细菌菌落大,厚稠,不透明,乳白色			
黑曲霉菌	菌落大,质地疏松,不透明,菌丝绒毛状,表面黑色,背面褐色			

（2）观察并记录微生物在鉴别培养基中的菌落特征　见表 3-4。

表 3-4　常见微生物在鉴别培养基中的菌落特征记录

菌种	培养基	标准菌株菌落特征	实际菌落特征记录	是否符合
金黄色葡萄球菌	卵黄氯化钠琼脂	金黄色,圆形凸起,边缘整齐,光滑湿润,外周有分解卵磷脂后产生的乳浊圈,菌落直径 1～2mm		
	甘露醇氯化钠琼脂	金黄色,圆形凸起,边缘整齐,光滑湿润,外周有黄色环,菌落直径 0.7～1mm		
铜绿假单胞菌	溴化十六烷基三甲铵琼脂	扁平,圆形或无定形,边缘不齐,光滑湿润,灰白色,周边略呈扩散现象,周围有水溶性蓝绿色素扩散,使培养基显蓝绿色		
大肠埃希菌	EMB	紫黑色、浅紫色、蓝紫色或粉红色,菌落中心呈深紫色或无明显暗色中心,圆形,稍凸起,边缘整齐,表面光滑,湿润,常有金属光泽		
	MacC	鲜桃红色或微红色,菌落中心呈深桃红色,圆形,扁平,边缘整齐,表面光滑,湿润		
	TSI	底层与斜面均为黄色,产大量气体		
乙型副伤寒沙门菌	DHL	无色至浅橙色,半透明,产硫化氢的细菌菌落中心带黑色或全部黑色		
	SS	无色至淡红色,半透明或不透明,菌落中心有时带黑褐色,培养基呈橙黄色		
	TSI	斜面红色(产碱),底层黑色(产 H_2S),并显示黄色(产酸),产气,有动力		

（3）观察并记录微生物的形态特征（表 3-5）　细菌采用革兰染色后用显微镜油镜观察细菌的形态结构，真菌先制作水浸片，再用显微镜高倍镜观察真菌的形态结构，具体实验方法参见项目一。

表 3-5　染色镜检实验结果记录

菌种名称	标准菌株的形态特征	实际的形态特征记录	是否符合
金黄色葡萄球菌	革兰阳性葡萄串状排列球形,直径 0.4～1.2μm,无鞭毛和芽孢		
大肠埃希菌	革兰阴性直短杆菌,无芽孢,有鞭毛		
枯草芽孢杆菌	革兰阳性大杆菌,链状排列,芽孢比菌体小,菌体两端平整		
铜绿假单胞菌	革兰阴性短杆菌,染色不均,无芽孢,有单鞭毛,长短不一,呈球杆状或长丝状,成双或短链排列		
沙门菌	与大肠埃希菌相似,革兰阴性短杆菌,无芽孢,有周鞭毛		
白色念珠菌	细胞呈圆形或卵圆形,比葡萄球菌大 5～6 倍,革兰阳性,但着色不均匀,出芽生成假菌丝,假菌丝长短不一,不分枝		
黑曲霉菌	菌丝具有分隔,分生孢子梗顶端膨大成为顶囊,顶囊表面长满小梗,小梗顶端着生成串的分生孢子		

任务五　菌种的传代与保藏

1. 实验材料

（1）菌种　经复苏培养并已确认的第 1 代菌株：大肠埃希菌、金黄色葡萄球菌、枯草芽孢杆菌、铜绿假单胞菌、沙门菌、白色念珠菌、黑曲霉。

（2）培养基　营养肉汤培养基、改良马丁液体培养基、营养琼脂斜面培养基、40％甘油营养肉汤培养基（制备方法：40mL 无菌甘油加入至 60mL 的无菌营养肉汤培养基中）、改良马丁琼脂斜面培养基。

（3）其他　无菌吸管、甘油冷冻保藏管、微量移液器、75％乙醇棉球、酒精灯、低温冰箱（可达到−30℃）等。

2. 操作方法

（1）第 2 代菌株的传代、使用与保藏

① 菌株的传代　用微量移液器分别取经复苏培养的第 1 代菌株 100μL 接种于相应的 10mL 液体培养基（生孢梭菌用液体硫乙醇酸盐培养基，其他细菌用营养肉汤培养基，白色念珠菌用改良马丁培养基）进行复壮培养，根据需要每种菌种接种若干支，细菌置 30～35℃恒温箱培养 18～24h，白色念珠菌置 23～28℃恒温箱培养 24～48h，黑曲霉置 23～28℃恒温箱培养 3～5 天，此为第 2 代菌株。

② 确认　观察培养的情况，每种菌株取其中 1 支进行镜检和必要的确认实验。

③ 使用　经上述传代培养后的菌株即为第 2 代菌株。取其中 1 支用于传代以制备第 3 代工作菌株，另一部分第 2 代菌株放置于 4℃冰箱保存，用于各类微生物实验，其余的用于制作甘油管，低温冷冻保藏。

④ 甘油冷冻法保藏菌种　在生物安全柜内，以无菌操作方法向上述第 2 代菌株的液体培养物中加入等量的 40％（体积分数）无菌甘油肉汤培养基，混匀，分装到无菌冻存管或无菌离心管内，每支 1mL。作好必要的标识，包括菌种名称、菌号、传代日期、代数、用途、有效期等。立即置于−30℃的低温冰箱中，迅速冷冻，保藏时间 1～2 年。

⑤ 斜面低温法保藏菌种　用接种环以无菌操作方法取第 1 代菌株接种至若干支营养琼脂斜面或改良马丁琼脂斜面中，细菌置 30～35℃恒温箱培养 18～24h，白色念珠菌置 23～28℃恒温箱培养 24～48h，黑曲霉置 23～28℃恒温箱培养 3～5 天，此为第 2 代菌株。确认合格并无杂菌后，置 4℃的冰箱保存，备用。

（2）工作菌株的传代与使用

① 第 3 代工作菌株的制备　从冰箱中取出 1 支甘油冷冻管保藏的第 2 代菌株，解冻后用微量移液器无菌操作移取 100μL 菌液接种于 10mL 液体培养基或斜面琼脂培养基中，按要求置于合适温度的培养箱中培养规定时间，确认性状合格且无杂菌污染，此为第 3 代工作菌株。同法制备一定数量的第 3 代工作菌株，其中 1 支用于传代，其余置于 4℃冰箱中保存，用于各类微生物实验。也可用斜面低温保藏的第 2 代菌株制备第 3 代菌株。

② 第 4 代工作菌株的制备　用微量移液器无菌操作移取 100μL 第 3 代菌株的菌液，接种于 10mL 液体培养基或斜面培养基中，按规定温度和时间培养，即制成第 4 代工作菌株。其中 1 支用于传代，以制备第 5 代工作菌株，其余第 4 代菌株置于 4℃冰箱中保存，用于各类微生物实验。

图 3-16 为菌株复苏、传代与保藏示意图。

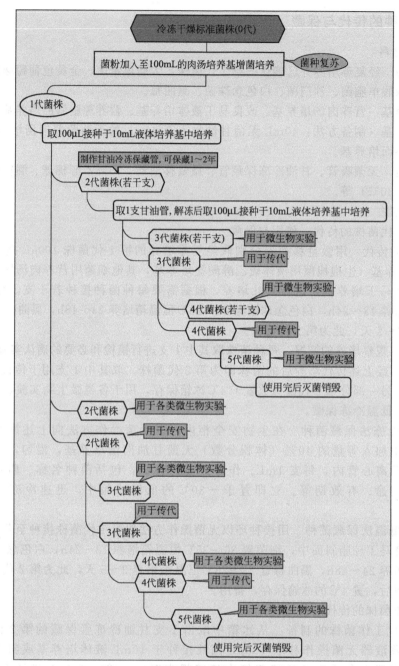

图 3-16　菌株复苏、传代与保藏示意图

知 识 讲 解

一、消毒灭菌技术

　　洁净区等环境的微生物的数量必须进行人工控制，制药过程的某些设备以及物料也要对其中的微生物进行控制，很多其他的行业也有同样的需要。人们通过消毒与灭菌的方法达到杀灭和控制有害微生物的目的。

　　1. 有关概念

（1）灭菌　是指利用物理化学方法，杀灭物体或介质中的所有微生物，包括致病菌和非致病菌，以及细菌的芽孢。灭菌后的物品即成无菌状态。

（2）消毒　是指利用物理化学方法，杀灭物体或介质中的病原微生物，但不一定杀死芽孢。消毒后的物品不一定是无菌状态。

（3）防腐　利用理化方法防止或抑制微生物生长繁殖的方法。用于防腐的化学药物称为防腐剂。许多药物在低浓度时只有抑菌作用，浓度增高或延长作用时间，则有杀菌的作用。

（4）无菌　无菌是指物体上或容器内没有活菌的意思。防止微生物进入机体或物体的方法称为无菌操作。无菌操作所用的器具和材料都要进行灭菌处理。

消毒、灭菌与防腐都是人们控制微生物的手段，其方法有物理方法、化学方法和生物法，本节主要介绍物理方法和化学方法。

2. 物理消毒灭菌方法

（1）热力消毒、灭菌法　热力是最经济和有效的消毒、灭菌方法，利用高温使微生物的蛋白质和核酸等重要生物高分子变性、破坏，从而导致微生物的死亡。通常将热力灭菌分为干热法和湿热法两类。

① 干热灭菌法

a. 焚烧或烧灼　焚烧适用于无用的衣物、动植物的尸体等；烧灼适用于微生物实验室接种针、接种环等不怕热的金属器材，两者均有局限性。

b. 干烤　适用于高温不损坏、不变质的物品，如药粉、玻璃制品、金属制品等，不适用于纤维织物、塑料制品。干烤灭菌的温度和维持时间应根据具体灭菌对象来确定，一般在 $160\sim170℃$ 持续 $1.5\sim2h$ 才能杀死细菌和芽孢。升温时不宜超过 $170℃$，防止包扎所用纸炭化或燃烧。

② 湿热消毒、灭菌法　湿热消毒、灭菌是在流通蒸汽或水中进行，在相同温度下效果比干热灭菌好，其主要原因是：一方面因为水蒸气穿透力强，而且在有水分存在的条件下菌体蛋白更容易变性凝固；另一方面水蒸气与物品接触后，凝固成水并释放大量潜热，使物品温度迅速升高，加速微生物的死亡。

a. 巴氏消毒法　此法最早由法国微生物学家巴斯德采用。这是一种中温消毒法，常用于牛奶、酿造酒、酱油、醋与食品的消毒，此法可杀死物料中的无芽孢病原菌（如牛奶中的结核杆菌或沙门菌），而不影响的营养和风味。

具体做法可分为两类：第一类是经典的低温维持法（LTH），将待消毒的物品在 $63℃$ 加热 $30min$；第二类是高温瞬时法（HTST），将待消毒物品（如牛奶）在 $72℃$ 保持 $15s$。

注：近年来，由于设备的改良，尤其是采用流动连续操作系统后，巴氏消毒法逐渐演化成一种采用更高温度、更短时间的灭菌方法，即超高温巴氏灭菌法，让牛奶等液体食品停留在 $140℃$ 左右（如 $137℃$ 或 $143℃$）的温度下保持 $3\sim4s$，急剧冷却至 $75℃$，然后经均质化后冷却至 $20℃$，这种方法能达到灭菌的目的，而且处理后的牛奶等饮料可存放长达 6 个月（图 3-17）。

b. 煮沸消毒法　本法仅是消毒方法，应用范围较广。物品在水中煮沸（$100℃$）维持 $15min$ 以上，可杀死细菌和真菌的营养细胞，但不能杀死全部细菌芽孢和真菌孢子。延长煮沸时间或在水中加入 1% Na_2CO_3 或 $2\%\sim5\%$ 石炭酸可增加消毒效力。煮沸法方便易行，常用于家庭中消毒餐具、衣物和饮用水。

c. 间歇蒸汽灭菌法　本法适用于不耐高温的培养基、药液、酶制剂、血清等的灭菌。具体做法是将物品放在 $80\sim100℃$ 下蒸煮 $15\sim60min$，以杀灭其中所有微生物营养体，再搁置于室温（$28\sim37℃$）下过夜，诱导其中残存芽孢的萌发，连续重复该过程 3 次以上。这种方法可以在较低温灭菌条件下达到彻底灭菌的良好效果。

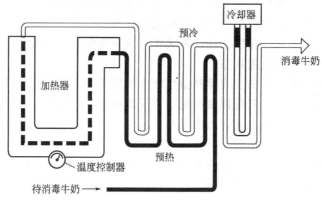

图 3-17　牛奶的巴氏灭菌法示意图

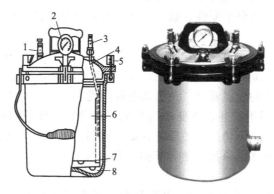

图 3-18　手提式高压蒸汽灭菌器
1—安全阀；2—压力表；3—放气阀；4—软管；
5—紧固螺栓；6—灭菌桶；7—筛架；8—水

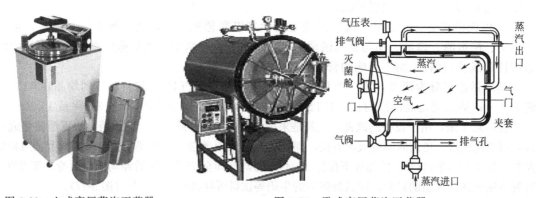

图 3-19　立式高压蒸汽灭菌器　　　　　图 3-20　卧式高压蒸汽灭菌器

d. 高压蒸汽灭菌法　本法是目前应用最广、最有效的灭菌手段。具体做法是：将待灭菌的物品放置于盛有适量水的专用加压灭菌锅内，盖上锅盖，打开排气阀，通过加热煮沸，让蒸汽驱尽锅内原有冷空气，然后关闭锅盖上的阀门，再继续加热使锅内蒸汽压逐渐上升，温度也随之上升至 100℃ 以上。一般在蒸汽压为 103.42kPa（此时纯蒸汽温度为 121.3℃）下维持 15～30min。有时待灭菌物品中有易被破坏的成分时，则可采用在较低蒸汽压 75kPa（此时纯蒸汽温度为 115℃）下维持 35min 的方法。灭菌完毕后应缓慢地放气减压，以免容器内液体突然沸腾，弄湿棉塞或冲出容器。当压力降到为零时，才能打开灭菌锅的盖子。

　　高压蒸汽灭菌法适用于一切微生物实验室、医疗保健机构和发酵工厂对培养基、器材和其他物料的灭菌。图 3-18 是实验室常用的手提式高压蒸汽灭菌器；图 3-19 是立式高压蒸汽灭菌器；图 3-20 是卧式高压蒸汽灭菌器，是一种直接利用蒸汽加热的灭菌器。

　　③ 连续加压蒸汽灭菌法　在发酵行业里也称"连消法"，此法仅用于大型发酵厂的大批培养基灭菌。其主要操作原理是让培养基在管道的流动过程中快速升温、维持和冷却，然后流进发酵罐。培养基一般加热至 126～132℃维持 5～7min。其优点是：采用高温瞬时灭菌，既能够彻底灭菌，又有效地减少营养成分的破坏，从而提高了原料的利用率和发酵产品的质量和产量；在抗生素发酵中，它可比常规"实罐灭菌"（实消法）（121℃、30min）提高产量 5％～10％；由于总的灭菌时间比分批灭菌法明显减少，故缩短了发酵罐的占用时间，提高了它的利用率；由于蒸汽的负荷均衡，故提高了锅炉的利用率；适宜于自动化操作，降低了操作人员的劳动强度。典型的培养基连续灭菌流程见图 3-21。

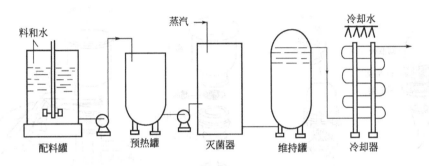

图 3-21　培养基连续灭菌流程图

　　（2）辐射灭菌　能量通过空气或者外层空间以波动方式传递，即为辐射。在微生物工作中经常用的是电磁辐射。电磁辐射的射线是电磁波，包括无线波、红外线、可见光、紫外线、X 射线、γ 射线等。这些射线都以相同的速度传播，但波长不等，对微生物的作用也各不相同。

　　无线电波波长最长，对微生物的作用微弱，波长稍短的红外线，具有较高的热效应，但直接灭菌能力很差。可见光对微生物作用不大。波长较短的紫外线，则具有很强的杀菌能力。波长更短的 X 射线和 γ 射线，是高能电磁波，对物质有很强的穿透力和杀菌作用，它们能使被照射的物质产生电离作用，所以又称电离辐射。

　　紫外线是日光的一部分，波长在 100～400nm 范围内，其中 256nm 波长的紫外线对微生物最具杀伤力。当微生物被照射时，细胞的 DNA 吸收能量，一方面其结构会有一定的损伤，另一方面其内部碱基形成胸腺嘧啶二聚体，此时腺嘌呤无法正确配对，从而干扰 DNA 的复制和蛋白质的合成，造成微生物的死亡。若照射剂量或时间不足，可能引起微生物变异。

　　不同的微生物或微生物的不同生理状态对紫外线的抵抗力是不同的。一般说来，革兰阴性菌对紫外线是最敏感的，革兰阳性菌次之。营养细胞对紫外线的抵抗力弱于芽孢。酵母菌在对数生长期对紫外线抵抗力最强，而在长期缺氧的情况下抵抗力最弱。

　　紫外线的穿透力很弱，易被固形物吸收，不能透过普通玻璃和纸张，因此只适用于表面消毒和空气、水的消毒。实际应用时，可以根据 1W/m³ 来计算剂量。若以面积来计算，30W 紫外灯用于 15m² 房间照射 20～30min 即可杀死空气中的微生物，因此紫外线灭菌法广泛应用于微生物化验室、医院、公共场所的空气消毒。

当空气中的湿度超过 55％～60％时，紫外线的杀菌效果迅速下降。另外，必须防止紫外线对人体照射，以免损伤皮肤和眼结膜。紫外线可能诱导产生环境的有害变化而间接影响微生物的生长，如：使空气中产生臭氧，水中产生过氧化氢，培养基中产生有机过氧化物等。

X 射线和其他电离辐射是有效杀菌剂，但从经济角度考虑，常规消毒灭菌很少应用。

微波是指频率在 300～300000MHz 的电磁波，介于普通的无线电波和红外辐射之间。微波的杀菌作用主要是微波的热效应造成的。微生物在微波电磁场的作用下，吸收微波的能量产生热效应，同时，微波造成分子加速运动，使细胞内部受到损害，从而导致微生物死亡。微波产生热效应的特点是加速均匀、热能利用率高、渗透能力强、加热时间短。

（3）过滤除菌 对于加热会改变其理化性质的溶液，都不适于用加热法灭菌，而最好用过滤法除菌。即将液体通过某种多孔材料，如烧结陶瓷板、多孔玻璃和石棉网等，使微生物与液体分离。目前常使用的是膜过滤器（图 3-22）。

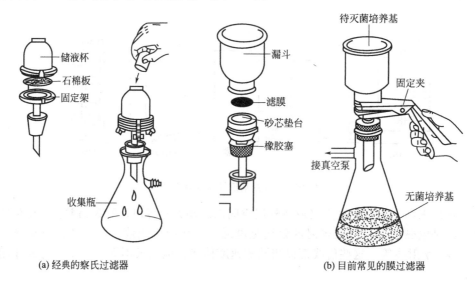

(a) 经典的察氏过滤器　　　　　　　　(b) 目前常见的膜过滤器

图 3-22　实验室用过滤除菌装置

膜滤器采用微孔滤膜作材料，通常由硝酸纤维素制成，可根据需要使之具有 25～0.025μm 不同范围大小的特定孔径。当含有微生物的液体通过微孔滤膜时，大于滤膜孔径的微生物不能通过滤膜而被阻拦在膜上，与通过滤液分离开来。微孔滤膜具有孔径小、价格低、可高温灭菌、不易阻塞、滤速快、可以处理大容量的液体等优点。但滤过膜孔径小于 0.22μm 时易引起孔阻塞，且过滤除菌无法滤除病毒、噬菌体和支原体。

过滤除菌可用于热敏感液体的除菌，如含有酶或维生素的溶液、血清等。发酵工业上应用的大量无菌空气，也是采用过滤方法获得的，使空气通过铺放多层棉花和活性炭的过滤器或者超细玻璃纤维纸，便可滤除空气中的微生物。过滤除菌还可以代替巴氏消毒用于啤酒的生产。

3. 化学消毒灭菌方法

许多化学药剂能抑制或杀死微生物，根据它们的效应可分为三类：消毒剂、防腐剂和灭菌剂。但这三者之间，没有严格的界限，因用量而异。用量少时，可以防腐，称防腐剂；用量多时，可以消毒，称为消毒剂；更多一些，就可以起到灭菌作用，称为灭菌剂。

理想的消毒剂应具有以下特征：杀灭各种类型的微生物；作用迅速；不损伤机体组织或不具毒性作用；其杀菌作用不受机体的影响；能透过被消毒的物体；易溶于水，与水形成稳定的水溶液或乳化液；当接触热、光或不利的天气条件时不易分解；不损害被消毒材料；价格低廉，运输方便。

（1）常用的化学消毒剂

① 酸碱类物质　酸和碱可抑制或杀灭微生物，其作用原理在于极端酸碱条件可使蛋白质变性。如石灰与水以 1∶4 或 1∶8 配成糊状，消毒排泄物和地面；醋酸、乳酸加热蒸发可以对空气进行消毒；硼酸可用作洗眼剂；而苯甲酸、山梨酸和丙酸则是重要的食品防腐剂。

② 重金属类　大多数重金属及化合物都是有效的消毒剂。其中作用最强的是 Hg、Ag 和 Cu。它们的杀菌作用，有的是与细胞蛋白质结合使之变性；有的是在进入细胞后与酶结构中的—SH 相结合而使酶失去活性。重金属盐类是蛋白质的沉淀剂，能产生抗代谢作用，或者与细胞的主要代谢物发生螯合作用，或者取代细胞结构。

③ 醇类消毒剂

a. 乙醇　又名酒精，是一种广泛使用的消毒剂。经试验，70％（质量分数）的乙醇杀菌力最强，比起高浓度乙醇，分布均，对皮肤无损害。70％（质量分数）相当于77％（体积分数），为配制方便，常用75％～80％（体积分数）乙醇。乙醇杀菌力强，但对芽孢的作用不大。

b. 苯氧乙醇　无色油状物体，微溶于水，对铜绿假单胞菌有较强杀菌作用，对革兰阳性和阴性菌作用较差，用2％溶液可治疗铜绿假单胞菌感染的脓肿。

④ 醛类消毒剂

a. 甲醛　具有强烈刺激性气味的液体，市售的甲醛浓度一般为37％～40％，也称福尔马林溶液。甲醛对细菌的芽孢、繁殖体、病毒、真菌等均有杀灭作用，通常用甲醛溶液加热熏蒸，对密闭容器或房间（车间、无菌室等）内的物品、空气进行消毒，但甲醛不适合于药品、食品存放地的空气消毒。

b. 戊二醛　在化学消毒剂的发展史上，继甲醛（第1代）和环氧乙烷（第2代）之后，戊二醛被誉为第3代化学消毒剂。戊二醛对细菌的芽孢、繁殖体、分枝杆菌、病毒、真菌等均有杀灭作用。通常2％戊二醛溶液以0.3％碳酸氢钠调节 pH7.8～8.5 配成的消毒液有较强的杀菌作用，可杀灭芽孢，病毒和真菌。由于戊二醛有广谱、高效、快速、腐蚀性小等优点，因而在医疗器械、精密仪器、实验室消毒等方面应用广泛。

⑤ 卤素类消毒剂

a. 氯气　为黄绿色气体，一般经过压缩和冷却后储存于钢瓶中，又称液氯。将液氯通入水中能很快与水发生反应，生成杀菌力强的次氯酸，所以常用于消毒自来水和污水。

b. 含氯石灰　又名漂白粉，是一种混合物，主要成分为次氯酸钙，对细菌、真菌、病毒等有较好的杀灭效果，但不能杀灭芽孢。5％～10％的溶液可用于消毒手。

c. 碘及含碘消毒剂　碘微溶于水，易溶于有机溶剂。目前常用剂型有碘酊和碘液（有效碘含量一般为2％）、碘甘油等，其中游离碘是主要的杀菌成分，是广谱、高效的杀菌剂，可应用于皮肤黏膜、创面的消毒，还可用于不耐热的物品的消毒，如外科器械中的倒液管、橡胶塑料制品等。

⑥ 酚类消毒剂

a. 苯酚　苯酚是酚类化合物中最古老的消毒剂，在20世纪70年代以前，广泛应用于医学和卫生防疫消毒。由于它对组织有腐蚀性和刺激性，其蒸气对人体有毒，且为低效消毒剂，故目前已很少使用。但目前仍用苯酚系数来评价其他消毒剂的杀菌强度。

b. 煤酚皂溶液　又名来苏水，是甲酚和肥皂水的混合液。煤酚皂溶液能杀死细胞繁殖体，但对芽孢作用不大。可用于对无生命物品的卫生防疫消毒处理，一般使用浓度为1％～5％的溶液浸泡、喷洒或擦抹污染物品表面，如实验室器皿的浸泡，家具、地板、墙面的喷雾等，30～60min可达消毒要求。

⑦ 烷基化气体消毒剂　环氧乙烷是一种小分子气体消毒剂，能使菌体蛋白、核酸发生变性，对细菌菌体、芽孢、病毒、真菌都有较强的杀菌作用，常用于纸张、皮革、木材、化纤制品等的消毒，在医学上用于生物制品、医药制剂、染菌设备等的灭菌。使用时要注意环氧乙烷易燃易爆，要严禁接触明火。

⑧ 氧化剂类消毒剂

a. 过氧化氢　又名双氧水，是一种强氧化剂，可杀灭细菌及其芽孢、真菌、病毒等微生物。对不耐热的塑料制品、餐具、交通工具等均可使用过氧化氢来消毒。过氧化氢用于隐形眼镜的消毒，不仅可以杀死一般的细菌，也可以杀灭真菌以及阿米巴原虫。临床上，3％过氧化氢用于伤口和口腔黏膜的消毒，用1％～1.5％过氧化氢液漱口，可预防口腔炎、咽炎等疾病。

b. 臭氧（O_3）　是一种强氧化剂，对微生物有较强的杀灭作用。一般认为其灭菌机制主要是分解后产生的新生态氧的氧化作用，可用于水、游泳池、空气、物品表面、医疗器械和设备的消毒。

c. 高锰酸钾　是一种强氧化剂，能释放出新生态氧使微生物体内的活性基团被氧化而发挥杀菌作用。0.1％高锰酸钾溶液可用于皮肤、口腔以及蔬菜、瓜果的消毒。

⑨ 季铵盐类消毒剂　季铵盐类消毒剂为阳离子表面活性剂，因细菌一般带负电，故有较强的杀菌作用。此类消毒剂的杀菌机制主要是改变细胞的渗透性使菌体破裂，同时使酶蛋白变性。苯扎溴铵（又名新洁尔灭）是常用的消毒剂，对化脓性病原菌、肠道菌和一些病毒有良好的杀灭作用，但对乙肝病毒、结核杆菌的效果不佳。

⑩ 其他消毒剂　甲紫是常用的一种染料消毒剂，所带的阳离子易与细菌蛋白羧基结合而抑制或杀死微生物。2％～4％甲紫溶液可用于伤口感染的消毒。

（2）化学消毒剂的作用原理　不同的化学消毒剂其作用原理也不完全相同，一种化学消毒剂对细菌的影响常以其中一方面为主，兼有其他方面的作用。消毒剂的抑菌或杀菌机制归纳起来主要有以下三点：

① 使微生物蛋白质变性　以上所介绍的消毒剂大部分可引起蛋白质的变性，如重金属类与蛋白质的巯基结合使之失活；酚类与蛋白质的氨基反应使蛋白质变性等。

② 破坏细胞的表面结构　如酚类、醇类、表面活性剂等能破坏细胞壁或细胞膜的表面结构，使胞浆内的成分渗漏到细胞外而造成细菌的死亡。

③ 破坏酶活性　干扰和破坏微生物酶的活性，影响微生物的新陈代谢。

（3）影响化学消毒剂的作用效果的因素

① 消毒剂的性质、浓度与作用时间　首先要根据消毒对象选择合适的消毒剂；其次，正确的配方能更有效地杀死微生物。各种消毒剂的理化性质不同，对微生物的作用大小也有差异，例如表面活性剂对革兰阳性菌的灭菌效果比对革兰阴性菌好，甲紫对葡萄球菌的效果特别强。

同一种消毒剂的浓度不同，其消毒效果也不一样。大多数消毒剂在高浓度时起杀菌作用，低浓度时则只有抑菌作用。在一定浓度下，消毒剂对某种细菌的作用时间越长，其效果也越好。

② 微生物的污染程度　微生物的污染程度越严重，消毒就越困难，因为微生物彼此重叠，加强了机械保护作用。因此，在处理污染严重的物品时，必须加大消毒剂的浓度或延长

消毒作用的时间。

③ 微生物的种类和生活状态　不同的细菌对消毒剂的抵抗力不同，细菌的芽孢抵抗力最强，幼龄菌比老龄菌敏感。

④ 环境因素　当细菌和有机物（特别是蛋白质）混在一起的时候，某些消毒剂的杀菌效果可能会受到明显的影响，因此皮肤及机械设备在消毒前应先清洁。

⑤ 温度、湿度、酸碱度　消毒速度一般随温度的升高而加快，所以温度越高，消毒的效果越好。湿度对许多气体消毒剂有影响。酸碱度的变化可以影响消毒剂的杀菌作用，例如季铵盐类的消毒剂在碱性环境下杀灭微生物的效果好，酚类则在酸性条件下杀灭微生物的作用较强。

二、微生物的营养

为了更好地研究微生物，人们常需要对其进行人工培养。人工培养微生物，需要提供其生长所需的营养物质，因此我们需要了解微生物的营养需求。下面以细菌为例作介绍。

1. 微生物的营养物质

（1）微生物的化学组成　细菌的化学组成主要是水和固形成分。细菌细胞中水分的含量约占菌体重量的 80% 左右；固形成分包括蛋白质、核酸、糖类、脂类、无机盐等，约占菌体重量的 20% 左右。

（2）微生物的营养物质　各类细菌对营养物质的需求差别很大。细菌生长繁殖必需的营养物质包括水、碳源、氮源、无机盐和生长因子等。

① 水　水是一切生物不可缺少的成分。水的主要作用有：作为溶剂，参与物质的吸收与运输；参与细菌代谢过程中的生化反应，并提供氢、氧元素；有效散发代谢过程中产生的能量，调节细胞温度。

② 碳源　合成菌体必需的原料，细菌代谢的主要能量来源。碳源分为无机碳源和有机碳源两大类，除自养菌能以 CO_2 作为唯一碳源外，大多数细菌以有机含碳化合物作为碳源和能源，如葡萄糖、麦芽糖等都能被细菌吸收利用，致病菌主要从糖类中获得碳源。

③ 氮源　细菌利用各种含氮化合物合成自身的蛋白质、核酸以及其他含氮化合物。从分子态氮到复杂的含氮化合物都可被不同的细菌吸收利用，但大多数病原性细菌是利用有机含氮化合物如蛋白胨、氨基酸作为氮源。少数细菌（如固氮菌）能以空气中的氮气或无机氮（如硝酸盐、铵盐等）作为氮源。

④ 无机盐　细菌生长代谢中，K、Mg、Na、Ca、S、P、Fe、Mn、Zn、Co、Cu 等元素也不可缺少，其中 P、K、Na、S、Ca、Mg 需要量较大，其他只需微量。各类无机盐的作用为：a. 构成菌体成分；b. 调节机体内外渗透压；c. 促进酶的活性或作为某些辅酶组分；d. 某些元素与细菌的生长繁殖及致病作用密切相关，如白喉杆菌产毒素明显受培养基中铁浓度的影响，当培养基中铁浓度降至 7mg/L 时，可明显增加其毒素的产量。

⑤ 生长因子　生长因子是细菌在其生长过程中必需的一类有机物，需要量少，但自身不能合成，必须从外界摄取，包括维生素、某些氨基酸、脂类、嘌呤、嘧啶等。

2. 微生物的营养类型

根据细菌对营养物质的需要，可将细菌分成自养菌和异养菌两大营养类型，自养菌以 CO_2 为碳源，异养菌以有机物为碳源（表 3-6）。

3. 培养基

培养基是指由人工配制的，适合微生物生长繁殖或积累代谢产物的营养体系。它是进行科学研究、发酵生产微生物产品的基础。

表 3-6　细菌的营养类型

营养类型	能源	碳源	实例
光能自养型	光	CO_2	蓝细菌
光能异养型	光	有机物	红螺细菌
化能自养型	无机物	CO_2	硫化细菌
化能异养型	有机物	有机物	大多数细菌

不同的微生物，不同的培养目的，需要不同类型的培养基，但无论何种培养基都必须具备：①适宜比例的水、碳源、氮源、无机盐、生长因子及某些微量元素；②适宜的酸碱度；③一定的物理状态；④本身无菌。

培养基的分类方法主要有以下几种：

（1）根据培养基的物理状态分类

① **液体培养基**　呈液体状态的培养基为液体培养基。这类培养基广泛应用于微生物实验及大规模的工业生产。实验室常用的液体培养基有麦芽汁、营养肉汤等。也可以用已知成分的化学试剂配制液体培养基。发酵工业中深层培养基也属于液体培养基。在液体培养基中，微生物通常均匀地弥散在整个培养基中。

② **固体培养基**　固体培养基是指在培养基中加入凝固剂。在一般培养温度下呈固体状态的培养基。此外，一些天然固体营养物质的培养基也属于固体培养基，如麸皮、米糠、木屑、土豆块、胡萝卜条等制成的培养基。

常用的固体培养基凝固剂有琼脂、明胶和硅胶，理想的凝固剂应具备以下几个条件：a. 不被微生物液化、分解和利用；b. 在微生物生长的温度范围内保持固体状态；c. 凝固体温度对微生物无害；d. 不因消毒灭菌而破坏；e. 配制方便，价格低廉，透明度好。

相比之下（表 3-7），琼脂是一种比较理想的凝固剂。它由石花菜等红藻加工而成，主要由琼脂糖和琼脂胶两种多糖组成。大多数微生物不能降解琼脂。琼脂在 40℃ 以下固化，约 96℃ 融化，灭菌过程中不会被破坏，且价格低廉。培养基中含有 0.2%～0.5% 琼脂时可获得半固体培养基，含有 1.5%～2.0% 琼脂即成为固体培养基，加 8% 琼脂则成硬固体培养基。

表 3-7　琼脂和明胶的比较

品种	成分	熔点/℃	凝固点/℃	特点	来源
琼脂	胶质多糖（含 70% 琼脂糖、30% 琼脂胶）	82～100	28～40	能被酸水解，能反复凝融	海藻
明胶	蛋白质	28～35	20	能被胰蛋白酶液化	兽骨

明胶是由动物的皮、骨等煮熬而成的一种蛋白质，含有多种氨基酸，可被很多微生物作为氮源利用。明胶 20℃ 凝固，28～35℃ 融化，所以，只能在 20～25℃ 温度范围作凝固剂使用，适用面很窄，但可用于特殊检验。

硅胶是无机硅酸钠及硅酸钾与盐酸及硫酸中和凝固后的胶体。因为它不含有机质，所以特殊适于分离和培养自养菌。硅胶一旦凝固后，就无法再融化。

固体培养基为微生物的生长提供了一个营养表面，在这个营养表面上微生物能形成单个菌落，因此固体培养基在微生物分离、鉴定、计数、保藏等方面起着非常重要的作用。

③ **半固体培养基**　含少量琼脂（0.2%～0.5%）的培养基制成后成柔软的糊状，成为半固体培养基。这种培养基可用于细菌的动力观察，趋化性研究，厌氧菌的培养，分离计数，还可用于双层琼脂法以测定噬菌体效价。

（2）根据培养基营养物质的来源分类

① 合成培养基 合成培养基中的所有成分都是已知的纯化学物质。这种培养基的成分精确，重复性好，但价格较贵。因为不能满足微生物复杂的营养需求，所以培养的微生物生长一般较缓慢。合成培养基适用于在实验室中进行微生物分类鉴定、生理测定、菌种育种及遗传分析等方面的研究。表 3-8 是一种用于培养以铵盐为能源的自养菌的合成培养基。

表 3-8 以铵盐为能源的自养菌的合成培养基

成分	含量/(g/L)	成分	含量/(g/L)
$(NH_4)_2SO_4$	0.5	$MgSO_4 \cdot 7H_2O$	0.1
$NaHCO_3$	0.5	$FeCl_3 \cdot 3H_2O$	0.014
Na_2HPO_3	1.35	$CaCl_2 \cdot 2H_2O$	0.18
KH_2PO_4	0.7	H_2O	1L

② 天然培养基 凡以天然有机物配制而成的培养基称为天然培养基。天然培养基配制方便、营养丰富但化学成分复杂，难以确定。常用的天然培养基成分有：牛肉膏、鱼粉、麦芽汁、蛋白胨、土壤浸液、牛奶、血清、玉米粉、麸皮等。天然培养基适合于培养各种异养微生物，尤其适合生产上大规模培养微生物。因为其成分易受产地、品种、加工等因素影响而不稳定，所以，在重复性要求较高的实验中，应注意使用同一品牌和批号的有机物来配制培养基，以免由于成分差异过大而造成较大误差。

③ 综合培养基 由部分天然材料和部分已知的纯化学药品组成的培养基称为综合培养基。例如：培养异养型细菌用的牛肉膏-蛋白胨培养基，培养真菌用的马铃薯蔗糖培养基等。严格地讲，凡含有未经处理的琼脂的任何合成培养基，实际上都是一种综合培养基。综合培养基综合了天然培养基和合成培养基的特点，以天然有机物作为碳、氮及生长因子的来源，并补充一些确知的无机盐，能充分满足微生物对营养的需要。综合培养基配制方便，成本较低，微生物生长良好，在实际中使用得最多。发酵工业和实验室中应用的培养基大都属于综合培养基。

（3）根据培养基的用途分类

① 鉴别培养基 根据微生物的代谢特点，在培养基中加入某些化学试剂使之出现显色反应，以鉴别不同微生物的培养基称为鉴别培养基。这类培养基除了能满足微生物的营养需求外，还能显示出微生物的某些形态构造上的特点，或者生理代谢上的特点。

② 选择培养基 根据某微生物特殊营养要求，或者根据它们对一些物理、化学因素的抗性而设计的培养基称为选择培养基。这类培养基具有使混合样中的劣势菌变成优势菌的功能，广泛用于菌种筛选等工作中。例如添加青霉素的培养基能够抑制革兰阳性菌的生长，分离真菌用的改良马丁培养基中添加有抑制细菌生长的孟加拉红、链霉素等；又如，采用中性及偏碱性的培养基，有利于细菌和放线菌的生长，同时抑制了真菌的生长。选择培养基也可以通过加入分离对象特别需要的营养物质，从而使它们在数量上占优势，以达到选择的目的。

（4）根据培养基的目的分类

① 种子培养基 种子培养基是为了保证在生长中能获得优质孢子或营养的培养基。一般要求氮源、维生素丰富，原料要精。同时应尽量考虑各种营养成分的特性，使 pH 在培养过程中能稳定在适应的范围内，以有利于菌种的正常生长和发育。有时，还需加入使菌种能适应发酵条件的基质。菌种的质量关系到发酵生产的成败，所以种子培养基的质量非常重要。

② 发酵培养基 发酵培养基是生产中用于供菌种生产繁殖并积累发酵产品的培养基，一般数量较大，从经济成本角度考虑，一般配料选择较廉价的原材料。发酵培养基中碳源含

量往往高于种子培养基，若产物含氮量高，则应增加氮源。在大规模生产时，原料应来源充足，成本低廉，还应有利于下游的分离提取。

三、微生物的生长繁殖

为了更好地研究微生物，人们常需要对其进行人工培养。人工培养微生物，不但要提供它生长所需的营养物质，还需要提供适合的生长环境。因此，我们除了要了解微生物的营养需求外，还需要了解其生长繁殖所需的条件及其生长繁殖规律。下面以细菌为例作介绍：

1. 微生物生长繁殖的条件

（1）适当的营养　即上述的水、碳源、氮源、无机盐和生长因子，为细菌的生长繁殖提供必需的原料以及能量。

（2）合适的温度　各类细菌对温度的要求不同，过高或过低都不利于其生长。根据细菌对温度适应能力的不同，将细菌分为嗜冷菌、嗜温菌和嗜热菌。嗜冷菌最适生长温度小于20℃；嗜温菌最适生长温度为 20～40℃；嗜热菌最适生长温度为 50～60℃。也有部分细菌能在更极端的温度下生存。

（3）合适的 pH　大多数细菌最适 pH 为 6.8～7.4，在此范围内细菌的酶活性最强。人类血液、组织液的 pH 为 7.4，细菌极易生存；胃液酸性强，绝大多数细菌可被杀死。也有部分细菌能在碱性或酸性环境下生长，分别称为嗜碱性细菌和嗜酸性细菌。

（4）合适的气体环境　主要是二氧化碳和氧气。一般细菌代谢中都需要二氧化碳，但大多数细菌自身代谢所产生的 CO_2 能满足自身需求。根据细菌对氧气的需求不同可分为：①专性需氧菌，必须在有氧的环境下才能生长繁殖的细菌，如结核分枝杆菌、枯草芽孢杆菌；②专性厌氧菌，在无氧的环境下才能生长繁殖的细菌，如破伤风芽孢梭菌；③兼性厌氧菌，在有氧或无氧的环境下均能生长繁殖，大多数病原菌都属于兼性厌氧菌，如金葡菌、大肠杆菌、沙门菌。

2. 微生物生长繁殖的规律

（1）细菌的繁殖方式与繁殖速度　细菌主要以二分裂方式进行繁殖，其繁殖速度极快。细菌分裂倍增所需要的时间称为代时，其长短取决于细菌的种类，同时也受环境的影响。

细菌的代时一般为 20～30min，个别菌较慢，如结核杆菌繁殖一代需要 15～18h。若以大肠埃希菌的代时为 20min 计算，在最佳条件下，8h 后 1 个大肠埃希菌可以繁殖到 200 万个以上，10h 后可以超过 10 亿个，24h 后的数量可庞大到难以计算的程度。但实际上，由于细菌繁殖中营养物质的消耗、毒性产物的积累以及环境 pH 的变化，细菌不可能始终保持原速度无限增殖，经过一段时间后，细菌活跃增殖的速度逐渐减慢，死亡的细菌增加，活菌数逐渐减少。

（2）细菌的生长曲线　把少量的细菌接种到合适的液体培养基中，在适宜的条件下，定时取样测定单位体积的细胞数目，并绘制所得的曲线：以细菌细胞数目的对数作纵坐标，以培养时间为横坐标，则可以绘出细菌在生长过程中的曲线图。生长曲线是指单细胞菌体在各生长时期细胞数目与时间变化的关系曲线，见图 3-23。

根据该生长曲线的变化规律，大致可划分为 4 个阶段：迟缓期、对数生长期、稳定期和衰亡期。

① 迟缓期　当微生物细胞进入新的环境中，需要一个适应时期，此时细胞的数目不增加，将这个时期称为迟缓期。此时细胞重新调整其大分子物质的组成，包括酶和细胞结构成分，因而又称调整期。这个时期细胞的生理特点是：菌体内含物明显增加，细胞个体体积增加，尤其是杆菌。另外，菌体的代谢机能非常活跃，产生特异性酶、辅酶及某些中间代谢产物以适应环境的变化。但是，该时期的菌体对外界理化因素（如热、辐射、抗生素等）影响抵抗力较弱。

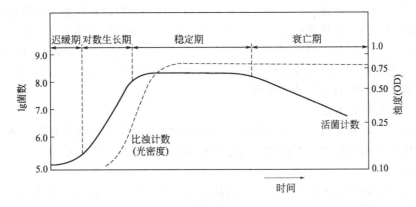

图 3-23　细菌的生长曲线

迟缓期的长短与菌种、菌龄、培养条件有密切的关系。一般而言，细菌、酵母菌的迟缓期较短，霉菌次之，放线菌最长。

② 对数生长期　细菌细胞适应了新环境后，以最快速度生长，细胞数目以几何级数增加，这一时期称为对数生长期，又称为生长旺盛期。在这一时期细胞增长数目即以 $1 \rightarrow 2 \rightarrow 4 \rightarrow 8 \cdots$（或表示为 $2^1 \rightarrow 2^2 \rightarrow 2^3 \rightarrow 2^4 \cdots 2^n$，其中指数 n 代表细胞分裂的世代数目）的速度增加。

在对数生长期中，细菌数目的增加与时间成正比，若用时间与细胞数目的对数分别作横坐标和纵坐标，则表现为直线关系，若用细胞数目的算术值则表现为一条曲线，因此通常采用前者。在对数期细胞生长粗壮、整齐、菌体内各种成分最为均匀，酶系统活跃，代谢旺盛，对理化因素影响敏感，因此是研究菌体的最佳时期。

③ 稳定期　随着细胞不断地生长繁殖，培养基中营养物质逐渐消耗，代谢产物也逐渐形成，使得细胞的生长速度逐渐下降，此时细胞的繁殖速度与死亡速度相等，细胞的总数达到最高点，因此称为稳定期或平衡期。

在稳定期，细胞开始贮存糖原、异染颗粒和脂肪等贮藏物，多数的芽孢菌亦在这时期开始形成芽孢。在发酵工业中许多发酵产品主要在此阶段形成和积累，此时亦是对连续培养技术的设计和研究的重要时期。

④ 衰亡期　细胞经过稳定期后，培养基中营养成分逐渐耗尽，代谢产物大量积累，代谢过程中的有毒物亦逐步积累，环境的 pH 及氧化还原电位等条件越来越不适合细胞的生长，此时细菌的死亡速度大于新生的速度，即整个群体呈现负生长，活细胞数明显下降。这时细胞形态多样化，出现空泡，内含物减少；有的细胞因蛋白酶活力增强或溶菌酶作用而自溶；有的会产生次生代谢物，如抗生素、色素等；芽孢杆菌的芽孢亦在此时释放。

产生衰亡期的主要原因是外界环境越来越不利于细胞生长，从而使细胞的分解代谢大大超过合成代谢，继而导致菌体的死亡。

以上是细菌细胞正常生长经过的各个生长期。酵母的生长情况基本类似，而菌丝状微生物（霉菌，放线菌）则没有明显的对数生长期，特别在工业发酵过程中一般只经过三个阶段：生长停滞期，即孢子萌发或菌丝长出芽体；迅速生长期，菌丝长出分枝，形成菌丝体，菌丝质量迅速增加，由于它不是单细胞繁殖，因此没有对数生长期；衰退期，菌丝体质量下降，出现空泡及自溶现象。

由此可见，微生物生长曲线可以描述微生物在一定环境中进行生长、繁殖和死亡的规律。掌握微生物的生长曲线，对于研究细菌的生理和生产实践有重要的指导意义。如在生产中可选择适当的菌种、菌龄、培养基以缩短迟缓期；在无菌制剂和输液的制备中要把灭菌工序安排在迟缓期，以减少热原的污染；在实验室工作中，观察细菌的大小、形态以及进行染色、生化反应和药敏试验，应尽量采用处于对数生长期的细菌作为实验材料；在发酵工业上，为了得到更多的代谢产物或菌体产物（如单细胞蛋白发酵），可适当调控和延长稳定期；芽孢在衰亡期成熟，有利于菌种的保藏。

四、微生物的培养方法

微生物接种于培养基后，需要保持适合其生长的温度、湿度以及适宜的气体环境，才能满足微生物生长繁殖的需要。根据微生物生长所需的气体环境不同，培养方法分为：

1. 需氧培养法

专性需氧菌或兼性厌氧菌的培养常用此法，具体方法有：①表面培养法，将斜面、培养皿放在含空气的培养箱或培养室中，利用菌体直接与空气接触达到通气的目的；②深层培养法，若用试管或锥形瓶培养，可将其置于震荡装置或摇瓶机中，氧气可以溶解于液体培养基后被菌体吸收。若是发酵工业中大规模培养微生物，则采取通气搅拌的方式向发酵罐内供氧。

2. 厌氧培养

专性厌氧菌的培养需用此法培养，该法的关键是去除培养基和培养环境中的氧气，创造一个无氧的环境，通常要密闭培养。常用的方法有：

① 生物学方法　将动物或植物的新鲜组织加入到培养基中，利用新鲜组织的呼吸作用消耗培养基内和环境中的氧气，达到一个无氧的环境，如将凡士林浇在接有厌氧菌的疱肉培养基表面，其中的肉渣可吸收培养基中的氧气，表层的凡士林可隔绝空气中的氧气继续进入培养基。

② 化学方法　利用还原性强的化学物质吸收培养基或环境中的氧，如将硫乙醇酸钠加入到液体培养基中，再隔绝培养基与外界空气接触，即可得到无氧的环境。

③ 物理方法　是以密封抽气和换气（H_2、CO_2、N_2）的方式达到厌氧状态，如利用厌氧培养箱，可自动调节抽气、充气、厌氧环境和温度等。

3. CO_2 培养法

最简单的方法是使用 CO_2 培养箱。若没有这种设备，可在放有培养物的带盖的玻璃缸内放入一根点燃的蜡烛，当蜡烛熄灭时，该缸内的 CO_2 浓度约为 $5\%\sim10\%$。初次分离培养的脑膜炎球菌、布鲁杆菌等少数细菌，需要补充 $5\%\sim10\%CO_2$。

五、微生物在培养基中的生长现象

1. 微生物在普通固体培养基中的生长现象

（1）菌落　菌落是固体培养基上由单个微生物细胞繁殖而成的肉眼可见的集团。菌落特征包括（图 3-24、图 3-25）：

① 大小　菌落的大小，规定用毫米（mm）表示，一般不足 1mm 者为露滴状菌落；$1\sim2$mm 者为小菌落；$2\sim4$mm 者为中等大菌落；$4\sim6$mm 或更大者称为大菌落或巨大菌落。

② 形态　菌落的外形有点状、圆形、丝状、不规则、假根状、纺锤形。

③ 边缘　菌落边缘有整齐、锯齿状、波状、叶状、虫蚀状、放射状等。

④ 表面性状　表面有平滑、粗糙、皱褶等。

⑤ 隆起度　表面有扁平、拱起、隆起、轻度隆起、脐突状、凹陷状等。

⑥ 颜色　无色、灰白色、浅黄色、金黄色、草绿色、黑色、红色等。

⑦ 透明度　有透明、半透明、不透明。

⑧ 光泽度　即菌落是否光泽。

⑨ 质地　黏液状、膜状、油脂状、干燥或湿润等。

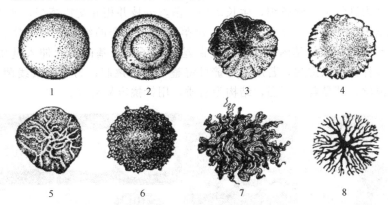

图 3-24　菌落的形态、边缘和表面构造

1—圆形，边缘整齐，表面光滑；2—圆形，边缘整齐，表面有同心圆；3—圆形，叶状边缘，表面有放射状皱褶；
4—圆形，锯齿状边缘，表面较不光滑；5—不规则形，波浪状边缘，表面有不规则皱纹；
6—圆形，边缘残缺不全，表面呈颗粒状；7—毛状；8—根状

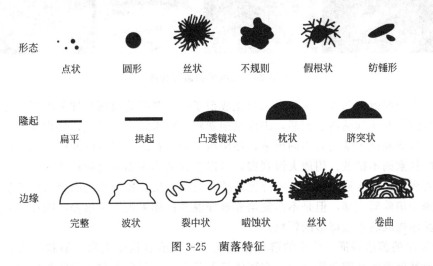

图 3-25　菌落特征

　　不同的菌种其菌落特征是不同的，同一菌种因为不同的生活条件形成的菌落特征也会有差异，但是同一菌种在相同的培养条件下所形成的菌落特征是一致的。所以，菌落的形态特征对菌种的鉴定有重要的意义。菌落还可用于微生物分离、纯化、计数、选种和育种等一系列工作。

　　（2）细菌、放线菌、霉菌及酵母菌的菌落特征　菌落的特征是鉴定细菌、放线菌、酵母菌、霉菌等各类微生物的重要形态学指标，在实验室和生产实践中有重要的意义。

　　① 细菌的菌落特征　细菌的菌落一般较小、较薄、质地均匀、易挑起、正反面颜色相同。不同的细菌形成的菌落大小、形状、颜色、边缘、透明度、湿润度、表面光泽、黏稠度有所差异。

　　菌落的特征与细菌个体的形态、生理特性有关。例如，无鞭毛、不能运动的细菌，尤其是球菌通常为较小、较厚、边缘圆整的半球状菌落；具有鞭毛能运动的细菌一般形成大而平坦、边缘多缺（甚至为树根状）、不规则的菌落；有荚膜的细菌，会长出大型、透明、蛋清状的菌落等。

　　② 放线菌的菌落特征　放线菌因为菌落呈放射状而得名，放线菌的菌落由菌丝体和孢

子组成。所谓菌丝体，就是由菌丝相互缠绕而形成的形态结构。放线菌的菌落特征介于细菌和霉菌之间，因为其气生菌丝较细，生长缓慢，菌丝分枝并相互交错缠绕，所以形成的菌落质地硬而且致密，菌落较小，不广泛延伸；菌落表面呈紧密的绒状，或坚实、干燥、多皱（图 3-26）。大部分放线菌具基内菌丝、气生菌丝和孢子丝，基内菌丝伸入基质。菌落紧贴培养基表面，接种针难以挑起，若用接种铲可将整个菌落挑起；另一类放线菌（如诺卡菌）不形成大量的菌丝，其黏着力不强，结构为粉质，用针挑容易粉碎。

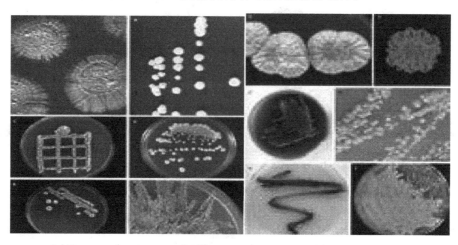

图 3-26　放线菌的菌落特征

　　幼龄放线菌菌落因为气生菌丝尚未分化成孢子丝，其菌落表面与细菌难以区分。当孢子丝形成大量孢子并布满菌落表面后，表面呈现絮状、粉末状或颗粒状，呈现典型放线菌菌落特征；由于菌丝和孢子常具有不同色素，使菌落正面、背面呈现不同颜色。水溶性色素可扩散，脂溶性色素则不扩散。用放大镜观察，可以看到菌落周围具放射状菌丝。

　　若将放线菌接种于液体培养基内静置培养，则会在培养器壁和液面处形成斑状或膜状菌落，或沉降于培养器底部，但是不会使培养液变混浊；如采用振荡培养，则在培养液中形成由较短菌丝体构成的近似球形的颗粒。

　　③ 酵母菌的菌落特征　典型的酵母菌都属于单细胞真核微生物，细胞间没有分化。与细菌相比，酵母菌的细胞较粗且短；在固体培养基表面，其菌落与细菌的相类似，一般比较湿润，表面较光滑，容易挑起，菌落质地均匀，正面与反面以及边缘与中央部位的颜色较一致。但由于酵母菌的细胞比细菌大，细胞内有许多分化的细胞器等，所以酵母菌菌落较大、较厚、外观较稠和不透明等，有别于细菌的菌落。酵母菌菌落的颜色也与细菌不同，酵母菌颜色多以乳白色或矿烛色为主，只有少数为红色，个别为黑色。另外，凡不产假菌丝的酵母菌，其菌落更为隆起，边缘极为圆整，而能产生大量假菌丝的酵母其菌落较扁平，表面和边缘较粗糙。

　　酵母菌在液体培养基中，有些位于培养液的底部并产生沉淀，有些位于培养液中并均匀分布，有些则在培养液的表面形成菌膜或菌醭，且不同种类的酵母形成菌膜和菌醭的厚度不同，有时甚至变干、变皱。

　　④ 霉菌的菌落特征　霉菌的菌落有明显的特征，外观上很易辨认：菌落较大，质地疏松，外观干燥，不透明，呈现或松或紧的蛛网状、绒毛状、棉絮状或毡状；菌落与培养基间的连接紧密，不易挑取，菌落正面与反面的颜色、构造，以及边缘与中心的颜色、构造常不一致等（图 3-27～图 3-30）。菌落的这些特征都是细胞（菌丝）特征在宏观上的反映。由于

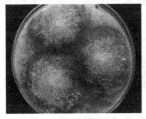 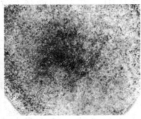 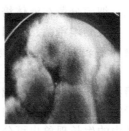 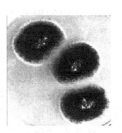

图 3-27　总状毛霉菌的菌落　图 3-28　黑根霉菌的菌落　图 3-29　青霉菌的菌落　图 3-30　黑曲霉菌的菌落

霉菌的细胞呈丝状，在固体培养基上生长时又有营养菌丝和气生菌丝的分化，所以霉菌的菌落与细菌或酵母菌不同，较接近放线菌。

菌落正反面颜色呈现明显差别，其原因是：由气生菌丝分化出来的子实体和孢子的颜色，往往比深入在固体基质内的营养菌丝颜色深；而菌落中心与边缘的颜色、结构不同的原因是：越接近菌落中心的气生菌丝其生理年龄越大，故颜色比菌落边缘的气生菌丝颜色要深。

（3）菌苔　在固体培养基表面上，形成的菌落没有分开，互相粘连在一起，密集如苔，故称菌苔（图 3-31）。

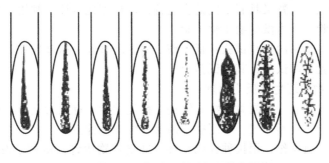

图 3-31　细菌在斜面培养基中的菌苔特征

2. 微生物在半固体培养基中的生长现象

细菌在半固体培养基中典型的生长现象有以下两种（图 3-32）：

（1）有鞭毛的细菌　除了沿穿刺线生长外，在穿刺线两侧也可见羽毛状或云雾状混浊生长。

（2）无鞭毛的细菌　只沿穿刺线成明显的线状生长，穿刺线两边的培养基仍然澄清透明。

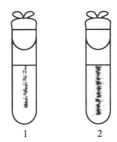 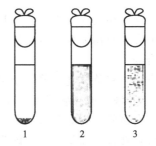

图 3-32　微生物在半固体培养基中的生长现象　　　图 3-33　微生物在液体培养基中的生长现象

1—没鞭毛的细菌；2—有鞭毛的细菌　　　　　　　1—沉淀；2—菌膜；3—混浊

3. 微生物在液体培养基中的生长现象

细菌在液体培养基中典型的生长现象有以下三种（图 3-33）：

（1）均匀混浊生长　细菌分散在液体培养基中，清亮的液体培养基变混浊，是大多数兼性厌氧菌的生长现象，如大肠埃希菌、沙门菌、金黄色葡萄球菌。

（2）液面菌膜　培养基表面一层膜状物，这是专性需氧菌的生长形成的，如枯草芽孢杆菌。

（3）沉淀生长　培养基底部可见絮状或渣样沉淀，上部基本澄清，见于厌氧菌及少数呈链状生长的细菌，如炭疽杆菌、链球菌在肉汤培养基中的生长。

真菌在液体培养基中的生长现象也可分成以上三种，其中酵母较多成沉淀生长，部分丝状真菌也能漂浮在液体表面生长，形成一层绒毛状的菌层。

六、微生物的生理生化反应

微生物的生理生化特征与其酶和调节蛋白质的本质和活性直接相关，酶及蛋白质都是基因产物。所以，对微生物生理生化特征的比较也是对微生物基因组的间接比较，而且测定生理生化特征比直接分析基因组要容易得多，因此生理生化特征对于微生物的系统分类仍然是有意义的。在以实用为主要目的的表型分类中，大量原核生物的属和种，仅仅根据形态学特征是难以区分和鉴别的，故生理生化特征往往是各应用领域中重要细菌分类鉴定的依据。

1. 生理生化反应概述

各种微生物具有各自独特的酶系统，因而在代谢过程中所参与的物质分解和合成代谢的产物也不同，这些代谢产物又具有不同的生化特征。根据此特征，利用生物化学方法来鉴定不同的微生物的试验，称为微生物生化试验。

药品微生物检验常用的生化试验包括：糖、醇发酵试验；氨基酸和蛋白质代谢试验；碳源、氮源的利用试验；酶试验；其他试验。

2. 常用的微生物生理生化反应原理

（1）糖、醇发酵试验　不同微生物分解利用糖类的能力有很大差异，或能利用或不能利用，能利用者，或产气或不产气。可用指示剂及发酵管检验。

试验方法：以无菌操作，用接种针或环移取纯培养物少许，接种于发酵液体培养基管，若为半固体培养基，则用接种针作穿刺接种。接种后，置（36±1）℃培养，每天观察结果，检视培养基颜色有无改变（产酸），小倒管中有无气泡，微小气泡亦为产气阳性；若为半固体培养基，则检视沿穿刺线和管壁及管底有无微小气泡，有时还可看出接种菌有无动力，若有动力，培养物可呈弥散生长。

本试验主要是检查细菌对各种糖、醇和糖苷等的发酵能力，从而进行各种细菌的鉴别，因而每次试验，常需同时接种多管。一般常用的指示剂为酚红、溴甲酚紫、溴百里酚蓝和An-drade指示剂。

（2）吲哚（Indole）试验（靛基质试验）　某些细菌能分解蛋白胨中的色氨酸，生成吲哚。吲哚的存在可用显色反应表现出来。吲哚与对二甲基氨基苯甲醛结合，形成玫瑰吲哚，为红色化合物。

试验方法：将待试纯培养物小量接种于蛋白胨水培养基，于（36±1）℃培养24h时后，取约2mL培养液，加入靛基质试剂2～3滴，轻摇试管，呈红色为阳性；或先加少量乙醚或二甲苯，摇动试管以提取和浓缩靛基质，待其浮于培养液表面后，再沿试管壁徐缓加入靛基质试剂数滴，在接触面呈红色，即为阳性。

实验证明靛基质试剂可与17种不同的靛基质化合物作用而产生阳性反应，若先用二甲苯或乙醚等进行提取，再加试剂，则只有靛基质或5-甲基靛基质在溶剂中呈现红色，因而结果更为可靠。

（3）甲基红（Methyl Red，MR）试验　肠杆菌科各菌属都能发酵葡萄糖，在分解葡萄糖过程中产生丙酮酸,进一步分解中,由于糖代谢的途径不同,可产生乳酸、琥珀酸、醋酸和甲酸等大量酸性产物,可使培养基 pH 值下降至 pH4.5 以下,使甲基红指示剂变红。

试验方法:挑取新的待试纯培养物少许,接种于葡萄糖蛋白胨水培养基中,于(36±1)℃培养 3~5 天,从第 2 天起,每日取培养液 1mL,加甲基红指示剂 1~2 滴,至发现阳性或至第 5 天仍为阴性,即可判定结果(阳性呈鲜红色,弱阳性呈淡红色,阴性为黄色)。

甲基红为酸性指示剂,pH 范围为 4.4~6.2。故在 pH5.0 以下,随酸度增大而增强红色,在 pH5.0 以上,则随碱度增大而增强黄色,在 pH5.0 或上下接近时,可能变色不够明显,此时应延长培养时间,重复试验。

(4) V-P 试验(乙酰甲基甲醇试验) 某些细菌在葡萄糖蛋白胨水培养基中能分解葡萄糖产生丙酮酸,丙酮酸缩合,脱羧成乙酰甲基甲醇,后者在强碱环境下,空气中被氧化为二乙酰,二乙酰与蛋白胨中的胍基生成红色化合物,称 V-P(+)反应。

试验方法:将试验菌接种于磷酸盐葡萄糖蛋白胨水培养基中,于(36±1)℃培养 48h,于 2mL 培养液先加入 6% α-萘酚乙醇溶液 1mL,再加 40% 氢氧化钾(可用 40% 氢氧化钠代替)0.4mL,摇动 2~5min,阳性菌常立即呈现红色;若无红色出现,静置于室温或(36±1)℃恒温箱,如 4h 内仍不显现红色,可判定为阴性(阴性反应为黄色或铜色)。

(5) 枸橼酸盐(Citrate)利用试验 枸橼酸盐培养基中的枸橼酸盐为细菌利用的唯一碳源。一般细菌因不能分解枸橼酸盐取得碳源,故不能在此培养基上生长。但有的细菌如产气杆菌,可分解利用枸橼酸盐而取得碳源,在此培养上能生长。枸橼酸盐分解后,可产生碱性的碳酸盐,使培养基转为碱性。培养基中的溴麝香草酚蓝指示剂使培养基由绿色变为深蓝色,此为枸橼酸盐利用试验阳性。

以无菌操作技术,分别将大肠埃希菌、产气杆菌接种于枸橼酸盐琼脂斜面培养基,置 37℃恒温箱培养 24h,观察结果。

(6) 硫化氢(H₂S)试验 有些细菌可分解培养基中含硫氨基酸或含硫化合物,而产生硫化氢气体,硫化氢遇铅盐或低铁盐可生成黑色沉淀物。

试验方法:在含有硫代硫酸钠等指示剂的培养基中,沿管壁穿刺接种,于(36±1)℃培养 24~28h,培养基呈黑色为阳性;阴性应继续培养至 6 天。

也可用醋酸铅纸条法:将待试菌接种于一般营养肉汤,再将醋酸铅纸条悬挂于培养基上空,以不会被溅湿为适度;用管塞压住置(36±1)℃培养 1~6 天。纸条变黑为阳性。

(7) 三糖铁(TSI)琼脂试验 试验方法:以接种针挑取待试菌可疑菌落或纯培养物,穿刺接种并涂布于斜面,置(36±1)℃培养 18~24h,观察结果。

本试验可同时观察乳糖和蔗糖发酵产酸或产酸产气(变黄);产生硫化氢(变黑)。葡萄糖被分解产酸可使斜面先变黄,但因量少,生成的少量酸因接触空气而氧化,加之细菌利用培养基中含氮物质,生成碱性产物,故使斜面后来又变红,底部由于是在厌氧状态下,酸类不被氧化,所以仍保持黄色。

(8) MUG-葡萄糖醛酸苷酶试验 细菌的葡萄糖醛酸苷酶在碱性条件下,作用于 4-甲基伞形酮-β-D-葡萄糖醛酸苷(4-methylumbelliferyl-β-D-glucuronide,简称 MUG)的 β-葡萄糖醛酸苷键,使其水解,释放的 4-甲基伞形酮在 366nm 紫外灯下产生蓝白色荧光。

Kilion 和 Bulow 于 1976 年报道了 97% 的大肠埃希菌、10% 的沙门菌以及少量的志贺菌具有 β-葡萄糖醛酸苷酶。中国药品生物制品检定所组织测试不同来源的 591 株大肠埃希菌,MUG 阳性率为 94.7%。

将 MUG 与 Indole 试验结合,用 EMB 琼脂平板分离,辅以 IMViC 试验,这一改进,在理论上使大肠埃希菌的检出率达到 99%。绝大部分样本从混合菌中检查大肠埃希菌,无须分离、纯化。本法的检验周期短，一般在 24～48h 可报告结果。

① 方法与结果　取试验菌的固体培养物，或胆盐乳糖增菌液或营养肉汤培养液 0.2mL，接种至 MUG 培养基中，置（36±1）℃培养 4～24h，将培养管置 366nm 紫外灯下约 5cm 处，以未接种培养物的 MUG 培养基作空白对照，观察有无蓝白色荧光。空白对照管应无蓝白色荧光，试验管出现蓝白色荧光为阳性反应。观察荧光后再加入靛基质试剂观察靛基质反应，上述反应皆为阳性反应，即可判定待检菌为大肠埃希菌。

② 注意事项　试验用试管应事先检测，在 366nm 紫外灯下无荧光产生者，方可应用。配制 MUG 培养基时，必须校正 pH 值，灭菌后 pH 值不得超过 7.4。否则 pH 值偏高，MUG 管本身显荧光。

（9）淀粉水解试验　某些细菌可以产生分解淀粉的酶，把淀粉水解为麦芽糖或葡萄糖。淀粉水解后，遇碘不再变蓝色。

试验方法：以 18～24h 的纯培养物，涂布接种于淀粉琼脂斜面或平板（一个平板可分区接种，试验数种培养物）或直接移于淀粉肉汤中，于（36±1）℃培养 24～48h，或于 20℃ 培养 5 天；然后将碘试剂直接滴浸于培养基表面，若为液体培养物，则加数滴碘试剂于试管中。

立即检视结果，阳性反应（淀粉被分解）为琼脂培养基呈深蓝色，菌落或培养物周围出现无色透明环，或肉汤颜色无变化；阴性反应则无透明环或肉汤呈深蓝色。

淀粉水解系逐步进行的过程，因而试验结果与菌种产生淀粉酶的能力、培养时间、培养基含有淀粉量和 pH 等均有一定关系。培养基 pH 必须为中性或微酸性，以 pH7.2 最适合。淀粉琼脂平板不宜保存于冰箱，因而以临用时制备为妥。

（10）硝酸盐（Nitrate）还原试验　有些细菌具有还原硝酸盐的能力，可将硝酸盐还原为亚硝酸盐、氨或氮气等。亚硝酸盐的存在可用硝酸试剂检验。

试验方法：临试前将 A 试液（磺胺酸冰醋酸溶液）和 B 试液（α-萘胺乙醇溶液）各 0.2mL 等量混合，取混合试剂约 0.1mL，加于液体培养物或琼脂斜面培养物表面，立即或于 10min 内呈现红色即为试验阳性，若无红色出现则为阴性。

用 α-萘胺进行试验时，阳性红色消退很快，故加入后应立即判定结果。进行试验时必须有未接种的培养基管作为阴性对照。α-萘胺具有致癌性，故使用时应加以注意。

（11）明胶（Gelatin）液化试验　有些细菌具有明胶酶（亦称类蛋白水解酶），能将明胶先水解为多肽，又进一步水解为氨基酸，失去凝胶性质而液化。

① 试验方法　挑取 18～24h 待试菌培养物，以较大量穿刺接种于明胶高层约 2/3 深度或点种于平板培养基，于 20～22℃培养 7～14 天；明胶高层亦可培养于（36±1）℃。

② 结果　每天观察，若因培养温度高而使明胶本身液化时应不加摇动，静置冰箱中待其凝固后，再观察其是否被细菌液化，如确被液化，即为试验阳性。平板试验结果的观察为在培养基平板点种的菌落上滴加试剂，若为阳性，10～20min 后，菌落周围应出现清晰带环；否则为阴性。

（12）尿素酶（Urease）试验　有些细菌能产生尿素酶，将尿素分解，产生 2 个分子的氨，使培养基变为碱性，酚红呈粉红色。尿素酶不是诱导酶，因为不论底物尿素是否存在，细菌均能合成此酶。其活性最适 pH 为 7.0。

试验方法：挑取 18～24h 待试菌培养物大量接种于液体培养基管中，摇匀，于（36±1）℃培养 10min、60min 和 120min，分别观察结果；或涂布并穿刺接种于琼脂斜面，不要到达底部，留底部作变色对照，培养 2h、4h 和 24h 分别观察结果，如阴性应继续培养至 4 天，作最终判定，变为粉红色则为阳性。

（13）氧化酶（Oxidase）试验　氧化酶亦即细胞色素氧化酶，为细胞色素呼吸酶系统的终末呼吸酶，氧化酶先使细胞色素 C 氧化，然后此氧化型细胞色素 C 再使对苯二胺氧化，产生颜色反应。

试验方法：在琼脂斜面培养物上或血琼脂平板菌落上滴加试剂 1～2 滴，阳性者 Kovacs 试剂呈粉红色至深紫色，Ewing 改进试剂呈蓝色；阴性者无颜色改变。

应在数分钟内判定试验结果。

七、菌种退化与菌种保藏

菌种是世界上的重要自然资源，尤其是优良的工业生产菌种是由野生型菌种经过诱变育种、杂交育种、代谢工程等育种方法筛选得到的，其获得非常不易，往往要花费很长的时间和大量的人力、物力。但微生物菌种在传代繁殖和保藏过程中会出现退化现象，所以，在科研和生产中应该设法减少菌种的退化和死亡。菌种保藏是一项重要的工业微生物学基础工作，其目的是保证菌种经过较长时间保藏后仍然保持较强的生活力，不被其他杂菌污染，且形态特征和生理性状应尽可能不发生变异，以便今后长期使用。

1. 菌种退化

菌种退化是指生产菌种或优良菌种由于传代或保藏之后，群体中的某些生理特征或形态特征逐渐减退或消失，如生产菌株生产性状的劣化、遗传标记的丢失、典型性状变得不典型等。菌种退化是一个由量变到质变的逐渐演化过程。开始时，在微生物群体中仅出现个别负变细胞，随着连续传代，负变细胞开始增多，最后在群体中占了优势，导致产量下降和优良性状丧失。

（1）菌种退化的原因

① 基因突变是引起菌种退化的主要原因　微生物在移种传代过程中会发生自发突变，这些突变包括高产菌株的回复突变和产生新的负变菌株，它们都是低产菌株。开始时，这些突变菌株在群体中所占的比例很小，但由于这些低产菌株的生长速度往往大于高产菌株，所以经过传代后，它们在群体中的数量逐渐增多，直至占优势，表现为退化现象。

② 连续传代可加速菌种退化　微生物自发突变都是通过繁殖传代发生的，移种代数越多，发生突变的概率就越高。另外，基因突变在开始仅发生在个别细胞，如果不传代，个别低产细胞不会影响群体的表型。只有通过传代繁殖后，低产细胞才能在数量上占优势，使群体表型发生变化，导致菌种退化。

③ 不良的培养条件和保藏条件可引起菌种退化　培养基和培养条件如温度、湿度、pH 值、O_2 等也会影响菌种退化，尤其是高温对菌种非常不利，这可能与高温容易使某些酶失活和容易引起质粒脱落有关。不良的保藏条件也会引起菌种退化，保藏条件要求隔绝氧、干燥、低温。

（2）菌种退化的防止　遗传是相对的，变异是绝对的，所以菌种退化是不可避免的。因此，要采取积极措施防止菌种退化。为了防止菌种退化，需要采取以下措施：

① 尽量减少传代　连续传代是加速菌种退化的直接原因，因此要防止菌种退化，首先要减少传代次数。要尽量避免不必要的传代，并将必要的传代降到最低限度。

② 用单核细胞和单菌落移种传代　放线菌和霉菌的菌丝细胞是多核的，其中也可能存在异核体或部分二倍体，所以，用菌丝接种、传代易产生分离现象，会导致菌种退化。要用单核的孢子进行移种，最好选用单菌落的孢子进行传代，因为单菌落是由单个孢子发育而形成的，其遗传特性一致，不会发生分离现象。

③ 经常进行菌种纯化　所谓菌种纯化就是对菌种进行自然分离。首先将菌种制成单细胞或单孢子悬浮液，经稀释后将其涂布于琼脂平板上培养，待平板上单菌落培养成熟后挑取

单菌落移种斜面，再经摇瓶试验后测定其生产能力，从中选出高水平的菌种。

④ 采用良好的培养基和培养条件 培养基和培养条件可以从多方面影响菌种的性状，因此，为了防止菌种退化，要选择合适的培养基和培养条件。

⑤ 采用科学的保藏方法 在菌种保藏过程中也会发生菌种退化现象，尤其是不良的保藏条件更易引起菌种退化。因此，要采用科学和有效的菌种保藏方法，以防止菌种优良性状的退化。

（3）菌种的复壮 菌种退化是不可避免的，如果生产菌种已经退化，就要及时对已退化的菌种进行复壮，使优良性状得以恢复。

从菌种退化的演化过程看，开始时所谓纯的菌株实际上已包含了很少的衰退细胞，到菌种退化时，虽然群体中大部分是衰退细胞，但仍有少数尚未衰退的细胞存在。因此，可以通过自然分离的方法将那些尚未衰退的细胞从群体中分离出来，使菌种的优良性状得以恢复，这就是菌种复壮。

但是，这种在菌种已退化的情况下通过自然分离的方法将少数尚未衰退的个体从退化的群体中分离出来以恢复菌种原有优良性状的复壮方法，是一种消极的措施。积极的措施应该是在菌种的生产性能尚未退化前，经常进行自然分离，以保持菌种的生产性能稳定，同时也有可能使菌种的生产性能得到进一步的改进或提高。

2. 菌种保藏

菌种保藏要求不受杂菌污染，使退化和死亡降低到最低限度，从而保持纯种和优良性能。菌种保藏的基本原理是抑制菌种的代谢活动，使菌种处于休眠状态，停止繁殖，以减少菌种的变异。为此，一个良好的保藏方法就要为菌种创造适合其长期休眠的环境条件，如干燥、低温、缺氧、缺乏营养、添加保护剂等。常用的菌种保藏方法有斜面低温保藏法、液体石蜡保藏法、沙土保藏法、麸皮保藏法、冷冻干燥保藏法、低温保藏法、液氮超低温保藏法等。

（1）斜面低温保藏法 斜面低温保藏法是将菌种接种于斜面培养基上培养，培养成熟后置于4℃冰箱中保藏。斜面低温保藏法是一种短期的菌种保藏方法，广泛适用于细菌、放线菌、酵母菌和霉菌。

影响斜面低温保藏法的因素很多，归纳起来，主要有保藏培养基和保藏条件两个方面。保藏培养基一般要求营养成分相对贫乏些，氮源略高而碳源较低，以减少 pH 值下降。保藏条件要求冰箱温度控制在4℃左右，每1～3个月移接一次，传代次数不超过3～4次。

斜面低温保藏法的缺点是斜面在保藏期间菌种的生长繁殖没有完全停止，存在自发突变的可能；在斜面转接过程中，易发生退化、污染；斜面在保藏期间，培养基中的水分易蒸发，导致渗透压增大，易引起菌种衰退、死亡。

用斜面低温保藏法保藏菌种时，在斜面培养结束后，用无菌的橡皮塞代替棉塞，可以避免水分散发并且能隔氧，能适当延长斜面菌种的保藏期。

（2）液体石蜡保藏法 液体石蜡保藏法是当菌种在斜面上长好后，将灭过菌并已将水分蒸发掉的液体石蜡倒入斜面，石蜡层高于斜面末端 1cm，使培养物与空气隔绝，并防止水分蒸发，所以，能延长保藏时间。液体石蜡保藏法的缺点是必须直立放在4℃冰箱内，占据较大空间，保藏期1～2年。

液体石蜡保藏法的应用较广，特别适用于在固体培养基上不能形成孢子的丝状担子菌，但不适合能以石蜡为碳源或对石蜡敏感的菌种。

（3）干燥保藏法 不少微生物能产生孢子或芽孢，孢子或芽孢处于休眠状态，在干燥环境中抵抗力强，不会死亡。根据这一原理，可以把孢子或芽孢接种到适宜的载体上，人为地创造一个干燥的环境来保藏菌种。可以作为菌种干燥保藏的载体有沙土、麸皮、滤纸、硅胶等，这些载体对微生物起到一定的保护作用。干燥保藏法是将接有孢子或芽孢的载体经真空干燥后置于低温下保藏。

①沙土保藏法　沙土保藏法是使微生物吸附在沙土上进行保藏，适用于产孢子的霉菌、放线菌和产芽孢的细菌。其制备方法是：将沙与土洗净、烘干、过筛，按 1∶1 或 3∶2 的比例混合均匀，分装入小试管中约 1cm 高度，121℃间歇灭菌三次；然后，将斜面孢子制成孢子悬液接入沙土管中或将斜面孢子刮下与沙土混合，抽真空并封口，制备好的沙土管放入干燥器内，置于 4℃冰箱中保藏。保藏期一般为 1～2 年，有的可达 10 年。

沙土保藏法的优点是操作较简单，使用方便，可反复多次使用。其缺点是微生物的新陈代谢没有完全停止，易引起菌种退化变异。

②麸皮保藏法　将麸皮与水或其他培养基成分以一定的比例拌匀，水或培养液与麸皮的比例为 1∶(0.8～1.5)，具体按照不同菌种对水分要求不同而定。将拌匀的麸皮分装在试管或安瓿管等容器中，并进行高温灭菌，装入的麸皮应保持疏松。然后将菌种的孢子液接入，混匀，并在适宜温度下培养，直至长出菌丝。最后将培养好的试管或安瓿管放在干燥器中干燥，干燥结束后置于冰箱冷藏室保藏。

麸皮保藏法操作较简单，菌种保藏时间长，不易退化，适合于产孢子的霉菌或放线菌。

(4) 冷冻干燥保藏法　冷冻干燥保藏法需用灭菌脱脂牛奶或灭菌血清作为保护剂，用它洗下在斜面上长好的菌体，做成菌悬液，装入安瓿中，在 -30℃以下快速冻结成固体，并抽真空使水分升华至干燥为止，最后将安瓿熔封，放 4℃冰箱中保藏。

冷冻干燥法保藏的菌种，使用时可在无菌环境下开启安瓿进行复水培养。可用锉刀在安瓿上部横锉一道痕迹，再用烧热的玻棒置痕迹处，安瓿壁即出现裂纹。也可将安瓿上部置酒精灯上烧热，用冷的无菌水或培养基滴在痕迹处使其崩裂而打开安瓿。将无菌的培养基注入安瓿中，溶解干燥的样品，摇匀，用无菌吸管取出悬液并移入适宜的培养基中培养。

冷冻干燥保藏法同时具备干燥、低温和缺氧三个菌种保藏条件，具有变异少、保存时间长 (5～15 年)、输送和贮存方便等优点，是目前菌种保藏的较好的方法之一。该法适用范围广，适合于大多数细菌、放线菌、病毒 (噬菌体)、立克次体、霉菌和酵母菌等。

(5) 低温保藏法　低温保藏法是将孢子或菌丝悬于保护剂 (甘油或牛奶) 后，直接置于低温冰箱 (-25℃以下) 保存。甘油用前置于小锥形瓶中，塞上棉塞，外包牛皮纸，以 121℃蒸汽灭菌 20min。

在实际工作中，常将拟保藏菌种培养至对数期的培养液直接与灭过菌的甘油混合，并使甘油的终浓度在 10%～15%，再分装于小试管中，置低温冰箱中保藏。基因工程菌常采用本法保藏。

此法对微生物的损伤较小，适用于各种类型微生物。缺点是由于断电或机械故障可使菌种融化而死亡。

(6) 液氮超低温保藏法　液氮超低温保藏法常以甘油或二甲亚砜为保护剂，将菌种悬浮液封存于圆底安瓿管或塑料管的液氮保藏管 (材料应能耐受较大温度骤然变化) 内，直接放到 -150～-196℃液氮罐或液氮冰箱中保藏。

由于微生物在 -130℃以下新陈代谢处于停止状态，在此温度下，微生物处于休眠状态，可减少变异或死亡。因此，此法保藏效果好，保存期长 (可达 20 年以上)，是被公认的目前最有效的菌种长期保藏技术之一，也是适用范围最广的菌种保藏法。除了少数对低温损伤敏感的微生物外，几乎所有微生物都可采用液氮超低温保藏法。此法的另一大优点是可使用各种培养形式的微生物进行保藏，无论是孢子或菌体、液体培养物或固体培养物均可采用该保藏法。其缺点是需配备超低温液氮设备，且液氮消耗较多，操作费用较高。

在以上所述的菌种保藏方法中，以斜面低温保藏法、液体石蜡保藏法最为简单；沙土保藏法、麸皮保藏法、低温保藏法次之；冷冻干燥保藏法和液氮超低温保藏法最为复杂，但其保藏效果最好。应用时，可根据实际需要选用。

3. 菌种保藏机构

（1）中国的菌种保藏机构　我国于1979年成立了中国微生物菌种保藏管理委员会，其任务是促进我国微生物菌种保藏的合作、协调与发展，以便更好地利用微生物资源，为我国的经济建设、科学研究和教育事业服务。该委员会下设六个菌种保藏管理中心：普通微生物菌种保藏管理中心（CCGMC），农业微生物菌种保藏管理中心（ACCC），工业微生物菌种保藏管理中心（CICC），医学微生物菌种保藏管理中心（CMCC），抗生素菌种保藏管理中心（CACC），兽医微生物菌种保藏管理中心（CVCC）。

除上述保藏单位外，我国还有许多从事微生物研究，并保藏有一定数量专用微生物菌种的科研单位和大专院校。

我国菌种保藏多采用三种方法，即斜面低温保藏法、液体石蜡保藏法、冷冻干燥保藏法。对放线菌另加沙土保藏法，对霉菌另加麸皮保藏法等。

（2）美国标准菌株保藏中心（ATCC）　又称美国典型菌种收藏所，仅采用两种最有效的保藏方法，即冷冻干燥保藏法和液氮超低温保藏法，以达到最大限度地减少传代次数，避免菌种变异和衰退的目的。

思　考　题

1. 微生物所需的五大营养要素是什么？

2. 细菌、放线菌、酵母菌、霉菌生长繁殖的条件分别是什么？

3. 微生物生长曲线各阶段有哪些主要特点？其对工业生产有哪些指导意义？

4. 什么是培养基？培养基应具备的条件有哪些？

5. 培养基有哪些种类？

6. 什么是无菌操作技术？微生物实验中，什么时候用到无菌操作技术？

7. 微生物接种环境有什么要求？常用的接种方法有哪些？

8. 微生物的培养方法有哪些？

9. 简述微生物在鉴别培养基中的生长现象。

10. 什么是灭菌、消毒、防腐？什么是"无菌状态"？

11. 常用的消毒、灭菌方法有哪些？

12. 简述常见细菌的生化反应及其鉴别作用。

13. 什么是菌种衰退？菌种衰退的原因有哪些？如何防止菌种衰退？

14. 什么是菌种复壮？怎样进行复壮？

15. 试述菌种保藏的目的和基本原理。

16. 菌种保藏主要有哪些方法？试就方法的繁简、保藏效果、保藏对象、保藏原理及保藏期等方面对各种保藏方法列表进行比较。

17. 为什么采用斜面低温保藏法菌种较易发生衰退（相对其他保藏法而言）？但为什么实际工作中还较多地被采用？

18. 2010年版《药品生产质量管理规范》（GMP）中指出：洁净室应定期消毒，消毒剂的品种应定期更换。请思考：

（1）如何除去洁净室（区）空气中的微生物？

（2）洁净室（区）地板、墙壁、天花板常用哪些消毒剂消毒？

（3）直接接触药品的设备表面和药品生产人员的手部用什么消毒剂消毒？

19. 请写出用甲醛熏蒸消毒洁净室（区）的操作过程。

项目四 抗生素的微生物检定

学习目标

【能力目标】

能根据最新版《中华人民共和国药典》和《中国药品检验标准操作规范》的要求，并用二剂量法测定抗生素的效价，正确填写检验原始记录和书写报告单。

【知识目标】

1. 熟悉药物体外抗菌试验的主要方法。
2. 掌握抗生素的效价和单位的基本概念及表示方法。

学习情境

某药品生产企业小容量注射剂车间生产了一批硫酸妥布霉素注射液，规格 2mL：80mg（8 万单位），请问如何检查药品的含量是否符合要求？如何正确填写检验原始记录和书写检验报告单？

项目实施

任务　硫酸妥布霉素注射液效价的微生物检定（二剂量管碟法）

1. 材料

（1）药品

① 待检品　硫酸妥布霉素注射液，规格为 2mL：80mg（8 万单位）。

② 妥布霉素标准品　购于中国食品药品检定研究所。

（2）检定用标准菌种　枯草芽孢杆菌［CMCC（B）63501］。取枯草芽孢杆菌的营养琼脂斜面培养物，接种于盛有营养琼脂培养基的培养瓶中，在 30～35℃培养 7 日，用革兰染色法涂片镜检，应有芽孢 85％以上。用灭菌水将芽孢洗下，在 65℃加热 30min，即得枯草芽孢杆菌悬液，备用。

（3）培养基及试剂

① 抗生素微生物检定用培养基 I　胨 5g，牛肉浸出粉 3g，磷酸氢二钾 3g，琼脂 15～20g，水 1000mL。调节 pH 值使灭菌后为 7.8～8.0，在 115℃灭菌 30 分钟。

② 灭菌磷酸盐缓冲液（pH7.8）　取磷酸氢二钾 5.59g 与磷酸二氢钾 0.41g，加水使成 1000mL，过滤。115℃灭菌 30min，备用。

（4）玻璃器皿

① 平皿　硬质玻璃或塑料培养平皿，内径 90mm，高 16～17mm，皿底厚薄均匀、水平，无气泡。

② 灭菌刻度吸管　吸口处塞入脱脂棉（应松动，透气）。

③ 容量瓶　按"玻璃器皿检定规程"进行标定，要符合一等品规定。

④ 毛细滴管　用玻璃管拉制，管口光滑。

（5）仪器

① 恒温培养箱：隔水式恒温培养箱。

② AG-135 电子天平，JH14。

③ 游标卡尺：精度 0.05mm。

④ ZY-300Ⅳ多功能微生物自动测量分析仪，JS15。

（6）其他

① 灭菌陶瓦盖　内径约 103mm，外径约 108mm，平坦，吸水性强，应定期干燥、清洗。

② 灭菌钢管（或牛津杯）　内径 (6.0 ± 0.1)mm，高 (7.8 ± 0.1)mm，内外壁及两端面光洁平坦，管壁厚薄一致。

③ 钢管放置器　有 6 孔和 4 孔两种，钢管下落时应垂直平稳、位置正确，平板升降平稳。应保持清洁，防止抗生素污染，可定期用 75％乙醇棉擦拭，并用乙醇棉火焰烧小孔。置钢管的玻璃管定期干烤灭菌。

2. 操作步骤

确定最佳的试验条件，调整试验菌的浓度、使用量、抗生素终浓度、培养基等，使高浓度标准品溶液所致的抑菌圈直径在 18～22mm。

（1）标准品高低浓度稀释液的制备

① 制备标准品贮备液　将妥布霉素标准品从冰箱中取出，使其温度与室温平衡后方可称取。标准品称取量不得少于 20mg，称量时应避免吸水。称样量的计算公式：

$$W=\frac{V\times c}{P}$$

式中　W——需取标准品的质量，mg；

　　　V——贮备液的体积，mL；

　　　c——标准品贮备液的浓度，U/mL；

　　　P——标准品的纯度，U/mg。

已知妥布霉素标准品的标示效价为 880U/mg，要制备 50mL 浓度为 1000U/mL 的标准品贮备液，需精密称取____ mg标准品，至 50mL 量瓶中，用灭菌水溶解并稀释至刻度，即得。

$$W=(1000\times50)/880=56.8mg$$

② 制备标准品高低浓度稀释液（SH、SL）

第一步：

精密取 5mL 浓度为 1000U/mL 的标准贮备液，加至 100mL 的容量瓶中，稀释至刻度线，配成浓度为 50U/mL 的标准品溶液。

第二步：

制备标准品高浓度稀释液：精密量取 4mL 浓度为 50U/mL 的标准贮备液，加至 50mL 的容量瓶中，用 pH7.8 的磷酸盐缓冲液稀释至刻度线，配成浓度为 4U/mL 的标准品溶液。

制备标准品低浓度稀释液：精密量取 4mL 浓度为 50U/mL 的标准贮备液，加至 100mL 的容量瓶中，用 pH7.8 的磷酸盐缓冲液稀释至刻度线，配成浓度为 2U/mL 的标准品溶液。

（2）供试品高低浓度稀释液的制备

① 制备供试品贮备液　精密量取 5mL 规格为 2mL：80mg（8 万单位）的供试品（其

估计浓度为 40000U/mL），加入至 200mL 的容量瓶中，用无菌水稀释至刻度为 1000U/mL 的贮备液。

② 制备供试品高低浓度稀释液（TH、TL） 方法与标准品高低浓度稀释液的制备方法相同。

（3）双碟的制备

① 操作环境 半无菌操作间，设有紫外灯进行空气消毒。应装有空调设备，控制室温在 20～25℃。操作台可用稳固的水泥台，台面用玻璃板垫平，用水平仪校准，保持水平。室内注意防抗生素的污染。

② 培养基 抗生素微生物检定用培养基Ⅰ（pH7.9±0.1）。

③ 检定用标准菌种 枯草芽孢杆菌［CMCC(B)63501］。

④ 底层 用灭菌大口吸管，吸取已溶化的培养基 20mL 注入灭菌平皿内，等凝固后更换干燥的陶瓦盖，放于 30～35℃ 培养箱中保温，使易于摊布菌层。

⑤ 菌层 取出试验用菌悬液，用灭菌吸管吸取菌悬液加入已溶化并保温在水浴中（一般细菌 48～50℃，芽孢可至 60℃）的培养基内，摇匀，用于制作菌层。用灭菌 10mL 大口吸管，吸取菌层培养基 5mL，使均匀摊布在底层培养基上，置水平台上。用陶瓦圆盖覆盖，放置 20～30min，待凝固，备用。

（4）放置钢管 用钢管放置器，把钢管平稳放在培养基上，然后使平板静置 5～10min，使钢管在琼脂内稍下沉稳定后，再开始滴加抗生素溶液。

（5）滴加抗生素溶液 用毛细滴管，在平板的 4 个钢管中分别成对角滴加标准品（S）及供试品（T）的高（H）、低（L）两种浓度的溶液。滴加溶液的顺序：SH、TH、SL、TL（图 4-1）。滴加溶液至钢管口平满，注意滴加溶液间隔不可过长，因溶液的扩散时间不同影响测定结果。

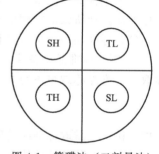

图 4-1 管碟法（二剂量法）
SH—标准品高浓度；
SL—标准品低浓度；
TH—供试品高浓度；
TL—供试品低浓度

（6）培养 滴加完毕，用陶瓦盖覆盖平板，平稳置于平板托盘内，平板叠放不可超过 3 个，避免受热不均，影响抑菌圈大小，以水平位置平稳移入培养箱中间位置，35～37℃ 培养14～16 小时。

（7）测量抑菌圈直径 将培养完毕的平板取出，打开陶瓦盖，将钢管倒入盛有 1∶1000 苯扎溴铵溶液或其他消毒液内，换以玻璃盖。可用抗生素效价测定仪或游标卡尺测量，使用游标卡尺测量时，眼睛视线应与读数刻度垂直，用游标卡尺的尖端与抑菌圈直径的切点成垂直方向测量。

测量抑菌圈直径前应检查抑菌圈是否圆整，如有破圈或圈不圆整应将该平板弃之，切忌主观挑选抑菌圈及平板，造成结果偏差。

（8）记录与计算

① 记录 应包括抗生素的品种、剂型、标示量、生产厂家、批号、检验目的、检验依据、检验日期、温度、湿度、标准品与供试品的称量、稀释步骤、抑菌圈测量结果、检验人与复核人。

② 计算

$$P = \lg^{-1}\left(\frac{T_2 + T_1 - S_2 - S_1}{T_2 + S_2 - T_1 - S_1} \times I\right) \times 100\%$$

供试品效价（P_T）＝估计效价（A_T）×P

式中 P——供试品相对效价（供试品相当于标示量或估计效价的百分数），即供试品效价
（P_T）与标准品效价（P_S）之比。

S_2——标准品高浓度溶液所致抑菌圈直径（或面积）的总和；

S_1——标准品低浓度溶液所致抑菌圈直径（或面积）的总和；

T_2——供试品高浓度溶液所致抑菌圈直径（或面积）的总和；

T_1——供试品低浓度溶液所致抑菌圈直径（或面积）的总和；

I——高、低剂量之比的对数值，当比值 K 为 2∶1 时，$I=0.301$，当比值 K 为 4∶1
时，$I=0.602$；

P_T——供试品效价；

A_T——估计效价。

（9）结果判定

① 可靠性检测。

② 可信限率 考核试验的精密度，除药典各论另有规定外，可信限率不得超过 5%。

③ 试验计算所得效价低于估计效价的 90% 或高于估计效价的 110%，则检验结果仅作
为初试，应调整供试品估计效价，予以重试。

抗生素效价测定原始记录

检品名称：_____ 检品编号：_____ 检验日期：_____

生产厂家：_____ 批号：_____

规格：_____ 检验依据：_____ 室温：_____

培养基：_____ 标准品编号及来源：_____

试验菌种及传代代数：_____ 培养温度： 37℃ 16h

仪器及型号：

操作要点：

测试结果记录（举例）

碟数	抑菌圈面积				碟数	抑菌圈面积			
	S_2	S_1	T_2	T_1		S_2	S_1	T_2	T_1
1	1571	1276	1581	1268	7	1495	1260	1526	1240
2	1481	4499	1523	1173	8	1530	1237	1548	1263
3	1523	4302	1497	1263	9	1605	1256	1593	1293
4	1518	1214	1533	1226	10	1649	1272	1608	1320
5	1573	1237	1543	1268	Σ	15491	12472	15532	12528
6	1546	1219	1580	1224					

估计效价（A_T）=40000U/mL，高低剂量之比 $K=2∶1$

计算（举例）：

$$P=\lg^{-1}\left(\frac{T_2+T_1-S_2-S_1}{T_2+S_2-T_1-S_1}\times I\right)\times 100\%$$

$$P=\lg^{-1}\left(\frac{15532+12528-15491-12472}{15532+15491-12528-12472}\times 0.301\right)\times 100\%=101.1\%$$

效价 $P_T=A_T\times P=400000\text{U/mL}\times 101.1\%=404400\text{U/mL}$

结果：本品含妥布霉素（$C_{18}H_{37}N_5O_9$）为标示量的 101.1%。

结论：（符合）符合规定

注：2010 年版《中华人民共和国药典》二部规定，2mL∶80mg（8 万单位）的硫酸妥布霉素注射液，含妥布霉素
（$C_{18}H_{37}N_5O_9$）应为标示量的 90.0%～110.0%。

检验者：_____ 复核者：_____

知 识 讲 解

一、药物的抗菌试验

药物的体外抗菌试验大多在玻璃器皿中进行，优点是方法简便、需时短、用药量少、不需要动物，广泛应用于抗菌药物的筛选、抗菌谱测定、药价测定、提取过程的追踪、体液及组织内药物浓度的测定、临床上的药敏实验等，统称药敏试验。

由于体外抗菌试验是在实验室内进行的，没有复杂的体内因素影响，因此药物体外抗菌试验和体内抗菌试验结果不一定平行。一般体外抗菌试验有效的药物，还需经体内抗菌试验证实有效后才能推荐至临床应用。体外抗菌试验包括抑菌和杀菌试验两个方面，学习并掌握这些技术，对生产实践和科学研究都具有重要意义。

1. 影响抗菌试验的因素

（1）试验菌　常选用细菌、霉菌和酵母菌，必要时也选用其他类群的微生物。在抗菌试验中所用试验菌一般应使用标准菌株。必须由专门的菌种保藏中心提供。有时也从患者患病部位取致病菌用作试验菌，但分离出的致病菌常常是耐药菌株，与标准菌株有相当大的差异，因此试验时仍必须以标准菌株作对照。

（2）培养基　培养基要按要求配制，严格控制各种原料、成分的质量及培养基的配制过程。在使用前需做无菌检查，合格后方可使用。要注意当有些药物具有抗代谢作用时，培养基内应不能存在该代谢物，否则抑菌作用将被消除。培养基内含有血清等蛋白质时，可与某些抗菌药物结合，使抗菌药物失去作用，应避免含此类营养物。

（3）供试药物　供试药物的物理状态、浓度、稀释方法直接影响试验结果。固体药物应转变成液体形式，对于不溶于水的固体制剂可用少量的有机溶剂溶解，然后再稀释成合适的浓度。同时应注意药物本身的 pH 对试验菌生长的影响。

（4）对照试验　为了准确判断结果，必须同时做试验菌、已知药物、溶剂和稀释液对照试验。试验菌对照：在无药情况下，应能在培养基内正常生长。已知药物对照：已知抗菌药物对标准的敏感菌株应出现预期的抗菌效应，对已知的抗药菌应不出现抗菌效应。溶剂及稀释剂对照：抗菌药物配制时所用的溶剂及稀释剂应无抗菌作用。

2. 体外抑菌试验

体外抑菌试验是最常用的抗菌试验，常用方法有连续稀释法和琼脂扩散法。

（1）连续稀释法　稀释法主要是用来测定抗菌药物的最小抑菌浓度（minimal inhibition concentration，MIC），MIC 是指某抗菌药物完全抑制某种微生物生长的最低浓度，常用 $\mu g/mL$ 或者 U/mL 来表示其抑菌浓度。MIC 数值越小，表示药物的作用越强。

① 液体培养基连续稀释法　在一系列试管中，用液体培养基稀释药物，使每管成递减浓度。在每管加入定量的试验菌，放入适宜的温度下培养一定时间后，用肉眼观察结果，求出药物的最低抑菌浓度（图 4-2）。判断抑菌还是杀菌：将未长菌的试管内培养液再移种于琼脂平板上，如重新长出试验菌，表明该浓度只是抑菌浓度。药物的抑菌作用或杀菌作用是在一定条件下相对而言的，这与用药时培养基的组成、温度、pH 及所用的菌种、菌量等因素有关，所以必须严格控制试验菌、培养基等试验条件。

② 固体培养基连续稀释法　固体培养基稀释法原理基本同液体培养基稀释法，该法更容易准确观察结果，包括平板法和试管法两种。采用平板法可同时测定一种抗菌药物对多种试验菌的最小抑菌浓度；采用试管法可用于较长时间培养的试验菌。

用无菌稀释液将待检药液配制成一系列递减浓度后，取每种浓度的药液 1mL 加入无菌培养皿内，再按无菌操作法倾入 9mL 琼脂培养基混匀制成平板。对照平板中不加药液。用

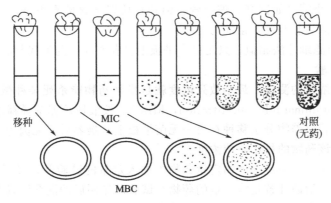

图 4-2　液体培养基连续稀释法

记号笔在培养皿底部划出方格，然后在每个方格内点种不同的试验菌。放入适宜的温度下培养一定时间后，观察平板中试验菌生长情况并计算出该药物对各种试验菌的最小抑菌浓度。

（2）琼脂扩散法　琼脂扩散法是利用药物能在琼脂培养基内扩散的原理进行的。具有抗菌作用的药物在其有效浓度范围内可形成无菌生长的透明的抑菌圈，通过测量抑菌圈的大小来判断药物抑菌作用的大小。

琼脂扩散法较粗糙、重复性差、干扰因素较多，如药物的扩散性、细菌接种的密度等都对结果有重大影响，精确度较差，一般只用于细菌和酵母菌的药敏试验。根据不同的加药方式，琼脂扩散法又可分为以下几种：

① 滤纸片法　滤纸片法适用于多种药物或一种药物的不同浓度对同一试验菌的抑菌试验。首先是制备含菌平板，其次是加药，用镊子经火焰烧灼灭菌后，捏取无菌滤纸片（直径6mm，120℃灭菌2h）浸蘸一定浓度的药液，贴于含菌平板表面。不要蘸取过多药液，否则影响抑菌圈的形状和大小，对照平板不加药液。在合适的温度下培养一定时间后，观察滤纸片周围有无抑菌圈，并用游标卡尺量取其直径。通过抑菌圈直径大小来判断各种药物对同一种试验菌抑菌的强弱（图 4-3）。国际标准采用 K-B（Kirby-Bauer）法，K-B 法的基本原理也是滤纸片法，但要求用统一的培养基、菌液浓度、纸片质量、纸片含药量及其他试验条件。根据抑菌圈的直径大小判断该菌对该药物是耐药、中等敏感还是敏感。

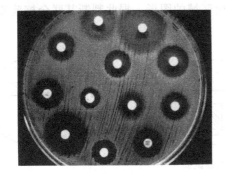

图 4-3　滤纸片法

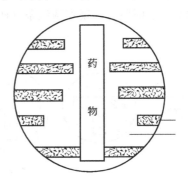

图 4-4　挖沟法

② 挖沟法　本法适用于检测一种药物对数种试验菌的抑菌作用。在无菌的琼脂平板中央，用无菌小铲或小刀挖出一条长沟，并将内部琼脂取出。然后用接种环蘸取试验菌垂直于沟边接种。再将待测药物加入沟中，以装满不流出为限。在合适的温度下培养一定时间后，根据细菌生长的距离来判断药物抑菌作用的强弱（图 4-4）。

③ 管碟法　将小管（如钢管、玻璃管、铝管）放置于含菌平板上，小管内加入一定量的药液，根据抑菌圈直径判断抗菌能力。

④ 打孔法　与滤纸片法相似，只是以在平板上打孔并注入药液代替滤纸片。

3. 体外杀菌试验

（1）最小致死浓度的测定　最小致死浓度就是指某药物能杀死某种微生物的最低浓度，即最小杀菌浓度（minimal bill concentration，MBC）。按液体培养基稀释法测出药物的 MIC后，将未长菌的各管培养物分别移种在另一无菌平板上，培养后，无菌生长的平板上所含的药物最低浓度即为该药物的最小杀菌浓度。

（2）活菌计数法　在一定浓度的定量药物内加入定量的试验菌，经过一定时间培养后，取样进行活菌计数。活菌计数是将定量的药物与试验菌作用后的混合液稀释后，混入琼脂培养基，制成平板，培养后计数平板上形成的菌落数。

（3）化学消毒剂的效力测定　常用瑞迪沃克法（简称 RW 法）。RW 法就是以石炭酸为标准，在规定的试验条件下，将待测的化学消毒剂与石炭酸对伤寒杆菌的杀菌效力相比较，所得杀菌效力的比值。该比值也称石炭酸系数或者酚系数。

$$石炭酸系数 = \frac{消毒剂的杀菌稀释度}{石炭酸的杀菌稀释度}$$

石炭酸系数≥2 为合格，石炭酸系数愈大，则被测消毒剂的效力愈高。

4. 联合抗菌试验

联合抗菌试验主要用于测定两种或两种以上抗菌药物联合应用时的相互影响，两种抗菌药联合应用时抗菌作用加强的称为协同作用；抗菌作用为两者之和称为累加作用；抗菌作用减弱的称为拮抗作用；相互无影响的称为无关。

联合抗菌试验在药学研究和临床实践中具有重要意义。在制药工业中，为了得到抗菌增效的配方，常进行两种或两种以上的抗菌药物复方制剂的筛选；中成药配方中常有多种抗菌药材。联合用药更重要的是在临床应用，它可以指导治疗混合感染，预防或推迟细菌耐药性的出现，单一用药时所需的剂量为毒性剂量时，联合用药就可以用无毒剂量，还可检测不同pH 对抗菌药物的影响。

联合抗菌试验的常用方法有琼脂扩散纸片法和棋盘稀释法。

（1）纸条试验　在含菌平板表面垂直放置两条浸有不同药液的纸条，然后放在适宜的温度下培养一定时间后，观察两纸条（药）形成的抑菌区域的图形，据此判断其联合抗菌效果（图 4-5）。

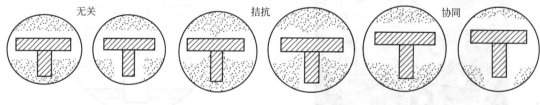

图 4-5　联合抗菌的纸条试验

（2）纸条梯度平板试验　将琼脂培养基倒入平皿，平皿斜放凝固后制成斜面培养基。将平皿放平加入含抗菌药物的琼脂培养基，这样在制成的双层琼脂平板中含有梯度浓度的抗菌药物。要求其最小抑菌浓度的位置约处于平板的一半。然后将试验菌液均匀涂布在平板表面。取纸条浸透另一待检药液，按梯度中药物浓度递减的方向置于平板表面，培养后观察形成的抑菌区的图形，以判断两种药物之间的相互作用。

（3）棋盘稀释法 主要用以评价两种药物同时用不同浓度进行联合试验时的抗菌活性。取无菌小试管排列成棋盘格式，以连续稀释法将 A 和 B 两药稀释成不同浓度。A 药按其稀释度以纵行加入各管，B 药按横排加入各管，同时各有单独抗菌试验对照管。加入定量试验菌培养后计算结果。结果的计算是：将各药单独试验及与另一药以不同浓度联合试验所得的 MIC 作图，即可得联合抗菌试验的结果。

【知识链接 1】

药敏试验与抗生素滥用

　　为了解致病菌对哪种抗生素敏感，以合理用药，减少盲目性，往往应进行药敏试验。近年已有自动化的药敏试验仪器问世，可使试验更加迅速、准确。目前滥用抗生素情况较多，致使耐药菌增加，甚至因长期大量使用广谱抗生素，杀伤体内正常微生物，失去微生物的相互制约作用，从而使一些少见的或一般情况下的非致病菌大量繁殖，引起所谓"二次感染"的情况屡有发生，给治疗造成人为的困难。因此，提倡使用药敏试验，坚持合理用药十分重要。

二、抗生素

　　微生物在制药工业中应用广泛，医药工业生产的药物很多是利用微生物生产的，如抗生素、维生素、氨基酸、甾体激素、酶及酶抑制剂、微生物菌体制剂等都是利用微生物发酵制成。微生物药品是指微生物在其生命活动过程中产生、在低微浓度下能选择性地影响（抑制、杀灭、协调、激活）他种生物机能的一类天然有机化合物，包括初级代谢产物、次级代谢产物和结构药物。具体地说，包括抗生素、维生素、核苷酸、酶、甾体激素等微生物次级代谢所产生的药物，谷氨酸等需氧发酵的初级代谢产物，以及必须利用微生物转化反应共同来完成的各类新青霉素、新头孢菌素等半合成药物。目前基因工程技术迅速发展，利用"工程菌"作为制药工业的发酵产生菌可生产出更多低成本、高质量的药物，使得微生物在制药工业的应用前景更加广阔。

　　1. 抗生素的概念

　　一般认为，抗生素（antibiotics）是生物（包括微生物、植物和动物）在其生命活动过程中所产生的（或由其他方法获得的），能在低浓度下有选择地抑制或影响他种生物功能的有机物质。青霉素是 1929 年 Fleming 首先发现的由青霉菌产生的抑制或杀灭别的微生物的微生物代谢产物。1944 年，Waksman 发现了从链霉菌中产生的链霉素。抗生素的原始含义是指那些由微生物产生的、能抑制其他微生物生长的物质。随着医药事业的迅速发展以及抗生素研究工作的深入开展，抗生素的应用范围已远远超出了抗菌范围。目前已发现不少抗生素除具有抗菌作用外，还有其他多种生理活性，如新霉素、两性霉素 B 等具有降低胆固醇的作用。所以，就不能把抗生素仅仅看做是抗菌药物。

　　2. 抗生素的分类

　　抗生素种类繁多，性质复杂，用途又是多方面的，目前尚无较完善的系统分类方法。习惯常用以下一些分类方法：

　　（1）根据抗生素的生物来源分类

　　① 细菌产生的抗生素：如多黏菌素和短杆菌肽等。

　　② 放线菌产生的抗生素：如链霉素、卡那霉素、四环素等。

　　③ 真菌产生的抗生素：如青霉素和头孢菌素等。

　　④ 植物和动物产生的抗生素：如地衣和藻类植物产生的地衣酸，从蒜中制得的蒜素，以及从动物脏器中制得的鱼素等。

　　此外，某些结构简单的抗生素可完全人工合成，如氯霉素、环丝氨酸等。

（2）根据抗生素的化学结构分类

① β-内酰胺类抗生素：如青霉素、头孢菌素等。

② 氨基糖苷类抗生素：如链霉素、卡那霉素等。

③ 大环内酯类抗生素：如红霉素、麦迪霉素等。

④ 四环素类抗生素：如金霉素、土霉素等。

⑤ 多肽类抗生素：如多黏菌素、杆菌肽等。

（3）根据抗生素的作用机制分类

① 抑制细胞壁合成的抗生素：如青霉素、环丝氨酸等。

② 影响细胞膜功能的抗生素：如多黏菌素、多烯类抗生素等。

③ 抑制核酸合成的抗生素：如博来霉素、丝裂霉素C及柔红霉素等。

④ 抑制蛋白质合成的抗生素：如链霉素、四环素、氯霉素等。

⑤ 抑制生物功能作用的抗生素：如抑制电子转移的抗霉素，抑制氧化磷酸化作用的短杆菌肽等。

（4）根据抗生素的作用对象分类

① 抗革兰阳性细菌的抗生素：如青霉素。

② 抗革兰阴性细菌的抗生素：如链霉素。

③ 抗真菌的抗生素：如灰黄霉素。

④ 抗病毒的抗生素：如四环素。

⑤ 抗肿瘤的抗生素：如丝裂霉素。

3. 医用抗生素的特点

（1）差异毒力较大　　差异毒力也称选择性毒力，即对微生物或癌细胞有强大的抑制或杀灭作用，而对人体和动物体只有轻微损害或完全没有损害。差异毒力由抗生素的作用机制决定，如青霉素类抗生素能抑制革兰阳性菌细胞壁的合成，而人与哺乳动物的细胞无细胞壁，故不会受青霉素作用的影响，因此，青霉素可用于临床。抗生素的差异毒力越强，越有利于临床应用。

（2）抗菌活性强　　抗菌活性是指药物抑制或杀灭微生物的能力。极微量的抗生素就可对微生物起作用。抗菌活性的强弱常以最低抑菌浓度（MIC）来衡量。

（3）有不同的抗菌谱　　由于各种抗生素对微生物的作用方式不同，因而每种抗生素都具有特有的抗菌谱。所谓抗菌谱即指某种抗生素所能抑制或杀灭微生物的范围和所需剂量。抗菌范围广者称广谱抗生素，即对多种病原菌有抑制和杀灭作用；抗菌范围狭者称窄谱抗生素，如青霉素主要抑制革兰阳性菌，多黏菌素只能抑制革兰阴性菌，而抗肿瘤抗生素的抗瘤范围则称为抗瘤谱。

（4）不良反应少和副作用小　　良好的抗生素不易使病菌产生耐药性。

4. 抗生素的效价和单位

效价（potency）是指抗生素有效成分的含量，即在同一条件下比较抗生素的检品和标准品的抗菌活性，从而得出检品的效价。

单位（U，Unit）是衡量抗生素有效成分的具体尺度，是效价表示方法。效价以单位（U）来表示，工业上常合称为"效价单位"。

抗生素的效价单位根据其各自形成和发展的实际情况有不完全相同的含义。一般可分为4种表示方法：

（1）重量单位　　以抗生素的生物活性部分（不包括酸根部分）的重量作为效价单位。$1\mu g$定义为1U，1mg为1000U。对同一种抗生素的不同盐类而言，只要它们的单位相同，即使盐类重量不同，它们的抗生素有效含量是相同的。如硫酸链霉素、硫酸卡那霉素、硫酸新霉素、硫酸庆大霉素、盐酸土霉素、乳酸红霉素等都用重量单位表示。

（2）类似重量单位　以纯粹抗生素盐类的重量（包括无生物活性的酸根部分）作为效价单位。$1\mu g$ 定义为 1U，1mg 为 1000U。如纯金霉素盐酸盐和四环素盐酸盐 $1\mu g$ 为 1U。

（3）重量折算单位　以特定的纯粹抗生素盐的某一重量作为效价单位。如青霉素指定 $0.5988\mu g$ 为 1U。最初是以在 50mL 肉汤培养基内能够完全抑制金黄色葡萄球菌生长的青霉素的最小量为 1U，后来制得纯品，这一最小量相当于青霉素 G 钠盐 $0.5988\mu g$，据此指定青霉素 $1\mu g$ 为 1.67U。又如硫酸黏菌素指定 4.87×10^{-5} mg 为 1U，则 1mg 为 20500U。

（4）特定单位　以特定的抗生素样品的某一重量作为效价单位，经国家有关机构认可而定。如特定的一批杆菌肽称重 0.018mg 为 1U，即 1mg＝55U。

【知识链接 2】

标准品、国际标准品、国家标准品

标准品是指与商品同质的、纯度较高的抗生素，每毫克含有一定的单位，可用作效价测定的标准。每种抗生素都有它自己的标准品。

国际标准品是指经国际协议，每毫克含有一定单位的标准品，其单位称为国际单位（International Unit，IU）。抗生素的国际标准品是在联合国世界卫生组织（WHO）的生物检定专家委员会的主持下，委托指定的机构（主要是英国国立生物标准检定所）组织标定、保管和分发。

由于国际标准品供应有限，各国通常由国家监制一批同样的标准品，与国际标准比较，标定其效价后，分发各地使用，作为国家标准品。我国的国家标准品由国家药品生物制品检定所标定和分发。

【知识链接 3】

抗生素制剂的标示量

抗生素制剂的标示量是指抗生素制剂标签上所标示的抗生素含量。标示量原则上以重量表示（指重量单位），但对于少数成分不清的抗生素（如制霉菌素），或为了照顾用药习惯（如青霉素），仍沿用单位表示。

5. 抗生素效价的微生物测定技术

抗生素的含量测定法有物理、化学方法及微生物学的方法，较常用的是微生物学方法。用微生物学方法所测定的抗生素效价可以反映该抗生素的抗菌活性，符合临床应用的实际情况，而且灵敏度很高，不需特殊设备，故一般实验室及生产上多采用此法。但这种方法所需培养时间较长，操作步骤较多，重复性差。尽管如此，由于它独特的优点而被世界公认，成为国际通用的方法被列入各国药典。

抗生素微生物检定法系在适宜条件下，通过检测抗生素对微生物的抑制作用，计算抗生素活性（效价）的方法。依试验设计原理不同，可分为琼脂扩散法和比浊法。

（1）管碟法　管碟法属琼脂扩散法，是利用抗生素在摊布特定试验菌的固体培养基内成球形面扩散，形成含一定浓度抗生素球形区，抑制了检定菌的繁殖而呈现出透明的抑菌圈。此法系根据抗生素在一定浓度范围内，对数剂量（浓度）与抑菌圈直径（面积）呈直线关系而设计，通过检测抗生素对微生物的抑制作用，比较标准品与供试品产生抑菌圈的大小，计算出供试品的效价。在管碟法中分为一剂量法、二剂量法和三剂量法，其中二剂量法最为常用。

二剂量法：将已知效价的标准品与未知样品均做同样倍数的稀释，取高、低两种浓度的抗生素稀释液，在同样条件下加在含有高度敏感菌的平板培养基表面的牛津杯（小钢管）内，经培养后，在抗生素扩散的有效范围内出现透明的抑菌圈。通过比较标准品和未知样品的抑菌圈大小，将具体数据代入效价的计算公式，就可计算出抗生素未知样品的效价。

（2）比浊法　比浊法是将一定量的抗生素加至接种有试验菌的液体培养基内，混匀后，经培养，测量培养基的浊度。此法系根据抗生素在一定的浓度范围内，其浓度或浓度的数学转换值与试验菌生长产生的浊度（浊度与细菌数量、细菌群体质量及细菌细胞容积的增加之间存在直接关系）之间存在线性关系而设计，通过测定培养后细菌浊度值的大小，比较标准品与供试品对试验菌生长抑制的程度，计算出供试品的效价。

思 考 题

1. 什么是药敏试验？如何检测药物的体外抗菌作用？

2. 什么是 MIC、MBC？分别如何检测？

3. 什么是抗生素？抗生素是如何分类的？医用抗生素有什么特点？

4. 什么是抗生素的效价和单位？

5. 试分析在抗生素效价的微生物学测定法中有哪些影响因素。

6. 双碟制备中为什么要先铺一层无菌的底层培养基？

7. 用 650U/mg 的乳糖酸红霉素原料制备 25U/mg 的红霉素软膏 1300g，需称取乳糖酸红霉素原料多少克？

8. 用管碟法的二剂量法测定某批硫酸妥布霉素注射液 2mL:80mg（8 万单位）的效价，4 个双碟的抑菌圈平均直径如下：

$T_2 = 21.40$mm　　　$S_2 = 21.50$mm

$T_1 = 20.40$mm　　　$S_1 = 20.50$mm

（1）计算该批硫酸妥布霉素注射液的相对效价 P 值，并判断估计效价是否可信。

（2）计算该批硫酸妥布霉素注射液的效价单位 P_T(U/mL)。

（3）判断该批硫酸妥布霉素注射液的效价单位是否符合 CP2010 的要求。

注：2010 年版《中华人民共和国药典》二部规定，规格为 2mL:80mg（8 万单位）的硫酸妥布霉素注射液，含妥布霉素（$C_{18}H_{37}N_5O_9$）应为标示量的 90.0%～110.0%。

9. 试写出硫酸妥布霉素注射液效价测定的标准操作规程（SOP）。

项目五　非规定灭菌制剂的微生物限度检查

学习目标

【能力目标】

1. 能根据最新版《中国药典》和《中国药品检验标准操作规范》的要求及药品的给药途径，确定其微生物检查项目。

2. 能完成待检的非规定灭菌制剂的微生物限度检查全过程，会正确填写检验原始记录和书写报告单。

【知识目标】

1. 熟悉各类非规定灭菌制剂的微生物限度标准、样品处理方法。

2. 掌握细菌计数、霉菌及酵母菌计数，大肠菌群、大肠埃希菌、沙门菌、金黄色葡萄球菌、铜绿假单胞杆菌、梭菌、白色念珠菌等微生物限度检查的方法。

学习情境

某药品生产企业固体制剂车间生产了对乙酰氨基酚片、乌鸡白凤丸、克霉唑栓各一批，质量检验部收到仓库的请检单后，到仓库抽样，其中部分样品分到微生物检验室。请问这三个品种各需检查哪些微生物项目？如何检查？如何填写原始记录？如何正确书写检验报告单？

项目实施

任务一　对乙酰氨基酚片的微生物限度检查

1. 检验样品的分析及检验方案的确定

(1) 待检药品描述　根据 2010 年版《中国药典》二部，关于对乙酰氨基酚片的描述：

化学名：4-羟基乙酰苯胺。

化学成分：含对乙酰氨基酚（$C_8H_9NO_2$）应为标示量的 95.0%～105.0%。

分类：化学药。

规格：0.3g×100 片/瓶。

性状：本品为白色片、薄膜衣或明胶包衣片，除去包衣后显白色。

药理作用：解热镇痛药。

检查：应符合片剂项下有关的各项规定。

(2) 检验项目的分析　从以上描述可知：该药品为口服片剂，不含抑菌成分，属化学类药物，不含动物成分，易溶于水。由 2010 年版《中华人民共和国药典》附录"微生物限度标准"可知，该药品的微生物限度标准为：细菌数，每 1g 不得超过 1000CFU；霉菌和酵母菌数，每 1g 不得超过 100CFU；大肠埃希菌，每 1g 不得检出；活螨，不得检出。

（3）检验方案的确定

① 检验项目：细菌计数；霉菌及酵母菌计数；大肠埃希菌检查；活螨检查。

② 供试液的制备方法：常规法制备。

③ 细菌计数、霉菌及酵母菌计数、大肠埃希菌的检查均按常规法检查（方法需验证）。

2. 实验材料

（1）仪器

① 电子天平/JH14。

② 全自动立式压力蒸汽灭菌器/YXQ-LS-50S。

③ 隔水式电热恒温培养箱/JS01。

④ 电动匀浆仪/YJA。

⑤ 光学显微镜。

（2）稀释液及培养基（均按要求灭菌）

① 无菌 pH7.0 无菌氯化钠-蛋白胨缓冲液：100mL×3 瓶；9mL×3 支。

② 含 0.001％TTC 的营养琼脂培养基：约 160mL×1 瓶。

③ 玫瑰红钠琼脂培养基：约 160mL×1 瓶。

④ 胆盐乳糖（BL）增菌培养液：100mL/瓶，共 3 瓶。

⑤ 4-甲基伞形酮葡糖苷酸蛋白胨培养基（MUG）：5mL/支，共 5 支。

⑥ 曙红亚甲蓝（EMB）琼脂平板：3 块。

⑦ 麦康凯（MacC）琼脂平板：3 块。

⑧ 营养琼脂斜面：共 3 支。

⑨ 大肠埃希菌生化反应管（包括乳糖发酵管、蛋白胨水培养基、葡萄糖蛋白胨水培养基、枸橼酸盐培养基）。

（3）试验菌株　大肠埃希菌（*Escherichia coli*）[CMCC(B)44102]。

（4）玻璃及其他器皿

① 灭菌培养皿：ϕ9cm，16 块。

② 灭菌刻度吸管：10mL，3 支；1mL，9 支。

③ 75％乙醇棉球。

④ 剪刀、镊子、匀浆杯等。

3. 检验方法

（1）检验前准备　稀释液及培养基的配制、包扎与灭菌：各稀释液及培养基按商品说明书及所需数量配制和包扎好，121.3℃高压蒸汽灭菌 30min，按要求放置，EMB 和 MacC 倾注平板，备用。

培养皿、移液管、剪刀、镊子按要求清洗、包扎好，165℃电热恒温干燥箱灭菌 2h，备用。

供试品除去外包装、消毒外表面并编号，培养基管用酒精棉擦拭外壁，连同其他物品一起移入传递窗，开启操作间紫外灯 30min，关闭紫外灯；再启动空气过滤系统并使其工作 30min 以上。

操作人员按规范程序换鞋、洗手、更衣、消毒等进入无菌洁净室（详细程序请参见项目二中的任务二），再用 75％乙醇棉球擦手，穿戴衣、帽、口罩、手套。将所需物品剥去牛皮纸，移入无菌间，按检验过程的先后顺序以取用方便为原则摆放好各类物品，每次试验中所用物品必须计划好，并有备用物。

（2）活螨的检查

① 直检法　取供试品先用肉眼观察，有无疑似活螨的白点或其他颜色的点状物，再用5～10倍放大镜或实体显微镜检视。有螨者，用解剖针或发丝针或小毛笔挑取活螨放在滴有一滴甘油溶液的载玻片上，置显微镜下观察。

螨的体型微小，多在1mm以下。一般呈卵形或椭圆形，无头、胸、腹界限。幼螨足三对，若螨足四对，成螨足多数为四对。足通常由六节组成。口器向前端突出，螯肢常呈螯钳状，有齿，由2～3节组成。须肢节数因种类而异，由1～2节到5节组成。有些种类在躯体前端或两侧有1～2对眼。躯体两侧对称，表面被有坚硬的几丁质的板。体表有刚毛，它的形状、数目、彼此间长短比例和排列位置因种类而异。

② 漂浮法　取供试品放在盛有饱和食盐水的扁形称量瓶或适宜的容器内，加饱和食盐水至容器的2/3处，搅拌均匀，置10倍放大镜或实体显微镜下检查；或继续加饱和食盐水至瓶口处（为防止盐水和样品溢出污染桌面，宜将上述容器放在装有适量甘油溶液的培养皿中），用洁净的载玻片盖在瓶口，使玻片与液面接触，蘸取液面上的漂浮物，迅即反转玻片，置显微镜下检查。

（3）供试液的制备　用无菌操作方法，从2个最小包装单位中，准确称取供试品10g（约28片），至均质器中，加入pH7.0无菌氯化钠-蛋白胨缓冲液至100mL，8000r/h，均质3min，制成1∶10供试液。

（4）细菌、霉菌及酵母菌计数

① 稀释与加样　用一支1mL灭菌吸管吸取1∶10供试液各1mL，加至4个无菌培养皿中（左手执试管并将塞打开，倾斜，右手持1mL吸量管吸液，在酒精灯5cm范围内操作，但切勿在焰峰的正上方操作，以免将供试液中的细菌细胞杀灭。注液时，左手拿平板将盖半开，右手持吸管放液）。同时吸取1∶10供试液1mL加入装有9mL pH7.0无菌氯化钠-蛋白胨缓冲液的试管中，换用另一支1mL灭菌吸管，反复吹吸混匀，即制成1∶100供试液。用该支灭菌吸管吸1∶100供试液各1mL，加入至无菌的培养皿中，共加4个培养皿。同时吸取1∶100供试液1mL，加入装有9mL pH7.0无菌氯化钠-蛋白胨缓冲液的试管中，换用另一支1mL灭菌吸管，反复吹吸混匀，制成1∶1000供试液。用该支灭菌吸管吸1∶1000供试液各1mL，加入至无菌的培养皿中，共加4个培养皿。换一支吸量管，吸取pH7.0无菌氯化钠-蛋白胨缓冲液各1mL，加入至无菌的培养皿中，共加4个培养皿，做阴性对照。（注：每递增1个稀释级，必须另换一支吸管。）

② 倾注培养基，培养　将溶化冷却至约45℃的营养琼脂培养基（不烫皮肤）倾注至上述已加稀释液的无菌培养皿中，每个稀释度注2个培养皿，每个培养皿约15～20mL，快速转动培养皿，使供试液与培养基混匀，放置，待凝。同时做2个阴性对照。

将溶化冷却至约45℃的玫瑰红钠琼脂培养基，倾注至上述已加稀释液的无菌培养皿中，每个稀释度注2个培养皿，每个培养皿约15～20mL，快速转动培养皿，使供试液与培养基混匀，放置，待凝。同时做2个阴性对照。

把细菌计数培养皿倒置于30～35℃的培养箱中培养3天，观察结果。把霉菌及酵母菌计数平板倒置于23～28℃培养箱中培养5天，观察结果。必要时，培养时间可延长至7天，逐日观察菌落生长情况，点计菌落数。

③ 计数与报告　将平板置菌落计数器上或从平板的背面直接以肉眼点计，以透射光衬以暗色背景，仔细观察。勿漏计细小的琼脂层内和培养皿边缘生长的菌落。注意细菌菌落、霉菌菌落和酵母菌菌落与供试品颗粒、培养基沉淀物、气泡、油滴等的区别。必要时用放大镜或用低倍显微镜直接观察，或挑取可疑物涂片镜检。

（5）大肠埃希菌检查

① 增菌培养　取胆盐乳糖（BL）培养基 3 份，每份各 100mL。其中 2 份加入 10mL 供试液（相当于供试品 1g），1 份用于供试品的检查，另 1 份用于阳性对照试验，加入大肠埃希菌［CMCC(B)44102］菌悬液，加菌量为 10～100CFU；第 3 份加入与供试液等量的稀释剂作阴性对照。

置 30～35℃培养 18～24h，必要时可延至 48h。

阴性对照瓶应无菌生长，阳性对照瓶应有菌生长，培养物混浊，且有气泡。

② MUG-Indole 试验　分别取上述乳糖胆盐增菌培养物 0.2mL，接种至含 5mL MUG 培养基的试管内，于 30～35℃培养 5h，24h，在 366nm 紫外线下观察，同时用未接种的 MUG 培养基作本底对照。在紫外线下若管内培养物呈现蓝白色荧光，为 MUG 阳性；不呈现荧光，为 MUG 阴性。观察后，沿培养管的管壁加入数滴靛基质试液，液面呈玫瑰红色，为靛基质阳性；呈试剂本色，为靛基质阴性。本底对照的 MUG 和靛基质试验应为阴性。

③ 分离培养　将上述供试品 BL 增菌培养液轻轻摇动，以接种环蘸取 1～2 环培养液划线于 EMB 及 MacC 琼脂平板上，培养 18～24h。观察菌落特征。

④ 可疑菌落的纯培养　若供试品 MUG-Indole 结果为＋＋或－－，则不需做纯培养及生化反应，直接报告 1g 检样中检出或未检出大肠埃希菌，若 MUG-Indole 结果为＋－或－＋，则进行以下操作：

a. 若在曙红亚甲蓝琼脂培养基平板上发现有呈紫黑色、浅紫色、蓝紫色或粉红色，菌落中心呈深紫色或无明显暗色中心，常有金属光泽，圆形，扁平或稍凸起，边缘整齐，表面光滑、湿润的菌落；在麦康凯琼脂培养基的平板上有呈鲜桃红色或微红色，菌落中心呈深桃红色，圆形，扁平或稍凸起，边缘整齐，表面光滑、湿润的菌落；以接种针轻轻接触单个疑似菌落的表面中心，蘸取培养物，应挑选 2～3 个以上疑似菌落，分别接种营养琼脂斜面，培养 18～24h。

b. 若平板上无单个可疑菌落，但有可疑菌团（紫黑色，或有金属光泽）：蘸取可疑菌团培养物少许，或重新取增菌培养液分区划线接种于 EMB 琼脂平板，培养 18～24h，再挑选单个疑似菌落，纯培养。

⑤ 革兰染色、镜检　取纯培养的斜面培养物进行革兰染色，油镜下观察细菌形态特征。大肠埃希菌为革兰阴性短杆菌，或球杆菌状，亦有杆菌状。

⑥ 生化鉴别　取纯培养的斜面培养物，分别做乳糖发酵试验、靛基质试验（I）、甲基红试验（M）、乙酰甲基甲醇生成试验（V-P）、枸橼酸盐利用试验（C）等生化试验。

a. 乳糖发酵试验　取上述斜面培养物，接种于乳糖发酵管，培养 24～48h，观察产酸指示剂为酸性品红者为红色；指示剂为溴麝香草酚蓝者为黄色，产气小倒管内有气泡，气泡不论大小。为避免迟缓发酵乳糖产生假阴性，亦可接 5% 乳糖发酵管。绝大多数迟缓发酵乳糖的细菌，可于 24h 出现阳性；或适当延长培养时间。

b. 靛基质试验（I）　取上述斜面培养物，接种于蛋白胨水培养基，培养 24～48h，沿管壁加入靛基质试液数滴，轻轻摇动试管，液面呈玫瑰红色为阳性，呈试剂本色为阴性。98% 的大肠埃希菌靛基质试验为阳性，一般 24h 即可出现阳性结果。常以无菌操作先从管中取出 1mL 或 2mL 培养液进行检查，如靛基质阴性，余下的蛋白胨水培养物再培养 24h，做靛基质试验。

c. 甲基红试验（M）　取上述斜面培养物，接种于磷酸盐葡萄糖蛋白胨水培养基中，培养（48±2）h，于培养液中加入甲基红指示液 2～3 滴（约每毫升培养液加指示液 1 滴），轻微摇动，立即观察，呈鲜红色或红色为阳性，呈黄色为阴性。

　　d. 乙酰甲基甲醇生成试验（V-P）　取上述斜面培养物，接种于磷酸盐葡萄糖蛋白胨水培养基中，培养（48±2)h，于 2mL 培养液中加入 α-奈酚乙醇试液 1mL，混匀，再加 40% 氢氧化钾试液 0.4mL，充分振摇，在 4h（通常在 30min）内出现红色判为阳性，无红色反应为阴性。

　　e. 枸橼酸盐利用试验（C）　取上述斜面培养物，接种于枸橼酸盐培养基斜面上，培养 2～4 天，培养基斜面有菌苔生长，培养基由绿色变为蓝色时为阳性，培养基颜色无改变、无菌苔生长为阴性。

　　4. 结果判断

　　(1) 药品的细菌、霉菌和酵母菌计数的菌数报告规则

　　① 菌数报告单位：CFU/1g、CFU/1mL、CFU/10cm^2。

　　② 细菌数、酵母菌数：选取平均菌落数小于 300CFU 的稀释级作为菌数报告的依据。霉菌数：选取平均菌落数小于 100CFU 的稀释级作为菌数报告的依据。

　　③ 每个稀释级的实际菌落数＝平均菌落数×稀释倍数，以实际菌数最高的值报告菌数。

　　④ 如各稀释级的平板均无菌落生长，或仅最低稀释级的平板有菌落生长，但平均菌落数小于 1 时，以＜1 乘以最低稀释倍数的值报告菌数。

　　⑤ 当以科学记数法报告时，报告的菌数保留两位有效数字。

　　⑥ 药品的细菌、霉菌和酵母菌计数的复试：供试品的细菌数、霉菌数和酵母菌数其中任何一项不符合规定，应从同一批样品中随机抽样，独立复试两次，以 3 次结果的平均值报告菌数。若 3 次结果的平均值不超过该品种项下的规定，判供试品符合规定；否则，判供试品不符合规定。

　　(2) 大肠埃希菌检查的结果判定

　　① 供试品 MUG＋、靛基质＋，报告 1g 供试品检出大肠埃希菌。

　　② 供试品 MUG－、靛基质－，报告 1g 供试品未检出大肠埃希菌。

　　③ 供试品 MUG＋、靛基质－或 MUG－、靛基质＋，且 EMB 或 MacC 平板上无可疑菌落生长，报告 1g 供试品未检出大肠埃希菌。

　　④ 供试品 MUG＋、靛基质－，且 EMB 或 MacC 平板上有可疑菌落生长，IMViC 试验结果为－＋－－，革兰阴性杆菌，报告 1g 供试品检出大肠埃希菌。

　　⑤ 供试品 MUG－、靛基质＋，且 EMB 或 MacC 平板上有可疑菌落生长，IMViC 试验结果为＋＋－－，革兰阴性杆菌，报告 1g 供试品检出大肠埃希菌。

　　⑥ 如④出现＋＋－－或⑤出现－＋－－，均应重新分离菌株，再做 MUG-Indole 和 IMViC 试验。

　　⑦ 当阴性对照有菌生长或阳性对照未生长或生长但非大肠埃希菌时，不能作出检验报告。

　　5. 注意事项

　　(1) 药品的细菌、霉菌和酵母菌计数的操作注意事项

　　① 供试品检验全过程必须符合无菌技术要求，使用灭菌用具时，不能接触可能污染的任何器物，灭菌吸管不得用口吹吸。

　　② 供试液从制备至加入检验用培养基，不得超过 1h，否则可能导致微生物繁殖或死亡而影响计数结果。

　　③ 供试液稀释及注皿时应振摇后取均匀的供试液，以免造成实验误差。

　　④ 为避免细菌菌落蔓延生长，宜采取下列方法处理：

a. 开盖干燥 将已凝固的琼脂平板开盖，倒置斜放于净化工作台上，开机 1～2h 后合盖，放入培养箱培养。

b. 换陶瓦盖 将已凝固的琼脂平板盖换上新近干热灭菌的陶瓦盖。

c. 加 TTC 于倾注培养基前，在每 1000mL 营养琼脂内加入灭菌 1% TTC 溶液 1mL（最终浓度为 0.001%），混匀后倾注培养皿。

（2）大肠埃希菌检查注意事项

① MUG 法不必从混合菌中分离单个菌落。除大肠埃希菌外，还有部分志贺菌属、沙门菌属的菌株，以及少数革兰阳性球菌、杆菌和芽孢菌，其 MUG 试验结果为阳性。因此，在 MUG 培养基成分中增加了去氧胆酸钠的量，可排除革兰阳性菌的干扰。至于志贺菌、沙门菌在胆盐乳糖培养基中较难生长，即使有生长，本法能检出，亦判为不合格。

② 配制 MUG 培养基时，务必校正 pH 值，灭菌后 pH 值不得超过 7.4，否则 pH 值偏高，MUG 分解，本身则显荧光；分装 MUG 培养基的试管应挑选，试管、蛋白胨不得显荧光。

③ 培养时间：供试品培养液接种于 MUG 培养基中，一般培养 5h 和 24h；要观察是否产生荧光，如荧光很微弱，不能准确判断时，可延长培养至 48h 再观察结果。由于大肠埃希菌各菌株间的 GUD 的活性不完全相同，对底物浓度反应的差异；培养基中选择因子的影响；培养时间、温度、pH 值的改变；以及大量竞争菌和样品本身物质成分的干扰等，对结果的判断亦有影响。

④ 结果观察：取供试品的 MUG 试验管、阳性对照管、阴性对照管同时在 366nm 紫外灯下观察，阳性对照管应有较强的蓝白色荧光，阴性对照管无荧光。供试品 MUG 管是否有荧光，应仔细观察比较，或将各管调换位置（阴性管居中），适当倾斜试管。如阳性对照管荧光强烈，影响供试品管与阴性对照管的观察时，亦可移去阳性对照管。

⑤ 药品中污染的大肠埃希菌，易受生产工艺及药物的影响。在曙红亚甲蓝琼脂或麦康凯琼脂平板上的菌落形态特征时有变化，挑取可疑菌落往往凭经验，主观性较大，务必挑选 2～3 个以上菌落分别做 IMViC 试验鉴别。挑选菌落越多，检出阳性菌的概率越高，如仅挑选一个菌落做 IMViC 试验鉴别，则易漏检。

⑥ 在 IMViC 试验中，以灭菌接种针蘸取菌苔，首先接种于枸橼酸盐琼脂斜面上，然后接种于蛋白胨水培养基、磷酸盐葡萄糖胨水培养基中。切勿将培养基带入枸橼酸盐琼脂斜面，以免产生假阳性结果。

⑦ 枸橼酸盐利用试验培养时间，原来为 2 天，根据试验资料，发现培养 3 天后，枸橼酸盐利用试验产生阳性。故将枸橼酸盐利用试验培养时间改为 2～4 天。

⑧ 以 IMViC 试验来判断大肠埃希菌属中的大肠埃希菌是含混的，有可能把埃希菌属的其他种判为大肠埃希菌。IMViC 试验结果为＋＋－－者，除大肠埃希菌外，还有非活跃大肠埃希菌、弗格森埃希菌、赫尔曼埃希菌。IMViC 试验结果为－＋－－者，除大肠埃希菌外，还有非活跃大肠埃希菌、伤口埃希菌、蟑螂埃希菌。

⑨ 在各类供试品中检测大肠埃希菌及其他控制菌，按一次检出结果为准，不再抽样复验。检出的大肠埃希菌及其他控制菌培养物须保留 1 个月，备查。

⑩ 生化试验也可采用商品化的自动分析仪器进行，仪器可以给出菌种的鉴定结果，作相应报告。

6. 结果记录与报告

药品微生物限度检查原始记录（口服制剂）

检品编号：　　　　　　　室温：　　　　　　　相对湿度：

检品名称		规格	
批号		有效期至	
生产单位		检品数量	
供样单位		收验日期	
检验目的		检验日期	
检验依据		报告日期	

供试液制备：

1. 常规法：供试品____g（或 mL）；pH7.0 无菌氯化钠-蛋白胨缓冲液____mL

① 匀浆仪____挡____min；② 研钵法；③ 保温振摇法

2. 非水溶性供试品：供试品____g（或 mL），加乳化剂____g（或 mL）

3. 抑菌性供试品处理方法：供试品____g（或 mL）；pH7.0 无菌氯化钠-蛋白胨缓冲液____mL

方法：

	1. 细菌计数（30～35℃培养3天）					2. 霉菌、酵母菌计数（23～28℃培养5天）				
	原液	10^{-1}	10^{-2}	10^{-3}	阴性对照	原液	10^{-1}	10^{-2}	10^{-3}	阴性对照
1										
2										
平均										
结果	检品检出的细菌数为____CFU/g 或____CFU/mL					检品检出的霉菌及酵母菌数为____CFU/g 或 CFU/mL				

	3. 大肠埃希菌检查			4. 活螨的检查		
检查项目	供试品	阳性对照		供试品____瓶	直接检查法	集螨法
BL 增菌液						
MUG-靛基质				结果		
EMB 或 MacC						
革兰染色、镜检						
靛基质试验(I)						
甲基红试验(M)						
V-P 试验(V)						
枸橼酸盐利用试验(C)						
乳糖发酵						
结果：每 1g(或 mL)检样中_____（检出或未检出）大肠埃希菌。				结果：检样中____（检出或未检出）活螨。		

检验者：　　　　　　　　　　　　　校对者：

任务二　乌鸡白凤丸的微生物限度检查

1. 检验样品的分析及检验方案的确定

（1）待检药品描述　根据 2010 年版《中国药典》一部对乌鸡白凤丸的描述：

① 处方　乌鸡（去毛、爪、肠）640g、鹿角胶 128g、鳖甲（制）64g、牡蛎（煅）48g、桑螵蛸 48g、人参 128g、黄芪 32g、当归 144g、白芍 128g、香附（醋制）128g、天冬 64g、甘草 32g、地黄 256g、熟地黄 256g、川芎 64g、银柴胡 26g、丹参 128g、山药 128g、

芡实（炒）64g、鹿角霜48g。

② 制法　以上20味，熟地黄、地黄、川芎、银柴胡、芡实、山药、丹参、鹿角霜8味粉碎成粗粉，其余乌鸡等12味，分别酌予碎断，置罐中，另加黄酒1500g，加盖封闭，隔水炖至酒尽，取出，与上述粗粉混匀，低温干燥，再粉碎成细粉，过筛，混匀。每100g粉末加炼蜜30～40g和适量水制丸，干燥，制成水蜜丸；加炼蜜90～120g制成小蜜丸或大蜜丸，即得。

③ 规格　大蜜丸，每丸重9g。

④ 性状　本品为黑褐色至黑色的水蜜丸、小蜜丸或大蜜丸；味甜、微苦。

⑤ 检查　应符合丸剂项下有关的各项规定。

（2）检验项目的分析　从以上描述可知，该药品为口服中药制剂，剂型为丸剂，该药剂含动物成分（乌鸡），含中药原粉（熟地黄、地黄、川芎、银柴胡、芡实、山药、丹参、鹿角霜等）。

由2010年版《中国药典》一部附录"微生物限度标准"可知，该药品的微生物限度标准为：细菌数，每1g不得超过30000CFU；霉菌和酵母菌数，每1g不得超过100CFU；大肠埃希菌，每1g不得检出；大肠菌群，每1g应小于100个；沙门菌，每10g不得检出；活螨，不得检出。

（3）检验方案的确定

① 检验项目　乌鸡白凤丸的检验项目有：细菌计数；霉菌及酵母菌计数；大肠菌群检查；大肠埃希菌检查；沙门菌检查；活螨检查。

② 供试液的制备方法　无菌操作方法取4丸，除去蜡质层，准确称取供试品10g，至均质器中，加入pH7.0无菌氯化钠-蛋白胨缓冲液至100mL，8000r/h，均质3min，45℃保温10min，制成1∶10供试液。

③ 检查方法　细菌计数方法：培养基稀释法（取1∶10供试液1moL均匀分至5个皿，0.2mL/皿，做2mL共10皿；1∶100供试液，1mL/皿，共2皿；1∶1000供试液，1mL/皿，共2皿）。

霉菌及酵母菌计数，大肠埃希菌、大肠菌群、沙门菌的检查均按常规法检查（检查方法需经过验证）。

2. 实验材料

（1）仪器

① 电子天平/JH14。

② 全自动立式压力蒸汽灭菌器/YXQ-LS-50S。

③ 隔水式电热恒温培养箱/JS01。

④ 电动匀浆仪/YJA。

⑤ 光学显微镜。

（2）稀释液及培养基（均按要求灭菌）

① 无菌pH7.0无菌氯化钠-蛋白胨缓冲液：100mL，3瓶；9mL，3支。

② 含0.001%TTC的营养琼脂培养基：320mL/瓶，1瓶。

③ 玫瑰红钠琼脂培养基：160mL×1瓶。

④ 胆盐乳糖（BL）增菌培养液：100mL/瓶，共3瓶。

⑤ 4-甲基伞形酮葡糖苷酸蛋白胨培养基（MUG）：5mL/支，共5支。

⑥ 曙红亚甲蓝（EMB）琼脂平板：3块。

⑦ 麦康凯（MacC）琼脂平板：3块。

⑧ 营养琼脂斜面：共 3 支。

⑨ 胆盐乳糖发酵培养基管：10mL/支，3 支。

⑩ 乳糖发酵管：10mL/支，3 支。

⑪ 营养肉汤培养基：220mL/瓶，3 瓶。

⑫ 四硫磺酸钠亮绿培养基：10mL/支，3 支。

⑬ 胆盐硫乳琼脂（DHL）：3 块。

⑭ 沙门、志贺菌属琼脂（SS）：3 块。

⑮ 三糖铁琼脂斜面。

⑯ 大肠埃希菌生化反应管一套（包括乳糖发酵管、蛋白胨水培养基、葡萄糖蛋白胨水培养基、枸橼酸盐培养基）。

⑰ 沙门菌生化反应管一套。

（3）试验菌株

① 大肠埃希菌（*Escherichia coli*）[CMCC(B)44102]。

② 乙型副伤寒沙门菌 *Salmonella paratyphi* [CMCC(B)50094]。

（4）玻璃及其他器皿

① 灭菌培养皿：φ9cm，16 块。

② 灭菌刻度吸管：10mL，3 支；1mL，9 支。

③ 75%乙醇棉球。

④ 剪刀、镊子、匀浆杯等。

3. 检验方法

（1）检验前准备　方法参见本项目的任务一。

（2）活螨的检查　方法参见本项目的任务一。

（3）供试液的制备　用无菌操作方法，取丸剂 4 丸，无菌操作除去蜡质外膜，准确称取供试品 10g，至匀浆器中，加入 pH7.0 无菌氯化钠-蛋白胨缓冲液至 100mL，8000r/h，均质 2～3min，45℃保温 10min，制成 1∶10 供试液。

（4）细菌、霉菌及酵母计数

① 稀释与加样　用 1mL 灭菌吸管吸 1∶10 供试液 1mL 均匀分至 5 个皿，每皿 0.2mL，做 2mL 共加 10 个无菌培养皿，用于细菌计数；每皿 1mL，共加 2 个无菌培养皿，用于霉菌及酵母计数。同时吸取 1∶10 供试液 1mL 加入装有 9mL pH7.0 无菌氯化钠-蛋白胨缓冲液的试管中，换用另一支 1mL 灭菌吸管，反复吹吸混匀，制成 1∶100 稀释液。用该支灭菌吸管吸 1∶100 供试液各 1mL，加入至无菌的培养皿中，共加 4 个培养皿。同时吸取 1∶100 供试液 1mL 加入装有 9mL pH7.0 无菌氯化钠-蛋白胨缓冲液的试管中，换用另一支 1mL 灭菌吸管，反复吹吸混匀，制成 1∶1000 稀释液。用该支灭菌吸管吸 1∶1000 供试液各 1mL，加入至无菌的培养皿中，共加 4 个培养皿。换一支吸量管，吸取 pH7.0 无菌氯化钠-蛋白胨缓冲液各 1mL，加入至无菌的培养皿中，共加 4 个培养皿，做阴性对照。（注：每递增 1 个稀释级，必须另换一支吸管。）

② 倾注培养基，培养　将溶化冷却至约 45℃的营养琼脂培养基（不烫皮肤），倾注上述已加稀释液的无菌平板中，1∶10 供试液共 10 个培养皿，其余稀释度注 2 个培养皿，每个培养皿约 15～20mL，快速转动培养皿，使供试液与培养基混匀，放置，待凝。同时做 2 个阴性对照。

将溶化冷却约 45℃的玫瑰红钠琼脂培养基倾注至上述已加稀释液的无菌平板，每个稀释度注 2 个培养皿，每个培养皿约 15～20mL，快速转动培养皿，使供试液与培养基混匀，放置，待凝。同时做 2 个阴性对照。

把细菌计数培养皿倒置于 30～35℃ 的培养箱中培养 3 天，观察结果。把霉菌及酵母菌计数培养皿倒置于 23～28℃ 培养箱中培养 5 天，观察结果。必要时，培养时间可延长至 7 天，逐日观察菌落生产情况，再计数并报告。

③ 计数与报告　将平板置菌落计数器上或从平板的背面直接以肉眼点计，以透射光衬以暗色背景，仔细观察。勿漏计细小的琼脂层内和培养皿边缘生长的菌落。注意细菌菌落、霉菌菌落和酵母菌菌落与供试品颗粒、培养基沉淀物、气泡、油滴等的鉴别。必要时用放大镜或用低倍显微镜直接观察，或挑取可疑物涂片镜检。

（5）大肠埃希菌检查　方法参见本项目的任务一。

（6）大肠菌群检查

① 增菌培养　取 10mL 装量的乳糖胆盐发酵管共 5 支，其中 3 支分别加入 1∶10 供试液 1mL（含供试品 0.1g）、1∶100 稀释的供试液 1mL（含供试品 0.01g）和 1∶1000 稀释的供试液 1mL（含供试品 0.001g）；第 4 支加入稀释剂 1mL，作为阴性对照；第 5 支加入大肠埃希菌［CMCC(B)44102］阳性对照菌液 0.1mL（含菌量为 10～100CFU），作为阳性对照。

以上 5 支乳糖胆盐发酵培养基管均置 30～35℃，培养 18～24h，观察结果。

阳性对照管应有细菌生长，并产酸产气，阴性对照菌应无菌生长。若供试液的乳糖胆盐发酵管无菌生长或有菌生长但不产酸产气，则判该管未检出大肠菌群；若乳糖胆盐发酵管产酸产气，应继续进行以下的步骤。

② 分离培养　将上述产酸产气的发酵管中的培养物分别划线接种于曙红亚甲蓝琼脂培养基或麦康凯琼脂培养基的平板上，30～35℃，培养 18～24h。

大肠菌群的菌落在曙红亚甲蓝琼脂培养基平板上呈紫黑、紫红、红或粉红色，圆形，扁平或稍凸起，边缘整齐，表面光滑，湿润；在麦康凯琼脂培养基的平板上呈鲜桃红色或粉红色，圆形，扁平或稍凸起，边缘整齐，表面光滑，湿润。若平板上无菌落生长，或生长的菌落与上述菌落特征不符，或为非革兰阴性无芽孢杆菌，判该管未检出大肠菌群；若平板上生长有上述菌落形态特征或疑似菌落，且为革兰阴性无芽孢杆菌，应进行确证试验。

③ 确证试验　从上述分离平板上挑选 4～5 个疑似菌落，分别接种于乳糖发酵管中，30～35℃培养 24～48h。若产酸产气，判该乳糖胆盐发酵管检出大肠菌群，否则判未检出大肠菌群。

（7）沙门菌检查

① 预增菌培养　用无菌操作方法，取丸剂 4 丸，无菌操作除去蜡质外膜，将药丸研碎。取营养肉汤培养基 3 份，每份 100mL：1 份加入 10g 已研碎的供试品使其均匀；另 1 份加入 10g 已研碎的供试品使其均匀，再加入沙门菌［CMCC(B)50094］阳性对照菌液 0.1mL（含菌量 10～100CFU）；第 3 份加入稀释剂 10mL 作阴性对照。以上均在 30～35℃培养 18～24h 观察。阴性对照瓶应清亮透明，无菌生长，阳性对照瓶液体应混浊，有菌生长。

② 增菌培养　轻微摇动以上 3 瓶预增菌培养瓶，分别吸取 1mL 接种于装量为 10mL 的四硫磺酸钠亮绿（TTB）培养基的试管中，30～35℃培养 18～24h。

③ 分离培养　轻微摇动增菌培养瓶，以接种环蘸取 1～2 环培养液划线接种于胆盐硫乳琼脂（DHL）或沙门、志贺菌属琼脂（SS）平板、曙红亚甲蓝琼脂（EMB）或麦康凯琼脂（MacC）平板各 1 个，30～35℃倒置培养 18～24h，必要时延长至 40～48h。检查平板上有无疑似沙门菌菌落。若平板上无菌落生长，或生长的菌落不同于表 5-1 中所列的特征，判断供试品未检出沙门菌。

沙门菌在上述平板上的菌落形态特征见表 5-1。

表 5-1　沙门菌的菌落特征

平板	菌落形态
胆盐硫乳琼脂(DHL)	无色至浅橙色,半透明,菌落中心带黑色或全部黑色或无黑色
沙门、志贺菌属琼脂(SS)	无色至淡红色,半透明或不透明,菌落中心有时带黑褐色
曙红亚甲蓝琼脂(EMB)	无色至浅橙色,透明或半透明,光滑湿润的圆形菌落
麦康凯琼脂(MacC)	无色至浅橙色,透明或半透明,菌落中心有时为暗色

④ 初步鉴别试验　若平板上生长的菌落与表 5-1 中所列的菌落特征相符或疑似,从每个供试品的分离平板上挑取 2~3 个疑似菌落分别接种于三糖铁琼脂斜面,接种时应以接种针轻轻接触单个菌落中心部位,蘸取培养物划线接种于三糖铁琼脂斜面并穿刺到底层或先穿刺底层再划线斜面,30~35℃培养 18~24h,观察结果。

疑似沙门菌在三糖铁琼脂斜面上的反应为:a. 斜面红色(产碱),底层黑色(产 H_2S)并显示黄色(产酸);b. 斜面红色,底层黄色;c. 斜面黄色,底层黑色,并显示黄色。多数沙门菌在三糖铁琼脂上产生气体,使底层琼脂出现气泡或使琼脂断裂,但也有不产生气体的菌种。

对在三糖铁琼脂斜面呈黄色,同时底层无黑色,或斜面及底层均为红色者,可以排除沙门菌。

将疑似沙门菌的三糖铁琼脂或营养琼脂斜面培养物做生化试验、血清凝集试验及革兰染色,镜检。沙门菌应为革兰阴性杆菌。

⑤ 生化试验

a. 靛基质试验　用接种环蘸取少许培养物,接种到蛋白胨水培养基中,培养 24~48h,沿管壁加入靛基质试液数滴,轻轻摇动试管,液面呈玫瑰红色为阳性,呈试剂本色为阴性。沙门菌应为阴性反应。

b. 脲酶试验　用接种环蘸取少许培养物,划线接种于脲琼脂斜面,培养 24h,观察结果。斜面变为红色为阳性反应,沙门菌属为阴性反应。

c. 氰化钾试验　将培养物先接种至营养肉汤培养基中培养 20~24h,用接种环蘸取培养液一环,接种至氰化钾培养基内,另取一环培养液接种于不含氰化钾的同样培基内作对照管,接种后即以橡胶塞塞紧,培养 24~48h,观察结果。对照管内有菌生长(混浊),试验管也有菌生长,为阳性反应;对照管有菌生长(混浊)而试验管无菌生长(清亮),为阴性反应。沙门菌应为阴性反应。

本试验应十分注意密封管口,夏天分装培养基宜在冰浴中进行,防止氰化钾分解,产生氢氰酸逸出,致使培养基内氰化钾浓度降低,不能抑制细菌生长,造成假阳性。

氰化钾为剧毒品、操作时须谨慎,切勿用口吸液。用后的培养基,每管加数粒硫酸亚铁和 20％氢氧化钾 0.5mL,去毒,然后再灭菌,洗涤。

d. 赖氨酸脱羧酶试验　用接种环蘸取少许培养物,接种在赖氨酸脱羧酶培养基中,同时接种一支不含赖氨酸的同样培养基作为对照管,培养 24~48h 观察结果。对照管黄色(产酸),试验管呈紫色为阳性反应(赖氨酸脱羧产碱);试验管黄色为阴性反应。沙门菌应为阳性反应。

e. 动力试验　用接种针蘸取培养物,穿刺接种于半固体营养琼脂管中,培养 24h,观察结果。有动力的细菌能在穿刺线以外的培养基内扩散生长使培养基呈混浊现象;无动力的细菌仅能沿穿刺线生长,不向外扩散,培养基仍呈清晰透明状;无动力表现的培养物,应在室温保留 2~3 天后,再行观察。沙门菌除鸡雏沙门菌及无动力的变种外,均具有周身鞭毛,能运动，动力试验阳性。

⑥ 血清学凝集试验 准备 1 片洁净的灭菌载玻片，在近中央的一端，以直径 3mm 接种环蘸取沙门菌属 A-FO 多价血清 2～3 环制成与玻片横径相垂直的条形涂抹，长约 1.5cm，宽约 0.5cm；另一端用生理盐水代替血清同法操作，作为阴性对照。

用接种环分别挑取三糖铁琼脂斜面或营养琼脂斜面的新鲜培养物少许，在血清和盐水中混匀。菌量要适当，勿过浓。

将玻片前后倾斜数次，以暗色背景衬底，在良好的照明条件下进行观察，阴性对照不出现凝集现象，试验组任何程度的凝集现象都是阳性反应。阳性反应通常在 3min 内发生。有时因血清效价低、反应迟缓，应将玻片置培养皿内，并放一个湿棉球在旁边，盖上皿盖，经约 20min，再观察结果。如果仍然没有出现凝集，应取斜面培养物，置含少量生理盐水的试管中，制成浓菌悬液，在 100℃水浴中保温 30min，以除去可能存在的 Vi 抗原，待冷，再做凝集试验。如出现凝集，仍判为阳性反应；如不出现凝集现象，则为阴性反应。

如对照试验出现凝集现象为非特异反应，须对该菌株培养物进行处理后再做凝集试验。

4. 结果判断

(1) 细菌计数、霉菌及酵母菌计数结果判断 参见本项目的任务一。

(2) 大肠埃希菌检验结果判断 参见本项目的任务一。

(3) 大肠菌群检验结果判断 根据大肠菌群的检出管数，按表 5-2 报告 1g 或 1mL 供试品中的大肠菌群数。

表 5-2　可能的大肠菌群数 MPN（Most Probable Number）

0.1g 或 0.1mL	0.01g 或 0.01mL	0.001g 或 0.001mL	可能的大肠菌群数 N /（个/g）或（个/mL）
＋	＋	＋	$>10^3$
＋	＋	－	$10^2 < N < 10^3$
＋	－	－	$10 < N < 10^2$
－	－	－	<10

注：＋表示检出大肠菌群；－表示未检出大肠菌群。

(4) 沙门菌检验结果判断

① 供试品培养物为革兰阴性杆菌，三糖铁琼脂反应及生化反应符合沙门菌属反应，多价血清凝集试验阳性反应（含待检培养物经 100℃处理 30min 后凝集试验为阳性反应），报告 10g 或 10mL 供试品检出沙门菌。

② 供试品培养物三糖铁琼脂反应或生化反应不符合沙门菌属反应。多价血清凝集试验为阴性反应（含待检培养物经 100℃处理 30min 后凝集试验为阴性反应），报告 10g 或 10mL 供试品未检出沙门菌。

③ 供试品培养物出现下列情况，应继续鉴定或保留菌种，送交有关单位进一步鉴定后，再作报告：

供试品培养物的生化反应符合沙门菌属反应，多价血清凝集试验阴性反应；

供试品培养物的生化反应不符合沙门菌属反应，多价血清凝集反应呈阳性反应。

④ 对已检出沙门菌的供试品分离的菌种，有条件者，应进一步做菌型鉴定。根据检出菌的特性，推断可能菌型，增加生化试验项目及沙门菌单因子血清"O"及"H"进行鉴定。

5. 注意事项

(1) 大肠菌群检查注意事项

① 加供试液的乳糖胆盐发酵管，由于有的药渣颜色较深或沉淀物较多，干扰结果的观察。应仔细观察小倒管底部或试管壁、培养液表面有无气泡。针尖大的气泡也是产气。

② 乳糖胆盐发酵培养基内的小倒管不小于 30mm×3mm（内径）。否则，倒管被药渣遮挡，不便观察结果。

③ 加供试液的胆盐乳糖发酵管，经培养后，其倒管内无论产气多少，均应做分离培养、革兰染色、镜检。如产气太少，可延长培养时间。

④ 尽可能多挑选曙红亚甲蓝琼脂培养基或麦康凯琼脂培养基平板上大肠菌群的可疑菌落，做乳糖发酵确证试验。挑可疑菌落多些，可提高大肠菌群检出率。

（2）沙门菌检查注意事项

① 试验用培养基，需经过质量鉴定，用已知典型反应菌株进行测试，如乙型副伤寒沙门菌［CMCC(B)50094］，其灵敏度及特征性反应应符合要求。培养基需在规定条件保存，在规定时间内使用。分离平板在使用前应置 36℃温箱内倒置孵育 1～2h，使其表面温暖湿润，利于分离。

② 在对供试品进行测试的同时，需做阳性对照及阴性对照。阴性对照应无菌生长，阳性对照应显示阳性结果，否则检验结果无效。特别是用接种环蘸取菌液进行接种或分离时，避免动作过大，形成气溶胶，污染操作环境。

③ 为保证试验方法的可靠性，对分离平板上的疑似菌落，应多选取几个菌落同时进行试验。挑取菌落时，不要在分离平板菌落密集部位挑取可疑菌落，而应在菌落分布稀疏部位挑选。

④ 生化试验及血清学试验的被鉴定培养物必须是纯培养物，否则，不可能得到正确结果。如遇血清学凝集试验阳性而生化试验不符合时，应首先检查培养物的纯度。对已污染的培养物，不应丢弃，因为污染菌可能掩盖沙门菌，故应对被污染的培养物重新分离，仔细选取单个菌落再进行试验。

⑤ 所有生化反应均需按照规定的试验要求进行，如观察三糖铁琼脂斜面反应的时间，应在（24±2）h，时间过短或过长，都可能出现错误的结果判断。

⑥ 血清凝集试验的影响因素甚多，除与电解质、pH、温度有关外，须特别注意抗原与抗体用量的比例恰当，只有当浓度适当时，凝集反应方明显可见。由于本法试验用多价血清，其凝集力相对较弱，试验用菌液切勿过大。测试前，应用已知阳性菌测试以掌握适宜菌液浓度。

⑦ 沙门菌为肠道重要致病菌，操作时应特别注意防止分离待检菌及阳性对照菌对操作环境及试验的污染。有用过的增菌、分离、生化试验培养基、血清学凝集试验及染色镜检后的玻片等，均需经灭菌后方能洗涤。

6. 结果记录

药品微生物限度检查原始记录（口服制剂）

检品编号： 室温： 相对湿度：

检品名称		规格	
批号		有效期至	
生产单位		检品数量	
供样单位		收验日期	
检验目的		检验日期	
检验依据		报告日期	

供试液制备：

1. 常规法：供试品_____g（或 mL）；pH7.0 无菌氯化钠-蛋白胨缓冲液_____mL

① 匀浆仪_____挡_____min；②研钵法；③保温振摇法

2. 非水溶性供试品：供试品_____g（或 mL），加乳化剂_____g（或 mL）

3. 抑菌性供试品处理方法：供试品_____g（或 mL）；pH7.0 无菌氯化钠-蛋白胨缓冲液_____mL

方法：

1. 细菌计数(30～35℃培养 3 天)						2. 霉菌、酵母菌计数(23～28℃培养 5 天)				
	原液	10^{-1}	10^{-2}	10^{-3}	阴性对照	原液	10^{-1}	10^{-2}	10^{-3}	阴性对照
1										
2										
平均										
结果	检品检出的细菌数为_____CFU/g 或 CFU/mL					检品检出的霉菌及酵母菌数为_____CFU/g 或 CFU/mL				

3. 大肠埃希菌检查			4. 沙门菌检查		
检查项目	供试品	阳性对照	检查项目	供试品	阳性对照
BL 增菌液			营养肉汤		
MUG-靛基质			TTB		
EMB 或 MacC			SS 或 DHL		
革兰染色、镜检			EMB 或 MacC		
靛基质试验(I)			TSI 斜面		
甲基红试验(M)			靛基质—脲酶		
V-P 试验(V)			氰化钾—动力		
枸橼酸盐利用试验(C)			赖氨酸脱羧酶		
乳糖发酵			O 多价血清		
结果：每 1g(或 mL)检样中_____(检出或未检出)大肠埃希菌。			结果：每 10g(或 mL)检样中_____(检出或未检出)沙门菌。		

5. 大肠菌群检查			6. 活螨的检查		
供试液(g 或 mL)	结果(＋或－)	阳性对照结果(＋或－)	供试品_____瓶	直接检查法	集螨法
0.1					
0.01			结果		
0.001					
结果：检品的大肠菌群数_____/g(mL)					

检验者：　　　　　　　　　　　校对者：

任务三　克霉唑栓的微生物限度检查

1. 检验样品的分析及检验方案的确定

(1) 待检药品描述　根据 2010 年版《中国药典》二部对克霉唑栓的描述：

化学名：1-[(2-氯苯基)二苯甲基]-1H-咪唑；含克霉唑（$C_{22}H_{17}ClN_2$）应为标示量的 90.0%～110.0%。

类别：抗真菌药。

规格：0.15g×10 粒/盒。

性状：本品为乳白色至微黄色的栓，在甲醇或三氯甲烷易溶，在乙醇或丙酮中溶解，在水中几乎不溶。

药理作用：抗真菌药。

检查：应符合栓剂项下有关的各项规定。

（2）检验项目的分析　从以上描述可知，该药品为阴道用药，该药含抑菌成分，属化学类药物，不易溶于水。由 2010 年版《中国药典》二部附录"微生物限度标准"可知，该药品的微生物限度标准为：细菌数，每 1g 不得超过 100CFU；霉菌和酵母菌数，每 1g 不得超过 10CFU；金黄色葡萄球菌、铜绿假单胞菌、梭菌、白色念珠菌，每 1g 不得检出；活螨，不得检出。

（3）检验方案的确定　本品微生物限度检查的检验项目：细菌计数；霉菌及酵母菌计数；控制菌（金黄色葡萄球菌、铜绿假单胞菌、梭菌、白色念珠菌）及活螨检查。

供试液的制备方法：因本品不易溶解于水，且含有抑菌成分，故需用特殊方法制备供试液，并用薄膜过滤法或培养基稀释法消除供试液的抑菌活性。

细菌计数、霉菌及酵母菌计数按薄膜过滤法，金黄色葡萄球菌、铜绿假单胞菌、梭菌、白色念珠菌检查采用培养基稀释法检查。

2. 实验材料

（1）仪器

① 电子天平/JH14。

② 全自动立式压力蒸汽灭菌器/YXQ-LS-50S。

③ 隔水式电热恒温培养箱/JS01。

④ 电动匀浆仪/YJA。

⑤ 智能集菌仪/YT-601。

⑥ 微生物限度检查薄膜过滤器。

⑦ 光学显微镜。

（2）稀释液及培养基（均按要求灭菌）

① 无菌 pH7.0 无菌氯化钠-蛋白胨缓冲液：100mL，3 瓶，500mL，1 瓶。

② 含 0.001% TTC 的营养琼脂培养基：40mL，1 瓶。

③ 玫瑰红钠琼脂培养基：40mL×1 瓶。

④ 胆盐乳糖（BL）增菌培养液：100mL/瓶，共 3 瓶。

⑤ 溴化十六烷三甲基铵琼脂培养基。

⑥ 绿脓菌素测定用培养基：100mL/瓶，3 瓶。

⑦ 亚碲酸盐肉汤培养基。

⑧ 卵黄氯化钠琼脂培养基或甘露醇氯化钠琼脂培养基。

⑨ 梭菌增菌培养基：100mL/瓶，5 瓶。

⑩ 哥伦比亚琼脂培养基。

⑪ 沙氏葡萄糖液体培养基。

⑫ 沙氏葡萄糖琼脂培养基。

⑬ 念珠菌显色培养基：100mL/瓶，3 瓶。

⑭ 1% 聚山梨酯 80-玉米琼脂培养基。

⑮ 营养琼脂斜面。

（3）试验菌株

① 金黄色葡萄球菌 *Staphylococcus aureus*［CMCC(B)26003］。

② 铜绿假单胞菌 *Pseudomonas aeruginosa*［CMCC(B)10104］。

③ 生孢梭菌 *Clostridium sporogenes*［CMCC(B)64941］。

④ 白色念珠菌 *Candida albicans*[CMCC(F)98001]。

（4）玻璃及其他器皿

① 灭菌培养皿：φ9cm，4 块。

② 灭菌刻度吸管：10mL，4 支；1mL，2 支。

③ 75％乙醇棉球。

④ 剪刀、镊子、匀浆杯等。

3. 检验方法

（1）检验前准备　方法参见本项目的任务一。

（2）供试液的制备　用无菌操作方法，从 2 个最小包装单位中，准确称取供试品 10g，至匀浆器中，加入 pH7.0 无菌氯化钠-蛋白胨缓冲液适量，8000r/h 均质 3min，45℃水浴保温10min，加入 5～8mL 无菌聚山梨酯 80，乳化。加稀释液至 100mL，制成 1∶10 的供试液。

（3）细菌、霉菌及酵母菌计数——薄膜过滤法

① 薄膜过滤操作　无菌操作取 1mL 供试液（1∶10），加至 100mL 的 pH7.0 无菌氯化钠-蛋白胨缓冲液中，混匀，过滤，用 pH7.0 无菌氯化钠-蛋白胨缓冲液或其他适宜的冲洗液冲洗滤膜，每次 100mL，冲洗 2 次。冲洗后取出滤膜，菌面朝上贴于营养琼脂培养基中做细菌计数。同时，取 pH7.0 无菌氯化钠-蛋白胨缓冲液 100mL，同法操作，作阳性对照。

同法 1mL 供试液，过滤冲洗后取出滤膜，菌面朝上贴于玫瑰红钠琼脂培养基中做霉菌及酵母菌计数。同时，取 pH7.0 无菌氯化钠-蛋白胨缓冲液 100mL，同法操作，作阳性对照。滤膜贴于平板上时不得有空隙或气泡，否则影响微生物生长。

② 培养与计数　把贴有滤膜的细菌计数培养基倒置于 30～35℃ 的培养箱中培养 3 天，观察结果。把贴有滤膜的霉菌及酵母菌计数培养基置于 23～28℃ 培养箱中培养 5 天，观察结果。必要时，培养时间可延长至 7 天，逐日观察菌落生长情况，点计菌落数。

（4）铜绿假单胞菌的检查

① 增菌培养　取胆盐乳糖（BL）培养基 3 份，每份各 100mL。其中 2 份加入 10mL 供试液（相当于供试品 1g），1 份用于供试品的检查，另 1 份加入铜绿假单胞菌［CMCC(B)10104］菌悬液，加菌量为 10～100CFU，用于阳性对照试验；第 3 份加入与供试液等量的稀释剂作阴性对照。置 30～35℃ 培养 18～24h，必要时可延至 48h。

阴性对照管应无菌生长；阳性对照管有菌生长，液体混浊。

② 分离培养　轻轻摇动上述增菌培养液，以接种环取 1～2 环培养液（如有菌膜应挑取之），划线接种于溴化十六烷基三甲铵琼脂平板，于 30～35℃ 培养 18～24h。铜绿假单胞菌在该培养基平板上的典型菌落为扁平、圆形或无定形，边缘不齐，光滑湿润，呈灰白色，周边略呈扩散现象，在菌落相邻处常有融合现象。菌落周围常有水溶性蓝绿色素扩散，使培养基显蓝绿色，但亦有不产色素的菌株。菌落还有粗糙型和黏液型等，应注意挑选。

若平板上无菌落生长，或生长的菌落特征不符，判断供试品未检出铜绿假单胞菌。

③ 纯培养　供试品分离平板上生长有典型菌落或呈疑似菌落时，以接种环轻轻接触单菌落的表面中心，蘸取培养物，应挑取 2～3 个疑似菌落，分别接种营养琼脂斜面培养，于30～35℃ 培养 18～24h。

④ 革兰染色镜检　铜绿假单胞菌为革兰阴性、无芽孢杆菌，单个，成对或成短链排列。

⑤ 生化试验　用铜绿假单胞菌［CMCC(B)10104］作生化试验的阳性对照菌株。

a. 氧化酶试验　取一小块白色洁净的滤纸置培养皿内，以无菌玻璃棒挑取营养琼脂斜面培养物少许，涂在滤纸上，随即滴加 1 滴新配制的 1％二盐酸二甲基对苯二胺试液。在30s 内，纸片上的培养物出现粉红色，逐渐变为紫红色，即为氧化酶试验阳性反应；若培养

物不变色或显粉色，为阴性反应。

b. 绿脓菌素试验 取营养琼脂斜面培养物接种于绿脓菌素测定用培养基（PDP）斜面上，（36±1）℃培养24h后，观察斜面有无色素，如有色素，在试管内加氯仿3～5mL，以无菌玻棒搅碎培养基并充分振摇。使培养物中的色素完全萃取在氯仿内。静置片刻，待氯仿分层，用吸管将氯仿移至另一试管中，加入盐酸试液（1mol/L）约1mL，振摇后静置片刻，如在盐酸液层内出现粉红色，即为阳性反应；无粉红色出现为阴性反应。本试验可用未接种的PDP琼脂培养基斜面作阴性对照，阴性对照试验应呈阴性。如培养基斜面无色素产生，应于室温培养1～2天再按上法试验。

凡经再次检验，绿脓菌素试验仍为阴性者，应继续以下试验。

c. 硝酸盐还原产气试验 以接种环蘸取少许营养琼脂斜面培养物接种于硝酸盐胨水培养基中，置30～35℃培养24h，观察结果。如在培养基内的小倒管中有气体产生，即为阳性反应，表明该培养物能还原硝酸盐，产生亚硝酸盐，并将亚硝酸盐分解产生氮气，小倒管内无气泡者为阴性反应。

d. 42℃生长试验 以接种环蘸取少许营养琼脂斜面培养物于0.9%无菌生理盐水中，制成菌悬液，然后菌悬液划线接种于营养琼脂斜面上，立即置（42±1）℃的恒温水浴箱内，务使整个斜面浸没在水浴中，培养24～48h。斜面如有菌苔生长者为阳性反应，无菌苔生长为阴性反应。

e. 明胶液化试验 以接种针蘸取营养琼脂斜面培养物少许，穿刺接种于明胶培养基中，穿刺深度应接近培养基的底部，于30～35℃培养24h。取出放入0～4℃冰箱内10～30min。如培养基呈溶液状，即为明胶液化试验阳性反应；如明胶呈凝固状，阴性反应。

（5）金黄色葡萄球的检查

① 增菌培养 取营养肉汤（或亚碲酸钠肉汤或亚碲酸钾肉汤）培养基3份，每份100mL，其中2份加入10mL供试液（相当于供试品1g），1份用于供试品的检查，另1份用于阳性对照试验，加入金黄色葡萄球菌［CMCC（B）26003］菌悬液，加菌量为10～100CFU；第3份加入与供试液等量的稀释剂作阴性对照。

以上3份增菌液均置30～35℃培养18～24h，必要时可延至48h。

阴性对照应无菌生长，阳性对照应有菌生长，液体混浊。

② 分离培养 将上述供试品增菌培养液，以接种环蘸取1～2环培养液，划线接种于卵黄氯化钠琼脂平板或甘露醇氯化钠琼脂平板上，置30～35℃培养24～72h。当供试品分离平板无菌落生长，或有菌落生长但不同于表5-3所列特征，可报告为1g供试品未检出金黄色葡萄球菌。

表5-3 金黄色葡萄球菌在两种选择性培养基上菌落形态特征

培养基	菌落形态特征
卵黄氯化钠琼脂	金黄色,圆形凸起,边缘整齐,外周有分解卵磷脂后产生的乳浊圈,菌落直径1～2mm
甘露醇氯化钠琼脂	金黄色,圆形凸起,边缘整齐,外周有黄色环,菌落直径0.7～1mm

③ 纯培养 当供试品分离平板生长菌落与表5-3所列菌落特征相似或疑似时，应选取2～3个以上菌落，分别用接种环轻轻蘸取菌落中心表面培养物，接种于营养琼脂斜面上，于30～35℃培养18～24h。取营养琼脂斜面培养物做革兰染色、镜检，并接种营养琼脂肉汤于30～35℃培养18～24h，做血浆凝固酶试验。

④ 革兰染色、镜检 镜检金黄色葡萄球菌为革兰阳性球菌，无芽孢，一般不产生荚膜。

排列呈不规则的葡萄状，亦可呈单个、成双或短链状排列。

⑤ 血浆凝固酶试验　采用试管法。取无菌试管（10mm×100mm）3 支，各加入血浆和无菌氯化钠溶液（1∶1）0.5mL，1 支加入供试液琼脂斜面培养物菌悬液（或营养肉汤培养液）0.5mL；1 支加入金黄色葡萄球菌［CMCC（B）26003］菌悬液（或营养肉汤培养液）0.5mL 作为阳性对照；另 1 支加入营养肉汤或 0.9％无菌氯化钠溶液 0.5mL 作阴性对照。3 管同时置 30～35℃水浴或恒温培养箱，3h 后开始检查，以后每隔适当时间观察一次，直至 24h。检查时，轻轻将试管倾斜，动作勿大，仔细观察，阴性对照管血浆流动自如，阳性对照管液呈凝固状。试验管液呈凝固者为阳性反应；不凝固为阴性反应。阳性对照管和阴性对照管任何一管不符合要求时，应另制备血浆，重新试验。

（6）梭菌检查

① 增菌培养　取供试液 10mL（相当于供试品 1g），共 4 份。其中 2 份加入生孢梭菌 *Clostridium sporogenes*［CMCC（B）64941］，加菌量为 10～100CFU，作阳性对照，阳性对照管中的 1 份置 80℃保温 10min 后迅速冷却后接种至 100mL 的梭菌增菌培养基中，另 1 份直接接种至 100mL 的梭菌增菌培养基中；第 3、4 份用于梭菌的检查，第 3 份置 80℃保温 10 分钟后迅速冷却后接种至 100mL 的梭菌增菌培养基中，第 4 份直接接种至 100mL 的梭菌增菌培养基中。取 10mL 稀释液接种至 100mL 的梭菌增菌培养基中，作为阴性对照。

以上 5 份（第 1 份为经加温处理的阳性对照，第 2 份为未经加温处理的阳性对照，第 3 份为经加温处理的供试管，第 4 份为未经加温处理的供试管，第 5 份为阴性对照）置 30～35℃厌氧条件下培养 48h。

② 分离培养　取上述每一培养物 0.2mL，分别涂抹接种于含庆大霉素的哥伦比亚琼脂培养基平板上，置 30～35℃厌氧条件下培养下培养 48～72h。观察结果。

若平板上无菌落生长，判供试品未检出梭菌；若平板上有菌落生长，应挑 2～3 个菌落分别进行革兰染色和过氧化氢酶试验。

③ 革兰染色、镜检　从哥伦比亚琼脂培养基平板上中挑取 2～3 个菌落涂片，做革兰染色、镜检，观察染色及菌体特征。染色镜检未见疑似菌者，可报告 1g 供试品供试品未检出梭菌。

④ 过氧化氢酶试验　取在哥伦比亚琼脂培养基平板上生长的菌落，置洁净玻片上，滴加 3％过氧化氢溶液，如菌落表面有气泡形成，表示过氧化氢酶反应阳性，否则为过氧化氢酶反应阴性。可用枯草杆菌作为过氧化氢酶试验的阳性对照菌。

（7）白色念珠菌检查

① 增菌培养　取沙氏葡萄糖液体培养基 3 份，每份各 100mL。其中 2 份加入 10mL 供试液（相当于供试品 1g），1 份用于供试品的检查，另 1 份加入白色念珠菌［CMCC（F）98001］菌悬液，加菌量为 10～100CFU，用于阳性对照试验；第 3 份加入与供试液等量的稀释剂作阴性对照。置 30～35℃培养 24～48h。

② 分离培养　将上述供试品增菌培养液，以接种环蘸取 1～2 环培养液，划线接种于沙氏葡萄糖琼脂培养基平板上，置 30～35℃培养 24～48h，必要时延长至 72h。

白色念珠菌在沙氏葡萄糖琼脂培养基上的生长现象：乳白色，偶见淡黄色，表面光滑有浓酵母味，培养时间稍久则菌落增大、颜色变深、质地变硬或有皱褶。

若平板上无菌落生长，或生长的菌落与上述特征不符，可报告为 1g 供试品未检出白色念珠菌。

若平板上生长的菌落与上述菌落特征相符或疑似，应挑选 2～3 个菌落分别接种至念珠菌显色培养基平板上，培养 24～48h，必要时延长至 72h。若平板上无绿色或翠绿色的菌落生长，则判断未检出白色念珠菌；若平板生长的菌落为绿色或翠绿色，挑取相符或疑似的菌落进行下一步的检验。

③ 芽管试验　念珠菌显色培养基平板上挑取绿色或翠绿色的菌落接种于1%聚山梨酯80-玉米琼脂上，培养24～48h。取培养物接种于加有一滴血清的载玻片上，盖上盖玻片，置湿润的培养皿内，于35～37℃培养1～3h，于显微镜下观察孢子有否长出短小芽管。

④ 染色、镜检　若上述疑似的菌落为非革兰阳性，显微镜下未见厚膜孢子、假菌丝、芽管，判断供试品未检出白色念珠菌；若菌落特征相符且染色为革兰阳性，镜检可见有厚膜孢子、假菌丝或芽管，则判断供试品检出白色念珠菌。

4. 注意事项

(1) 铜绿假单胞菌检验注意事项

① 污染铜绿假单胞菌的药物，因生产工艺和药物的影响，在溴代十六烷基三甲铵平板的菌落形态可产生非典型形态。为防止漏检，在挑取疑似菌落时，宜取2～3个以上菌落，分别进行检验，以提高铜绿假单胞菌的检出率。

② 绿脓菌素是铜绿假单胞菌鉴定的重要特征，但色素的产生受许多因素的影响，除菌株差异及变异外，培养条件是重要因素，温度、培养基成分等皆可影响色素产生。培养基中琼脂、蛋白胨等均应事先测试，选用适宜品牌，并在试验时用阳性菌株做对照试验。

(2) 金黄色葡萄球菌检查注意事项

① 金黄色葡萄球菌在两种分离培养基上的典型菌落为金黄色。但由于受药物影响或非典型菌株存在，亦可呈橙黄色、柠檬色或白色。做控制菌检查，对非典型菌落也有必要进行凝固酶试验，做金黄色葡萄球菌的筛查，以防漏检金黄色葡萄球菌。培养基存放时间和培养时间影响色素产生，故培养基应新鲜配制。培养时间宜48h以上。

② 如果使用干燥培养基，应按说明书配制，注意pH值是否符合规定，必要时应校正pH后灭菌使用。

③ 血浆凝固酶试验应用新鲜培养物及新鲜血浆。如用陈旧培养物及血浆（纤维蛋白常已析出），易导致假阴性反应。此外，观察结果时不要摇动试管，因凝固初期凝块易被破坏，引起假阴性试验结果。

(3) 梭菌检查注意事项

① 凡进行梭菌检验的人员，应在半个月前注射破伤风类毒素进行免疫，以后每隔6～12个月重复注射一次加强免疫力。操作时勿损伤皮肤，若有损伤，应立即注射破伤风抗毒素，以防感染。

② 凡带有活菌及毒素的器具，应在彻底灭菌后方可洗涤。

5. 结果判断

(1) 铜绿假单胞菌检验结果判断

① 供试品培养物经证实为革兰阴性杆菌，氧化酶试验及绿脓菌素试验皆为阳性者，即报告1g供试品检出铜绿假单胞菌。

② 供试品培养物氧化酶试验阳性，镜检为革兰阴性杆菌的培养物，绿脓菌素试验阴性时，若其硝酸盐还原产气试验、42℃生长试验及明胶液化试验皆为阳性，亦报告1g供试品检出铜绿假单胞菌。

③ 凡与①与②结果不符时，报告1g供试品未检出铜绿假单胞菌。

(2) 金黄色葡萄球菌检查结果判定　如果革兰染色结果清晰可靠，凝固酶试验阴性，对照试验呈阴性，阳性对照试验呈阳性结果，供试品培养物按下列情况报告或处理：

① 疑似菌革兰染色呈阳性球菌，血浆凝固酶试验阳性反应者，报告1g供试品检出金黄色葡萄球菌。

② 革兰染色镜检不是革兰阳性球菌，或血浆凝固酶试验阴性反应，报告 1g 供试品未检出金黄色葡萄球菌。

③ 阴性对照有菌生长，试验结果无效。

④ 阳性对照试验呈阴性结果，应当加做验证试验，考核检品是否有抑菌活性。

（3）梭菌的检查结果判定　若在含庆大霉素的哥伦比亚琼脂培养基平板上的可疑菌落为革兰阳性梭菌，有或无卵圆形至球形的芽孢，大于菌体或不大于菌体，着生于菌体中央、次端或顶端。过氧化氢酶阴性，判 1g 供试品供试品检出梭菌；否则，判 1g 供试品未检出梭菌。

6. 结果记录

药品微生物限度检查原始记录表（局部给药制剂）

检品编号：　　　　　室温：　　　　　相对湿度：

检品名称		规格	
批号		有效期至	
生产单位		检品数量	
供样单位		收验日期	
检验目的		检验日期	
检验依据		报告日期	

供试液制备：

1. 常规法：供试品＿＿＿＿g（或 mL）；pH7.0 无菌氯化钠-蛋白胨缓冲液＿＿＿＿mL

① 匀浆仪＿＿＿＿挡＿＿＿＿min；②研钵法；③保温振摇法

2. 非水溶性供试品：供试品＿＿＿＿g（或 mL），加乳化剂＿＿＿＿g（或 mL）

3. 抑菌性供试品处理方法：供试品＿＿＿＿g（或 mL）；pH7.0 无菌氯化钠-蛋白胨缓冲液＿＿＿＿mL

方法：

1. 细菌计数(30～35℃培养 3 天)						2. 霉菌、酵母菌计数(23～28℃培养 5 天)				
	原液	10^{-1}	10^{-2}	10^{-3}	阴性对照	原液	10^{-1}	10^{-2}	10^{-3}	阴性对照
1										
2										
平均										
结果	检品检出的细菌数为＿＿＿＿CFU/g 或 CFU/mL					检品检出的霉菌及酵母菌数为＿＿＿＿CFU/g 或 CFU/mL				

3. 金黄色葡萄球菌检查			4. 铜绿假单胞菌检查		
检查项目	供试品	阳性对照	检查项目	供试品	阳性对照
亚碲酸钠肉汤			BL 增菌培养基		
营养肉汤			溴化十六烷基三甲铵平板		
卵黄氯化钠琼脂平板			革兰染色、镜检		
甘露醇氯化钠琼脂平板			氧化酶-绿脓菌素		
革兰染色、镜检			硝酸盐还原产气		
血浆凝固酶试验			明胶液化－42℃生长		
结果：每 1g(或 mL)检样中＿＿＿＿(检出或未检出)金黄色葡萄球菌。			结果：每 1g(或 mL)检样中＿＿＿＿(检出或未检出)铜绿假单胞菌。		

5. 梭菌检查			6. 白色念珠菌检查		
检查项目	供试品	阳性对照	检查项目	供试品	阳性对照
梭菌增菌培养基			沙氏葡萄糖液体培养基		
哥伦比亚琼脂培养基			沙氏葡萄糖琼脂培养基		
过氧化氢酶试验			念珠菌显色培养基		
革兰染色、镜检			芽管试验		
结果：每 1g(或 mL)检样中＿＿＿＿(检出或未检出)梭菌。			结果：每 1g(或 mL)检样中＿＿＿＿(检出或未检出)白色念珠菌。		

检验者：　　　　　　　　校对者：

知 识 讲 解

一、非规定灭菌制剂微生物限度检查项目

微生物限度检查是非规定灭菌制剂微生物污染限度的试验方法，包括活菌数及控制菌检查。

对于规定灭菌的药物（包括注射剂，用于体腔、严重烧伤、溃疡的药物，以及眼科用药等），必须严格无菌，即在规定检验量的供检品中不得检出活微生物。

对于非规定灭菌的药物，包括常用的口服制剂及局部外用制剂等，允许在规定量的样品中，检出一定限量的微生物，但不得检出某些控制菌。我国微生物限度检查的内容包括：

1. 染菌量检查

细菌计数，霉菌及酵母菌计数。

2. 控制菌检查

大肠菌群、大肠埃希菌、沙门菌、铜绿假单胞菌、金黄色葡萄球菌、梭菌、白色念珠菌。

二、非规定灭菌制剂微生物限度标准

非无菌药品的微生物限度标准是基于药品的给药途径及对患者健康潜在的危害而制定的。药品的生产、贮存，销售过程中的检验，原料及辅料的检验，新药典标准制定，进口药品标准复核，考察药品质量及仲裁等，其微生物限度均应符合规定。

非规定灭菌制剂微生物限度标准详见 2010 年版《中国药典》一部、二部、三部附录"微生物限度标准"的规定。

1. 制剂通则、品种项下要求无菌的制剂及标示无菌的制剂，眼部给药制剂

应符合无菌检查法规定。

2. 口服给药制剂

（1）化学药物及不含药材原粉的中药制剂

细菌数：每 1g 不得超过 1000CFU；每 1mL 不得超过 100CFU。

霉菌和酵母菌数：每 1g 或 1mL 不得超过 100CFU。

大肠埃希菌：每 1g 或 1mL 不得检出。

（2）含药材原粉的中药制剂

细菌数：每 1g 不得超过 10000CFU（丸剂 1g 不得超过 30000CFU）；每 1mL 不得超过 500CFU。

霉菌和酵母菌数：每 1g 或 1mL 不得超过 100CFU。

大肠埃希菌：每 1g 或 1mL 不得检出。

大肠菌群：每 1g 应小于 100 个；每 1mL 应小于 10 个。

（3）含豆豉、神曲等发酵原粉的中药制剂

细菌数：每 1g 不得超过 100000CFU；每 1mL 不得超过 1000CFU。

霉菌和酵母菌数：每 1g 不得超过 500CFU；每 1mL 不得超过 100CFU。

大肠埃希菌：每 1g 或 1mL 不得检出。

大肠菌群：每 1g 应小于 100 个；每 1mL 应小于 10 个。

3. 局部给药制剂

（1）用于手术、烧伤及严重创伤的局部给药制剂 应符合无菌检查法规定。

（2）耳、鼻及呼吸道吸入给药制剂

细菌数：每 1g、1mL 或 10cm² 不得超过 100CFU。

霉菌和酵母菌数：每 1g、1mL 或 10cm² 不得超过 10CFU。

金黄色葡萄球菌、铜绿假单胞菌：每 1g、1mL 或 10cm² 不得检出。

大肠埃希菌：鼻及呼吸道给药的制剂，每 1g、1mL 或 10cm² 不得检出。

（3）用于表皮或黏膜不完整的含药材原粉的局部给药制剂

细菌数：每 1g 或 10cm² 不得超过 1000CFU；每 1mL 不得超过 100CFU。

霉菌和酵母菌数：每 1g、1mL 或 10cm² 不得超过 100CFU。

金黄色葡萄球菌、铜绿假单胞菌：每 1g、1mL 或 10cm² 不得检出。

（4）用于表皮或黏膜完整的含药材原粉的局部给药制剂

细菌数：每 1g 或 10cm² 不得超过 10000CFU；每 1mL 不得超过 100CFU。

霉菌和酵母菌数：每 1g、1mL 或 10cm² 不得超过 100CFU。

金黄色葡萄球菌、铜绿假单胞菌：每 1g、1mL 或 10cm² 不得检出。

（5）阴道、尿道给药制剂

细菌数：每 1g、1mL 或 10cm² 不得超过 100CFU。

霉菌和酵母菌数：每 1g、1mL 或 10cm² 不得超过 10CFU。

金黄色葡萄球菌、铜绿假单胞菌、梭菌、白色念珠菌：每 1g、1mL 或 10cm² 不得检出。

（6）直肠给药制剂

细菌数：每 1g 不得超过 1000CFU；每 1mL 不得超过 100CFU。

霉菌和酵母菌数：每 1g 或 1mL 不得超过 100CFU。

金黄色葡萄球菌、铜绿假单胞菌：每 1g、1mL 或 10cm² 不得检出。

（7）其他局部给药制剂

细菌数：每 1g、1mL 或 10cm² 不得超过 100CFU。

霉菌和酵母菌数：每 1g、1mL 或 10cm² 不得超过 100CFU。

金黄色葡萄球菌、铜绿假单胞菌：每 1g、1mL 或 10cm² 不得检出。

4. 含动物组织（包括提取物）及动物类原药材粉（蜂蜜、王浆、动物角、阿胶除外）的口服给药制剂

每 10g 或 10mL 不得检出沙门菌。

5. 有兼用途径的制剂

应符合各给药途径的标准。

6. 霉变、长螨者

以不合格论。

7. 提取物、原料、辅料

参照相应制剂的微生物限度标准执行。

三、微生物限度检查的环境要求

药品微生物限度检查应在环境洁净度 10000 级下局部洁净度 100 级的单向流空气区域内进行，全过程必须严格遵守无菌操作，防止微生物污染。防止的措施不影响供试品中微生物的检出。药品微生物限度检查应有单独的无菌室，每个无菌室应有独立的空气净化系统。

四、微生物限度检查样品采集和保存要求

1. 检验量、检验用量与抽样量

（1）检验量 一次试验所用的供试品的量，一般为 10g 或 10mL，膜剂为 100cm²。贵重药品、微量包装药品的检验量可酌减。要求检查沙门菌的供试品，其检验量为 20g 或者 20mL（其中 10g 或 10mL 用于阳性对照试验）。

（2）检验用量 一次试验所用供试品最小包装容器的数量。应从 2 个以上最小包装单位

中抽取供试品，膜剂不得少于 4 片，大蜜丸不得少于 4 丸。

（3）抽样量　一般随机抽取不少于检验用量（2 个以上最小包装单位）3 倍的供试品，以备复试或留样观察。抽样时，凡发现有异常或可疑的样品，应选取有疑问的样品。机械损伤、明显破裂的包装不得作为样品。凡药品、瓶口（外盖内侧及瓶口周围）外观长螨、发霉、虫蛀及变质的药品，可直接判为不合格品，无需再抽样检验。

2. 样品的保存

供试品在检验之前，应保存在阴凉干燥处，勿冷藏或冷冻，以防供试品内的污染菌因保存条件不良导致死亡、损伤或繁殖。供试品在检验之前，应保持原包装状态，严禁开启。包装已开启的样品不得作为供试品。

五、微生物限度检查供试液的制备

根据供试品的理化特性与生物学特性，采取适宜的方法制备供试液。如使用了乳化剂、分散剂、中和剂或灭活剂，应证明其有效性及对微生物无毒性。供试液的制备若需用水浴加温时，温度不应超过 45℃，时间 30min。除另有规定外，常用的供试品制备方法如下：

1. 液体供试品

取供试品 10mL，加 pH7.0 无菌氯化钠-蛋白胨缓冲液至 100mL，混匀，作为 1∶10 的供试液。油剂可先加入适量的无菌聚山梨酯 80 使供试品分散均匀，然后再加 0.9%无菌氯化钠-蛋白胨缓冲液至 100mL。水溶性液体制剂可用混合的供试品原液作为供试液。

2. 固体、半固体或黏稠液供试品

取供试品 10g，加 pH7.0 无菌氯化钠-蛋白胨缓冲液至 100mL，用匀浆仪（3000～5000r/min，2～4min）或其他有效的方法，混匀，作为 1∶10 的供试液。必要时加适量的无菌聚山梨酯 80，并置水浴中适当加温使供试品分散均匀。蜜丸等需剪碎，放入匀浆杯。

3. 需用特殊方法制备供试液的供试品

具体操作方法详见 2010 年版《中国药典》一部、二部、三部附录"微生物限度检查法"中的"供试品的制备"。

（1）非水溶性供试品

方法一　取供试品 5g（或 5mL），加至含融化的（温度不超过 45℃）5g 斯盘 80、3g 单硬脂酸甘油酯、10g 聚山梨酯 80 的混合物中，立即用玻棒搅拌均匀。分次少量慢慢加入 45℃的 pH7.0 无菌氯化钠-蛋白胨缓冲液至 100mL，边加边搅拌，使供试品充分乳化，作为 1∶20 供试液。

方法二　取供试品 10g，加至含 20mL 无菌十四烷酸异丙酯和适量无菌玻璃珠的适宜容器中，必要时可增加十四烷酸异丙酯的用量，充分振摇，使供试品溶解。然后加入 45℃的 pH7.0 无菌氯化钠-蛋白胨缓冲液至 100mL，振摇 5～10min，萃取，待油水明显分层，取其水层作为 1∶10 供试液。无菌十四烷酸异丙酯制法：选用孔径为 0.22μm 的脂溶性滤膜，以薄膜过滤法过滤除菌或用集菌仪除菌。滤器在 140℃干热灭菌 2h。

（2）膜剂供试品　取供试品 100cm²，剪碎，置灭菌锥形瓶中，加入 100mL 的 pH7.0 无菌氯化钠-蛋白胨缓冲液，于（45±1）℃水浴中保温，浸泡，振摇，以供试品浸液作为 1∶10供试液。

（3）肠溶及结肠溶制剂供试品　取供试品 10g，肠溶制剂加 pH6.8 无菌磷酸盐缓冲液至 100mL，结肠溶制剂加 pH7.6 无菌磷酸盐缓冲液至 100mL，均置 45℃水浴中，振摇，使溶解，作为 1∶10 供试液。

（4）气雾剂、喷雾剂供试品　取规定量供试品，置冰箱冰冻室内约 1h。取出，速消毒供试品容器的开启部位周围，用无菌钢锥在容器上消毒部位钻一小孔，在室温轻轻转动容器，使抛射剂缓缓全部释出。用无菌注射器吸出全部药液，加至适量的 pH7.0 无菌氯化钠-蛋白胨缓冲液（若含非水溶性成分，加适量的无菌聚山梨酯 80）中，混匀，取相当于 10g 或 10mL 的供试品，再稀释成 1∶10 的供试液。

（5）贴剂供试品　取规定量的供试品（一般为 100cm²），去掉贴剂的保护层，放置在无菌玻璃或无菌塑料片上，粘贴面朝上。用适宜的无菌多孔材料（如无菌纱布）覆盖贴剂的粘贴面，以避免贴剂粘贴在一起，然后将其置于适宜体积并含有表面活性剂（如聚山梨酯 80 或卵磷脂）的稀释剂中，用力振荡至少 30min，制成供试液。也可采用其他适宜的方式制备成供试液。

（6）具抑菌活性的供试品　当供试品具有抑菌活性时，应消除供试液的抑菌活性后，再依法检查。常用的方法如下：

① 培养基稀释法　取规定量的供试液，加至较大量的培养基中，使单位体积内的供试品含量减少至不具抑菌作用。用平板法测定菌数时，1mL 供试液可等量分注多个平皿，倾注琼脂培养基，混匀，凝固，培养，计数。每 1mL 供试液所注的平皿中生长的菌落数之和即为 1mL 的菌落数，计算每 1mL 供试液的平均菌落数，按平皿法计数规则报告菌数；控制菌检查时，可加大增菌培养基的用量。培养基稀释法适用于抑菌作用不强的制剂。

② 离心沉淀集菌法　取规定量的供试液，500r/min，离心 3min，取全部上清液混合，用于细菌检查。

③ 薄膜过滤法。

④ 中和法　凡含汞、砷或防腐剂等的供试品，可用相应的试剂钝化、中和其抑菌活性，制成供试液。

六、微生物限度检查

详见 2010 年版《中国药典》一部、二部、三部附录ⅩⅡ J：微生物限度检查法。

1. 细菌、霉菌及酵母菌检查
2. 大肠菌群检查
3. 大肠埃希菌检查
4. 金黄色葡萄球菌检查
5. 铜绿假单胞菌检查
6. 沙门菌检查
7. 梭菌检查
8. 白色念珠菌检查

思 考 题

1. 写出药品中大肠埃希菌检查的程序及主要诊断要点（MUG-Indole 试验结果，在 EMB、MacC 平板中的生长特征，IMViC 试验结果，细菌的革兰染色镜下形态特征等）。

2. 药品中金黄色葡萄球菌检查的诊断要点有哪些？

3. 药品中沙门菌检查的诊断要点有哪些？

4. 说出细菌、霉菌及酵母菌的菌落计数规则。

5. 2010 年版《中国药典》规定，哪些药物需要检查沙门菌？为什么？哪些药物需检查白色念珠菌？哪些药物需检查铜绿假单胞菌？哪些药物需检查大肠菌群？

6. 通过《查找中国药典》等文献，分析以下药物应检查哪些微生物项目，应如何检查，样品应如何处理，请写出其限度标准。

（1）消糜栓；（2）乌鸡白凤丸；（3）牛黄上清片；（4）红霉素眼药膏；（5）氨基酸口服液；（6）达克宁软膏；（7）退热栓；（8）熊胆胶囊。

项目六 灭菌制剂的无菌检查

学习目标

【能力目标】

1. 能根据最新版《中国药典》和《中国药品检验标准操作规范》的要求，根据药品的特性确定无菌检查方法。

2. 能根据最新版《中国药典》和《中国药品检验标准操作规范》的要求，完成规定灭菌制剂的无菌检查，正确采集与处理样品，正确操作薄膜过滤装置，会用薄膜过滤法对水溶性灭菌制剂进行无菌检查，正确填写原始数据记录和书写报告单。

【知识目标】

1. 熟悉灭菌制剂无菌检查的范围和意义。

2. 掌握无菌检查方法。

3. 掌握灭菌制剂的无菌检查方法，熟悉无菌检查的方法验证试验。

学习情境

某药品生产企业小容量注射剂车间生产了一批硫酸妥布霉素注射液，规格为 2mL：80mg（8 万单位）。请问这批药品需检查哪些微生物项目？如何检查？如何正确填写原始记录和书写检验报告单？

项目实施

任务 硫酸妥布霉素注射液的无菌检查

1. 检验样品的分析及检验方案的确定

（1）待检药品描述

待检药品：硫酸妥布霉素注射液，2mL：80mg（8 万单位）

检验依据：2010 年版《中国药典》二部。

《中国药典》解读：

硫酸妥布霉素注射液，规格为 2mL：80mg（8 万单位），需要进行的微生物检查项目有：

① 含量（效价）测定 精密称取本品适量，加灭菌水定量制成每 1mL 中约含 1000U 的溶液，照抗生素微生物检定法（《中国药典》二部附录 XI A）测定，1000U 妥布霉素相当于 1mg $C_{18}H_{37}N_5O_9$。本品含妥布霉素（$C_{18}H_{37}N_5O_9$）应为标示量的 90.0%～110.0%。

② 无菌检查 取本品，转移至不少于 500mL 的 0.9% 无菌氯化钠溶液中，用薄膜过滤

法处理后，依法检查（《中国药典》二部附录ⅪH），应符合规定。

（2）检验方法分析 硫酸妥布霉素注射液，含抗菌成分硫酸妥布霉素，是抗生素类抗菌药物，应检的微生物项目包括：

① 抗生素效价的测定 应采用管碟法测定。

② 无菌检查 应采用薄膜过滤法，需用0.9%无菌氯化钠溶液冲洗滤膜，以去除抗菌成分的影响。

本项目只做无菌检查项目，抗生素效价的微生物检定安排在"项目四 抗生素的微生物检定"完成。

2. 实验材料

（1）全封闭式HTY-2000A型智能集菌仪（图6-1）、一次性无菌集菌培养器3筒套1套，2筒套1套（图6-2）。

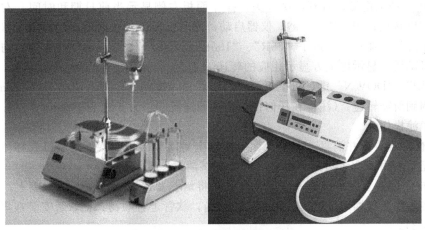

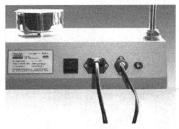

图6-1 智能集菌仪

（2）待检药品：硫酸妥布霉素注射液，规格为2mL：80mg（8万单位），共15支（其中样品检验用10支，阳性对照用5支）。

（3）培养基：硫乙醇酸盐培养基300mL，改良马丁培养基200mL。

（4）对照菌液：金黄色葡萄球菌［CMCC（B）26003］，传代次数不得超过5代，菌液浓度为小于100CFU/mL。

（5）0.9%的无菌氯化钠溶液500mL/瓶，3瓶。

（6）其他：酒精灯、火柴、75%乙醇棉球、碘酒棉球或碘伏棉球、镊子、无菌注射器等。

3. 操作步骤与操作方法

（1）物品的准备 培养基按规定提前配备并灭菌，无菌检

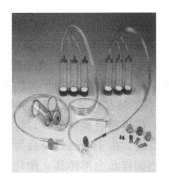

图6-2 一次性无菌
集菌培养器

查及灵敏度检查应合格，检查时培养基装量为 100mL/筒。

供试品除去外包装、消毒外表面并编号，培养基瓶用酒精棉擦拭外壁，连同其他物品一起移入缓冲间，开启操作间紫外灯 30min，关闭紫外灯，再启动空气过滤系统并使其工作 30min，关闭紫外灯，再启动以上。

操作人员用肥皂水清洗双手，关闭紫外灯，进入缓冲间，换拖鞋，再用 75％乙醇棉球擦手，穿戴衣、帽、口罩、手套。将所需物品剥去牛皮纸，移入无菌间，每次试验中所用物品必须计划好，并有备用物。

（2）滤器的准备

① 集菌仪的安装　将仪器置于平稳的操作台面，安装旋杆、保持块、载瓶环；把电源线插入集菌仪后部对应的插孔，开机后看是否能够正常有效地运转；将脚踏开关连接线接头插入集菌仪后部对应的插孔；将排液管插入排液槽的出液口处。

② 试机　插上电源，打开电源开关，操作面板左侧显示当前日期和时间，右侧显示屏显示仪器输出转速；按"Run"键，仪器启动，此时仪器运行在出厂设定的运行状态，液晶屏上显示相应的转速；任意按下"30R"、"100R"、"140R"、"160R"档位键，均可快捷启动仪器，启动后，显示屏上方显示相应的转速。

按"UP"、"DOWN"键，可上下调至所需转速，按一下，则上调或下调 1r/min，长按则可快速调到所需转速。（注：在任何挡位，其调速范围均为 0～220r/min。）

（3）过滤操作

① 检查仪器质量并消毒　检查无菌一次性全封闭集菌培养器外包装以及杯体是否有破损，确认完整后用 75％乙醇对产品包装进行擦拭消毒。

② 安排集菌器　无菌操作方法拆开包装，将培养器逐个插放在不锈钢座上，培养器的弹性软管装入集菌仪蠕动泵槽内，注意定位准确，软管走势顺畅。把软管安装在集菌仪蠕动泵上（图 6-3）。

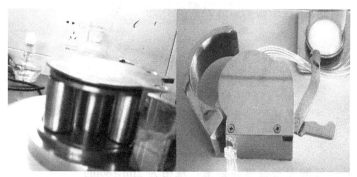

图 6-3　智能集菌仪蠕动泵

③ 开电源　打开集菌仪机身背部电源开关，让其处于待机状态。

④ 供试品准备　无菌操作方法打开供试品：用 75％乙醇棉球消毒安瓿外壁；用砂轮在安瓿瓶颈部划痕；用干燥的灭菌纱布包住安瓿；用力将安瓿掰开。

⑤ 转移供试品　将折断后的安瓿以 45°角握住，拔出针头过酒精灯火焰后插入安瓿底部，以慢速启动集菌仪，将样品转移至装有 500mL 无菌 0.9％氯化钠溶液的大输液瓶中。

注：由于安瓿打开后为非密闭容器，为避免抽入空气而导致实验结果的偏差，不要将安瓿内的样品全部转移，使针孔始终浸在样品中。

依上述操作将 15 支待检硫酸妥布霉素注射液全部转移至含 500mL 无菌 0.9％氯化钠溶液的大输液瓶中。

⑥ 过滤与冲洗 拔去进样双芯针管之护套，插入样品瓶中，开启集菌仪，进行过滤集菌操作。

过滤完成后，用 500mL 无菌 0.9%氯化钠溶液冲洗滤膜，每膜每次冲洗量一般为 100mL，待培养器软管和杯体里的液体全部过滤完后停止运行集菌仪。

（4）加培养基

① 用红色夹片夹住培养器四通和定位扣中三根软管中的任意一管（图 6-4、图 6-5）。以 100r/min 转速启动集菌仪，再倒置培养基瓶，将硫乙醇酸盐流体培养基转移至两个无菌集菌培养器杯体内，每杯培养基 100mL。

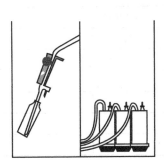 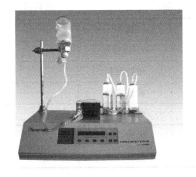 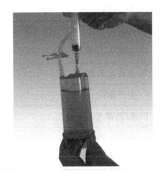

图 6-4 从安瓿瓶中转移药液示意图　　图 6-5 加培养基时的操作　　图 6-6 阳性对照试验操作

② 用绿色夹片夹住另两管，再把红色夹片拿掉，注入 100mL 改良马丁培养基至第三个集菌杯里，仪器操作方法同加硫乙醇酸盐流体培养基。

当三个杯体全加满培养基时，用相对应的夹片夹住离培养器杯体上方 2～3cm 处的软管，同时剪下三根软管，留下 5～6cm，并将另一头插入杯体的空气过滤器处（剪刀需过酒精灯火焰）。

（5）阳性对照 将已操作完毕的 1 个含培养基的集菌培养器移出无菌室，用 1mL 无菌注射器吸取菌浓为小于 100CFU/mL 的金黄色葡萄球菌［CMCC(B)26003］菌悬液 1mL，将培养器空气过滤器端的软管拔起，用注射器针头刺破空气过滤器内的滤膜，将阳性菌缓慢注入培养器杯体内，再将软管插回空气过滤器上（图 6-6）。

（6）阴性对照 取 2 杯套集菌培养器，用剩下的相应的溶剂及冲洗液同法操作，将剩下的 100mL 硫乙醇酸盐流体培养基和 100mL 改良马丁培养基，分别注入 1 个杯中，作为阴性对照。

（7）培养与观察

① 硫乙醇酸盐流体培养基置 30～35℃培养，培养 14 天；改良马丁培养基置 23～28℃培养，培养 14 天。

② 培养期间应逐日观察并记录是否有菌生长，并填写检查记录表。如加入供试品后，或在培养过程中培养基出现混浊，培养 14 日后，不能从外观上判断无微生物生长，可取该培养液适量接种于同种新鲜培养基中，继续培养，细菌培养 48h，真菌培养 72h，观察是否再现混浊；或用接种环取培养液涂片，染色，镜检，判断是否有菌。

（8）结果判定 阳性对照管生长良好，阴性对照管不得有菌生长。否则，试验无效。

若供试品管均澄清，或虽显混浊但经确证无菌生长，判断供试品符合规定；若供试品管中任何一管显混浊并确证有菌生长，判供试品不符合规定，除非能充分证明试验结果无效，即生长的微生物非供试品所含。当符合下列至少一个条件时，方可判试验结果无效：

① 无菌检查试验所用的设备及环境的微生物监控结果不符合无菌检查法的要求；

② 回顾无菌试验过程，发现有可能引起微生物污染的因素；

③ 阴性对照管有菌生长；

④ 供试品管中生长的微生物经鉴定后，确证是因无菌试验中所使用的物品和（或）无菌操作技术不当引起的。

试验若经确认无效，应重试时，重新取同量供试品，依法检查，若无菌生长，判供试品符合规定；若有菌生长，判供试品不符合规定。

4. 结果报告

无菌检查原始记录表

检品编号：　　　　　　　室温：　　　　　　　相对湿度：

检品通用名称		规格		包装规格	
检品英文名称		批号/编号		剂型	
检品商品名称		包装材料		有效期至	
生产单位		检品数量			
供样/抽样单位		收验日期			
检验目的		检验日期			
检验依据		报告日期			

供试液制备：

1. 常规法：供试品_____瓶（支），取_____g（或 mL），加入溶剂/稀释剂_____mL。

2. 非水溶性供试品：供试品_____瓶，取_____g（或 mL），加乳化剂_____g（或 mL）

检查法：

1. 直接接种法：培养基用量_____mL/管。

2. 薄膜过滤法：滤器类型_____，冲洗液种类_____，用量_____mL，培养基用量_____mL/管，流速_____

培养时间	1天	2天	3天	4天	5天	6天	7天	8天	9天	10天	11天	12天	13天	14天	备注
硫乙醇酸盐流体培养基															
改良马丁培养基															
阳性对照菌号_____，第_____代培养物，稀释级别_____，计数结果__CFU/皿															
阴性对照															

结论：本品按 2010 年版《中华人民共和国药典》二部附录ⅪH无菌检查法检验，结果_____（符合/不符合）规定。

知 识 讲 解

一、概述

1. 无菌检查

无菌检查法是检查药典要求无菌的药品、医疗器具、原料、辅料及其他品种是否染有活菌的一种方法。事实上，若供试品符合无菌检查法的规定，仅表明了供试品在该检验条件下未发现微生物污染。

无菌检查法有薄膜过滤法、直接接种法两种方式。只要供试品性状允许，应采用薄膜过滤法。

薄膜过滤法是指将规定量的供试品过滤，冲洗，将硫乙醇酸盐流体培养基和改良马丁培养基分别加入滤筒内，分别在 30～35℃、23～28℃培养 14 天。培养期间，逐日观察，并记录是否有菌生长。薄膜过滤法适用于有抗菌作用或大容量供试品，如抗生素、磺胺类药物、含防腐剂的药物。

直接接种法是指取规定量的供试品分别接种至各含硫乙醇酸盐流体培养基和改良马丁培养基的容器中，分别在 30～35℃、23～28℃培养 14 天。培养期间，逐日观察，并记录是否有菌生长。直接接种法适用于非抗菌作用的供试品。

2. 药品无菌检查的意义

由于污染的输液导致患者败血症死亡等惨痛的药难事件，使人们认识到对制剂进行无菌检查的重要性。无论哪种无菌制品污染了微生物，对患者的安全都可能构成威胁。由于无菌或灭菌制剂在医疗、防疫中的广泛应用，所以对其进行无菌检查，在保证患者用药安全方面有着十分重要的意义。

3. 无菌检查的范围

需要进行无菌检查的品种包括药典要求无菌的药品、生物制品、医疗器具、原料、辅料及其他要求无菌的品种。

凡进入人体无菌部位（人体的血液循环系统、肌肉、皮下组织），或接触创伤、溃疡面等部位而发生作用的制品，或要求无菌的材料、无菌器具，均应进行无菌检查。主要包括以下几类：

（1）注射剂（分为注射液、注射用无菌粉末和注射用浓溶液）：用于肌肉、皮下和静脉的各种针剂。

（2）植入剂：指将药物与辅料制成供植入体内的无菌固体制剂，即用于包埋于人体内的药物制剂，如不溶于水的激素、避孕药物、免疫药物及抗肿瘤药物等要求无菌的制剂，心脏瓣膜以及固定金属板、有机器材等。

（3）冲洗剂：用于冲洗开放性伤口或腔体的冲洗剂。

（4）眼用制剂。

（5）用于烧伤、创伤或溃疡的制剂：用于烧伤或严重创伤的局部用散剂、凝胶剂、软膏剂、乳膏剂；用于烧伤、创伤或溃疡的气雾剂和喷雾剂等。

（6）用于手术、耳部伤口或耳膜穿孔的滴耳剂或洗耳剂。

（7）用于手术或创伤的鼻用制剂。

（8）用于止血并可被组织吸收的制剂：如明胶发泡剂、凝血酶等用于止血并可被组织吸收的各种药物制剂。

（9）要求无菌的医疗器械，包括外科用敷料、器材：如外科手术刀片、输血（输液）袋等。

（10）其他要求无菌的产品。

4. 无菌检查的环境要求

无菌检查的所有操作均需在严格控制微生物污染的环境下进行，操作环境的无菌保证程度将直接影响无菌检查结果。为了保证无菌检查用洁净室（区）环境的稳定性，确保检查结果的可靠性，对洁净室（区）的环境质量采取合理的控制措施和评价方法是必要的。

无菌检查应在环境洁净度 10000 级下的局部洁净度 100 级的单向流空气区域内或隔离系统中进行，其全过程必须严格遵守无菌操作，防止微生物污染。

单向流空气区、工作台面及环境应定期按《医药工业洁净室（区）悬浮粒子、浮游菌和沉降菌的测试方法》的现行国家标准进行洁净度检查。隔离系统按相关的要求进行检查，其内部环境的洁净度须符合无菌检查的要求。

无菌室应采光良好，避免潮湿，远离厕所及污染区。面积一般不超过 $10m^2$，不小于 $5m^2$；高度不超过 2.4m。由 1～2 个缓冲间、操作间组成（操作间和缓冲间的门不应直对），操作间与缓冲间之间应具备灭菌功能的样品传递窗。在缓冲间内应有洗手盆、毛巾、无菌衣裤放置架及挂钩、拖鞋等，不应放置培养箱和其他杂物；无菌室内应六面光滑平整，能耐受清洗消毒。墙壁与地面、天花板连接处应呈凹弧形，无缝隙，不留死角。操作间内不应安装下水道。

无菌操作室应具有空气除菌过滤的单向流空气装置，操作区洁净度 100 级或放置同等级别的超净工作台，室内温度控制在 18～26℃，相对湿度 45％～65％。缓冲间及操作室内均应设置能达到空气消毒效果的紫外灯或其他适宜的消毒装置，空气洁净级别不同的相邻房间之间的静压差应大于 5Pa，洁净室（区）与室外大气的静压差大于 10Pa。无菌室内的照明灯应嵌装在天花板内，室内光照应分布均匀，光照度不低于 300lx。缓冲间和操作间所设置的紫外线杀菌灯（2～2.5W/m³），应定期检查辐射强度，要求在操作面上达 $40\mu W/cm^2$。不符合要求的紫外线杀菌灯应及时更换。

无菌室应每周和每次操作前用 0.1％新洁尔灭或 2％甲酚液或其他适宜消毒液擦拭操作台及可能污染的死角，开启无菌空气过滤器及紫外灯杀菌 1h。在每次操作完毕，同样用上述消毒溶液擦拭工作台面，除去室内湿气，用紫外灯杀菌 0.5h 以上。

5. 无菌检查用培养基

（1）硫乙醇酸盐流体培养基　该培养基的特点：胰胰、酵母浸出粉提供氮源以及供合成蛋白质必需的各种氨基酸和 B 族维生素；胱氨酸、硫乙醇酸盐、葡萄糖均有降低氧化还原电位的作用，使深部氧化还原电位适于厌氧菌的生长，同时硫乙醇酸盐有钝化含砷和汞类药物及防腐剂的抑菌作用；增添刃天青作为氧化还原指示剂，有氧时呈红色，易于观察；少量的琼脂有助厌氧环境的形成，防止因液体对流而迅速氧化。

培养基装量与容器高度的比例应符合培养结束后培养基氧化层（粉红色）不超过培养基深度的 1/2。在供试品接种前，培养基氧化层的颜色不得超过培养深度的 1/5；否则，须经 100℃水浴加热至粉红色消失（加热不超过 20min），迅速冷却；只限加热一次，并防止被污染。

该培养基应置于 30～35℃培养箱中培养。

（2）改良马丁培养基　可满足霉菌和酵母菌的生长，也适合需气菌的生长。改良马丁培养基置于 23～28℃培养箱中培养。

（3）选择性培养基　按上述的硫乙醇酸盐流体培养基或改良马丁培养基的处方及制法，在培养基灭菌或使用前加入适宜的中和剂、灭活剂或表面活性剂，以中和供试品中的抑菌成分或起乳化作用，供一些特殊药物的检验，如含抑菌成分的药物、难溶于水的药物等。

① 对氨基苯甲酸培养基　用于磺胺类供试品，按上述的硫乙醇酸盐液体培养基和改良马丁培养基的处方与配法，加对氨基苯甲酸适量，目的是为了消除磺胺类供试品的抑菌作用。

② 聚山梨酯 80 培养基　用于非水溶性供试品，按上述的硫乙醇酸盐液体培养基和改良

马丁培养基的处方与配法，加聚山梨酯 80 适量，起乳化作用。

　　③ β-内酰胺酶培养基　用于 β-内酰胺类供试品，硫乙醇酸盐液体培养基和改良马丁培养基在接入供试品前分别加入 β-内酰胺酶，用于消除供试品的抑菌作用。

【知识链接 1】

培养基的适用性检查

　　培养基在使用前必须进行适用性检查，培养基的适用性检查包括无菌检查和灵敏度检查，符合规定者方可用于供试品的无菌检查，在无菌检查中不得使用不符合要求的培养基。

　　1. 培养基的无菌检查

　　培养基的无菌检查可在供试品的无菌检查前或与供试品的无菌检查同时进行，但是，一旦所用培养基不符合无菌要求，供试品的无菌检查结果应视为无效。

　　每批培养基随机取不少于 5 支（瓶），按规定温度培养 14 天，应无菌生长。

　　2. 培养基的灵敏度检查

　　应对购进的每个批号的脱水培养基进行灵敏度检查，检查合格后方可使用，但当培养基的配制方法和灭菌程序发生变更时，应再次对培养基的灵敏度进行检查。

　　取每管装量为 12mL 的硫乙醇酸盐流体培养基 9 支，分别接种金黄色葡萄球菌、铜绿假单胞菌、枯草芽孢杆菌、生孢梭菌各 2 支，每支接种菌量为 1mL（含菌小于 100CFU）；另一支不接种作为空白对照，培养 3 天。取每管装量为 9mL 的改良马丁培养基 5 支，分别接种白色念珠菌、黑曲霉各 2 支，每支接种菌量为 1mL（含菌小于 100CFU）；另一支不接种作为空白对照，培养 5 天，逐日观察结果。空白对照管应无菌生长，若加菌的培养基管均生长良好，判该培养基的灵敏度检查符合规定。

　　对于配制后的选择性培养基的灵敏度检查试验同上。

二、无菌检查方法

　　1. 检验数量与检验量

　　（1）检验数量　检验数量是指一次试验所用供试品最小包装容器的数量。除另有规定外，出厂产品按表 6-1 规定，应尽量抽取批生产开始和结束或生产过程出现异常情况下的产品进行检验；上市产品监督检验按表 6-2、表 6-3 规定（见 2010 年版《中国药典》附录）。表 6-1～表 6-3 中最少检验数量不包括阳性对照试验和验证试验用量。一般情况下，供试品无菌检查若采用薄膜过滤，应增加 1/2 的最小检验数量作阳性对照用；若采用直接接种法，应增加供试品无菌检查时每个培养基容器接种的样品量作阳性对照用。

　　（2）检验量　检验量是指一次试验所用的供试品总量（g 或 mL）。除另有规定外，每份培养基接种的供试品量按表 6-2、表 6-3 规定。当每个容器的样品装量不够接种两种培养基（如每个容器装量＜50g 或≤1mL），那么各容器中的样品只能接种一种培养基，此时检验容器数应加倍。采用直接接种法时，若每支（瓶）供试品的装量按规定足够接种两份培养基，则应分别接种硫乙醇酸盐流体培养基和改良马丁培养基。采用薄膜过滤法时，检验量应不少于直接接种法的总接种量，只要供试品特性允许，应将所有容器内的全部内容物过滤。

　　2. 对照试验

　　（1）阳性对照试验　应根据供试品的特性选择阳性对照菌：无抑菌作用及抗革兰阳性菌为主的供试品，以金黄色葡萄球菌为对照菌；以抗革兰阴性菌为主的供试品，以大肠埃希菌为对照菌；抗厌氧菌的供试品，以生孢梭菌为对照菌；抗真菌的供试品，以白色念珠菌为对照菌。阳性对照试验的菌液制备同方法验证试验，加菌量小于 100CFU，供试品用量同供试品无菌检查每份培养基接种的样品量。阳性对照管培养 48～72h 应生长良好。

表 6-1　批出厂产品最少检验数量

供试品	批产量 N/个	接种每种培养基所需的最少检验数量
注射剂	N≤100 100<N≤500 N>500	10%或 4 个(取较多者) 10 个 2%或 20 个(取较少者)
大体积注射剂(>100mL)		2%或 10 个(取较少者)
眼用及其他非注射产品	N≤200 N>200	5%或 2 个(取较多者) 10 个
桶装固体原料	N≤4 4<N≤50 N>50	每个容器 20%或 4 容器(取较多者) 2%或 10 容器(取较多者)
抗生素原料药(≥5g)		6 个容器
医疗器具	N≤100 100<N≤500 N>500	10%或 4 件(取较多者) 10 件 2%或 20 个(取较少者)

注：若供试品每个容器内的装量不够接种两种培养基（如每个容器装量<50mg 或≤1mL），那么各容器中的样品只能接种一种培养基，此时检验容器数应加倍。

表 6-2　液体制剂最少检验量及上市抽验样品的最少检验数量

供试品装量 V/mL	每支供试品接入每种培养基的最少量	供试品最少检验数量/瓶或支
V≤1	全量	10[①]
1<V<5	半量	10
5≤V<20	2mL	10
20≤V<50	5mL	10
50≤V<100	10mL	10
50≤V<100(静脉给药)	半量	10
100≤V≤500	半量	6
V>500	500mL	6[①]

① 若供试品每个容器内的装量不够接种两种培养基（如每个容器装量<50mg 或≤1mL），那么各容器中的样品只能接种一种培养基，此时检验容器数应加倍。

表 6-3　固体制剂最少检验量及上市抽验样品的最少检验数量

供试品装量 M	每支供试品接入每种培养基的最少量	供试品最少检验数量/瓶或支
M<50mg	全量	10[①]
50mg≤M<300mg	半量	10
300mg≤M<5g	150mg	10
M≥5g	500mg	10[②]
外科用敷料棉花及纱布	取 100mg 或 1cm×3cm	10
缝合线、一次性医用材料	整个材料[③]	10[①]
带导管的一次性医疗器具(如输液袋)		10
其他医疗器具	整个器具[③](切碎或拆散开)	10[①]

① 若供试品每个容器内的装量不够接种两种培养基（如每个容器装量<50mg 或≤1mL），那么各容器中的样品只能接种一种培养基，此时检验容器数应加倍。

② 抗生素粉针剂（≥5g）及抗生素原料药（≥5g）的最少检验数量为 6 瓶（或支），桶装固体原料的最少检验数量为 4 个包装。

③ 如果医用器械体积过大，培养基用量可在 2000mL 以上，将其完全浸没。

（2）阴性对照试验　供试品无菌检查时，应取相应溶剂和稀释液、冲洗液同法操作，作为阴性对照。阴性对照不得有菌生长。

3. 供试品的无菌检查

无菌检查法包括薄膜过滤法和直接接种法。只要供试品性状允许，应采用薄膜过滤法。

（1）检查前准备　供试品在移入缓冲间前应除去外包装、消毒外表面并编号，培养基管（瓶）用 0.1%新洁尔灭或乙醇棉擦拭瓶（管）外壁，然后连同其他用具（包括无菌衣、帽、口罩等）移入缓冲间，开启操作间紫外灯和空气过滤装置并使其工作 1h 以上。

操作人员用肥皂、水清洗双手，关闭紫外灯，进入缓冲间，换拖鞋，再用 75%乙醇棉球擦手，穿戴衣、帽、罩、手套。将所需物品剥去牛皮纸，移入无菌间，每次试验中所用物品必须计划好，并有备用物。

① 粉针剂、油剂等铝盖压封的橡皮塞小瓶　先用 75%乙醇或碘伏棉球擦拭外壁及瓶塞，待干，用灭菌镊子剔去铝盖上的铝质小圆片，过火焰数次。

② 安瓿针剂　先用碘酒棉球或碘伏棉球将安瓿外部擦拭灭菌，待干，用砂轮或灭菌锉轻割安瓿瓶颈部（便于拆开安瓿瓶），再用 75%乙醇棉球将碘酒擦净，待干。

③ 其他供试品　容器表面或外包装，可参照上述方法，用适当消毒液擦拭或浸没后，以无菌的方式取内容物。

（2）供试品制备　用灭菌镊子取出注射器，在火焰旁将针芯插入针管并安上针头，供试品瓶盖和注射器针头均应迅速通过火焰数次。

如供试品为粉针剂，瓶盖为橡胶塞时，用注射器吸取规定的溶剂，在已消毒好的橡胶塞中心位置刺入小瓶加入溶剂，溶解，混匀后吸出溶液。

如供试品为液体制剂（如注射液、供角膜创伤及手术用的滴眼剂或灭菌溶液等），可直接用注射器吸取药液。

如供试品为直接分装成注射用无菌粉末的原料药（大包装粉针剂），取样时为缩短暴露时间，应由两人操作。将放置于缓冲间的包装瓶用 0.1%新洁尔灭抹净外壁，且经紫外线照射 1h 后移入操作间（台），除去铝盖，用 75%乙醇棉球或碘伏棉球擦拭瓶口橡胶塞外壁和瓶口缝隙，待干，戴好医用消毒手套，在火焰旁小心揭开瓶塞，用专用取样器取出规定量的样品，置灭菌试管中，密封待用。立即盖好大包装瓶塞，用橡皮胶布及时封口，再用封箱纸包扎瓶口。如果容器内有一定的真空，可用适当的无菌器材（如一端带有除菌过滤器的针头），向供试品容器内导入无菌空气，再按无菌操作开启容器取出内容物。

需灭活的供试品可用灭活剂溶解，将瓶内供试液抽出稀释至规定的浓度。

需加入空气加压后便于抽出的供试品，应用注射器对着火焰抽取空气加入，抽取瓶中液体时，应将供试品倒置并使针头在液面下。

供试品处理时所用的溶剂、乳化剂，分散剂、中和剂及其用量应验证是有效的，并对微生物生长无影响。

（3）供试品的处理与接种

① 薄膜过滤法　无菌检查用的滤膜孔径为不大于 $0.45\mu m$，直径约为 50mm。应根据供试品及其溶剂的特性选择滤膜材质，如抗生素供试品采用低吸附性的滤膜、油性供试品选用疏水性滤膜。水溶性供试液过滤前先将少量的冲洗液过滤以润湿滤膜。油类供试品，其滤膜和过滤器在使用前应充分干燥。使用时，应保证滤膜在过滤前后的完整性。同时每片滤膜的总冲洗量不得超过 1000mL，以避免滤膜上的微生物受损伤。

　　薄膜过滤法采用封闭式薄膜过滤器或开放式薄膜过滤器，可优先选用封闭式薄膜过滤器。如采用封闭式过滤器时，将一次性集菌培养器（依供试品种类不同选择适宜的集菌培养器，如抗生素类采用抗生素专用集菌培养器）放于电控集菌仪的排液槽上，培养器的塑胶软导管放于电控集菌仪的蠕动泵的管槽内，其进液导管的双芯针头插入供试液或冲洗液等容器的塞上。

　　a. 滤器的准备　将智能集菌仪安装在无菌室操作台适当位置，用消毒液擦拭。取出无菌一次性全封闭集菌培养器，检查包装是否完好无损，将培养器逐个插放在不锈钢座上，培养器的弹性软管装入集菌仪蠕动泵槽内，注意定位准确，软管走势顺畅。

　　b. 过滤操作

　　ⅰ. 供试液的过滤　培养器进液导管的针头插入供试液容器的胶塞上。开动电控集菌仪电源，将样品瓶倒置固定于支架上，使药液均匀通过集菌培养器。待药液排尽，关闭电源。

　　ⅱ. 冲洗　将针头取下，插至装有适宜冲洗液的瓶塞内，冲洗集菌培养器的滤膜，照上述操作要求，冲洗次数及冲洗量与验证试验保持一致。滤干，关闭电源。

　　大容量非抗菌作用的供试品，薄膜过滤后，无须冲洗。

　　ⅲ. 加培养基　将集菌培养器的排气孔上胶帽取下，集菌培养器底部的排液管口拧上，将冲洗液瓶取下换上相应的培养基瓶。启动电源，将培养基泵在指定的培养器内，关闭电源。

　　用小夹夹闭与培养器连接部的软管，在软管剪切线的位置剪断软管，将软管开口端套在空气过滤器开口上。

　　ⅳ. 阴性对照　每次操作时，均应取相应溶剂和稀释剂、冲洗液同法操作，作为阴性对照。

　　ⅴ. 阳性对照　将已操作完毕的含培养基的集菌培养器移出无菌室，取其中一管作为阳性对照，依阳性对照菌选择原则加入相应的对照菌液。

　　按规定温度与时间培养。

　　c. 注意事项　对具有抗菌活性的固体制剂或液体制剂，在过滤前，要根据供试品的抗菌活性强弱选用适宜、适量的溶剂溶解及稀释；淋（冲）洗样品时流速不宜过快。

　　供试液经薄膜过滤后，若需要用冲洗液冲洗滤膜，每张滤膜每次冲洗量一般为 100mL，且总冲洗量不得超过 1000mL，以避免滤膜上的微生物受损伤。为发挥滤膜的最大过滤效率，应注意保持供试品溶液及冲洗液覆盖整个滤膜表面。

　　无菌试验过程中，若需使用表面活性剂、灭活剂、中和剂等试剂，应证明其有效性，且对微生物生长及存活无影响。

　　② 直接接种法　取规定量的供试品分别接种至各含硫乙醇酸盐流体培养基和改良马丁培养基的容器中，轻轻摇动使其均匀，硫乙醇酸盐流体培养基置于 30～35℃ 培养箱中培养 14 日，改良马丁培养基置于 23～28℃ 培养箱中培养 14 日。

　　除另有规定外，每个容器中培养基的用量应符合接种的供试品体积不得大于培养基体积的 10%。同时，硫乙醇酸盐流体培养基每管装量不少于 15mL，改良马丁培养基每一个管装量不少于 10mL。若供试品有抑菌作用，可加入适量的无菌中和剂或灭活剂，或加大每个容器的培养基用量。

　　每次操作时，均应取相应溶剂和稀释剂，同法操作，作为阴性对照。

　　（4）培养及观察　上述含培养基的容器按规定的温度培养 14 天，培养期间应逐日观察并记录是否有菌生长，填写检查记录表。如加入供试品后或在培养过程中培养基出现混浊，培养 14 日后，不能从外观上判断无微生物生长，可取该培养液适量接种于同种新鲜培养基中，继续培养，细菌培养48h，真菌培养72h，观察是否再现混浊；或用接种环取培养液涂片，染色，镜检，判断是否有菌。

（5）结果判定　阳性对照管生长良好，阴性对照管不得有菌生长。否则，试验无效。

若供试品管均澄清，或虽显混浊但经确证无菌生长，判断供试品符合规定；若供试品管中任何一管显混浊并确证有菌生长，判供试品不符合规定，除非能充分证明试验结果无效，即生长的微生物非供试品所含。当符合下列至少一个条件时，方可判试验结果无效：

① 无菌检查试验所用的设备及环境的微生物监控结果不符合无菌检查法的要求；

② 回顾无菌试验过程，发现有可能引起微生物污染的因素；

③ 阴性对照管有菌生长；

④ 供试品管中生长的微生物经鉴定后，确证是因无菌试验中所使用的物品和（或）无菌操作技术不当引起的。

试验若经确认无效，应重试时，重新取同量供试品，依法检查，若无菌生长，判供试品符合规定；若有菌生长，判供试品不符合规定。

【知识链接2】

无菌检查的方法验证试验

为保证检验质量，对所用的检验方法必须经过验证，才能确保检验结果的准确可靠。当建立药品的无菌检查法时，应进行方法的验证，以确认供试品在该实验条件下无抑菌活性或其抑菌活性可以忽略不计。若供试品的生产工艺，原、辅料组分或检验条件发生改变时，检查方法应进行重新验证。

针对药品的无菌检查试验，在确定产品的无菌检查试验方法或建立新的检查方法时，或当试验条件（包括培养条件）发生变更时，都必须要对新的或变更后的检验方法加以验证，以确认供试品在该实验条件下无抑菌活性或其抑菌活性可以忽略不计。确保在实际检验条件下，该供试品的无菌检查法的准确性、有效性和重现性。验证时，按供试品无菌检查的规定及下列要求进行操作试验（供试品对每一试验菌的抑菌活性应逐一进行验证）：

1. 薄膜过滤法验证试验

将规定量的供试品按薄膜过滤法过滤，冲洗，在最后一次的冲洗液中加入试验菌少于100CFU。取出滤膜接种至相应的培养基中，或将培养基直接加至滤筒内。另取一滤筒，不过滤供试品，其他操作同上，作为阳性对照，将含培养基的容器按规定温度培养3～5天。各试验菌及相应的培养基逐一进行验证。

2. 直接接种法验证试验

取适宜装量的硫乙醇酸盐流体培养基8管，分别加入金黄色葡萄球菌、枯草芽孢杆菌、铜绿假单胞菌、生孢梭菌的菌液各2管；取适宜装量的改良马丁培养基4管，分别加入白色念珠菌、黑曲霉菌菌液各2管。每管加菌量小于100CFU。其中1管接入规定量的供试品，另1管作为阳性对照，各试验管按相应规定的温度培养3～5天。

3. 判断

与阳性对照比较，如含供试品各容器中的试验菌均生长良好，并且与阳性对照容器内的培养结果相似，则供试品的该检验量在该检验条件下无抑菌作用或抑菌作用消除，供试品可按该法进行无菌检查。若含供试品的任一容器中微生物生长微弱、缓慢或不生长，则供试品的该检验量在该检验条件下有抑菌作用。若采用的是直接接种法，可根据实际情况采取增加培养基的用量、在冲洗液或培养基中使用中和剂（如β-内酰胺酶、对氨基苯甲酸、聚山梨酯80）的方法，或改为薄膜过滤法。若采用的是薄膜过滤法，可采用增加冲洗液的用量、改变冲洗液的种类、更换滤膜品种等方法消除供试品的抑菌作用，并重新进行验证试验。

已进行过无菌检查法方法验证试验的供试品，按此法进行无菌检查。

思 考 题

1. 试编制硫酸妥布霉素注射液无菌检查的标准操作规程（SOP）。

2. 通过查找《中国药典》等文献，分析以下药物应检查哪些微生物项目，应如何检查，样品应如何处理：（1）红霉素眼药膏；（2）硫酸链霉素粉针剂；（3）葡萄糖注射液。

选学内容 免疫学基础

学习目标

1. 掌握免疫的概念及其功能。
2. 熟悉免疫系统的组成及各组分的功能。
3. 了解抗原的概念与特性，熟悉重要的抗原。
4. 了解免疫应答的概念及免疫应答的形成过程，熟悉抗体产生一般规律在实际工作中的指导意义，熟悉细胞免疫与体液免疫的生物学效应。
5. 熟悉抗体的功能、免疫球蛋白的种类及各类免疫球蛋白的特点和作用，了解人工制备抗体的方法和意义。
6. 熟悉超敏反应的类型及各类型的临床表现，了解各类型超敏反应的发生机制及防治原则。
7. 熟悉免疫学诊断的主要方法。
8. 熟悉人工主动免疫与人工被动免疫的生物制品种类及注意事项。

一、免疫的基本概念与功能

1. 免疫的概念

免疫（immunity）是由拉丁文 *immunis* 衍生而来，其原意为"免除税收"，最初被引用到医学中有"免除瘟疫"之意。人类在与传染病长期斗争中发现，一些患天花、鼠疫、霍乱等烈性传染病侥幸康复的人不再患同一疾病。也就是说机体通过接触病原，获得了对相应传染病的抵抗能力。据此认为，免疫系指机体的抗感染防御能力。后来人们又观察到一些如输血反应、过敏等并非由感染病原引起的排异现象，对免疫有了新的理解，即：免疫不只局限于抗感染方面，也可以由其他物质诱导；免疫对机体既有有利的一面，也有有害的一面。因此，现代免疫的概念指的是机体免疫系统识别排除抗原性异物的功能。

2. 免疫的功能

机体的免疫功能主要表现在三个方面，即免疫防御、免疫稳定和免疫监视（表7-1）。

（1）免疫防御（immunologic defence） 指机体抵抗和清除病原微生物或其他抗原性异物的功能。免疫防御功能发生异常可引起疾病，如反应过高可出现超敏反应；反应过低可导致免疫缺陷病。

（2）免疫稳定（immunologic homeostasis） 指机体清除损伤或衰老的细胞，维持其生理平衡的功能。免疫稳定功能失调可导致自身免疫性疾病。

（3）免疫监视（immunologic surveillance） 指机体识别和清除体内出现的突变细胞，防止发生肿瘤的功能。免疫监视功能低下，易患恶性肿瘤。

二、免疫系统

免疫系统（immune system）是机体保护自身的防御性结构，是免疫应答的物质承担者。具有识别和排除抗原性异物、维持机体内环境稳定和生理平衡的功能。

免疫系统主要由免疫器官、免疫细胞及免疫分子所组成（图7-1）。免疫系统的核心成

表 7-1　免疫的功能

功能名称	生理功能	病理表现
免疫防御	抵抗和清除病原微生物或其他异物的功能	超敏反应（过强） 免疫缺陷病（过弱）
免疫监视	清除损伤或衰老的细胞	自身免疫性疾病
免疫稳定	识别和清除体内出现的突变细胞， 防止发生肿瘤，破坏病毒感染细胞	发生肿瘤，病毒持续性感染

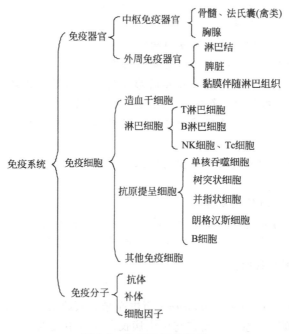

图 7-1　免疫系统的组成

分是免疫细胞，免疫细胞使免疫系统具备识别能力和记忆能力。其中的淋巴细胞经血液和淋巴液的再循环过程，使分散各处的免疫器官连成一个有机的功能整体。

1. 免疫器官

根据免疫器官发生的早晚和功能差异，将免疫器官分为中枢免疫器官和外周免疫器官。

中枢免疫器官包括骨髓、胸腺和禽类特有的法氏囊，其发生较早，是免疫细胞发生、分化和成熟的场所，对外周免疫器官的发育也有促进作用。

外周免疫器官包括淋巴结、脾脏和黏膜伴随的淋巴组织，其发生较晚，是 T、B 淋巴细胞定居、增殖和接受抗原刺激产生特异性免疫应答的部位，也是血液中淋巴细胞进入淋巴系统完成淋巴细胞再循环的主要场所。

（1）骨髓（bone marrow）　是人类和哺乳类动物的中枢免疫器官，也是造血器官，可产生多能造血干细胞，是多种血细胞的发源地。B 淋巴细胞、单核吞噬细胞、粒细胞、血小板和红细胞及 NK 细胞等在骨髓内分化、发育成熟。骨髓功能障碍，将严重损伤机体的免疫功能和造血功能。

禽类特有的中枢免疫器官是法氏囊（bursa of Fabricius），又称腔上囊，位于泄殖腔后上方。禽类 B 淋巴细胞在法氏囊内分化、发育成熟。

B 淋巴细胞的"B"取自 bone 和 bursa 的第一个字母大写，称 B 淋巴细胞（B 细胞）。

（2）胸腺（thymus）　是 T 淋巴细胞分化成熟的中枢免疫器官。来自骨髓的祖 T 细胞，在胸腺上皮细胞及其产生的胸腺素和多种细胞因子作用下，能够分化成熟为具有免疫活性的T淋巴细胞。

T淋巴细胞的"T"取自thymus中的第一个字母大写，称为T淋巴细胞（T细胞）。

（3）淋巴结（lymphoid node）

① 淋巴结结构 淋巴结基本结构分为被膜和实质，在被膜和实质间为被膜下淋巴窦。实质又分为浅皮质、深皮质和髓质（图7-2）。淋巴滤泡位于浅皮质区，内含B细胞、树突状细胞及少量CD4$^+$T细胞，在接受抗原刺激前无生发中心；接受抗原刺激后，细胞增殖出现生发中心，该区为胸腺非依赖区。深皮质区亦称为副皮质区，内含T细胞、巨噬细胞和并指状细胞，该区称为胸腺依赖区。位于深皮质区的毛细血管后高内皮小静脉是淋巴细胞再循环的重要结构。淋巴结中的淋巴细胞65％～85％为T细胞，B细胞占15％～35％。

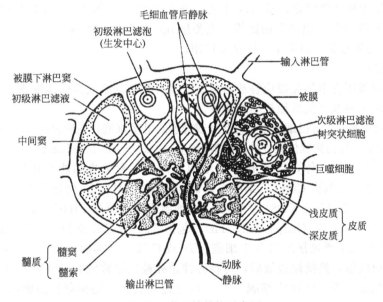

图7-2 淋巴结结构示意图

② 淋巴结的主要功能

a. 过滤、净化淋巴液 机体通过淋巴窦内吞噬细胞的吞噬作用、抗体和其他免疫分子的作用，杀伤、清除进入淋巴液中的病原生物及有毒、有害物质，防止病原体和有毒物质的扩散。

b. 产生免疫应答 定居在淋巴结的T、B细胞，接受抗原刺激后增殖、分化，产生体液和细胞免疫应答。

c. 参与淋巴细胞再循环 外周免疫器官中的淋巴细胞经淋巴管进入血液循环后，又经过外周免疫器官中毛细血管后高内皮小静脉返回外周免疫器官的过程，称为淋巴细胞再循环。参与淋巴细胞再循环的细胞主要包括T、B细胞。淋巴细胞的再循环使淋巴细胞能在体内各淋巴器官和组织中合理分布，增加了淋巴细胞与抗原接触的机会，进而及时发现病原体并产生免疫应答。

（4）脾（spleen） 脾是人体最大的免疫器官。

① 脾的结构 脾表面有被膜包裹，被膜下的实质为红髓和白髓，两者交界处为边缘区。白髓由小动脉周围淋巴鞘和鞘内淋巴滤泡两部分组成。前者主要含有T细胞，相当于淋巴结深皮质区，为脾的胸腺依赖区；后者主要含B细胞，为脾的胸腺非依赖区。红髓由髓索和髓窦组成，主要含有B细胞、巨噬细胞和树突状细胞及其他血细胞。边缘区含有T、B细胞和巨噬细胞，该区是淋巴细胞再循环的场所。脾中淋巴细胞约60％为B细胞，T细胞约

占 40%。

②脾的功能

a. 在胚胎期，脾是造血干细胞增殖分化的场所，具有造血功能。出生后，在严重贫血的情况下，仍可恢复部分造血功能，还具有贮存血液、调节血量作用。

b. 为血液的滤过器，可以清除血液中病原生物和自身衰老、损伤的细胞，对维持自身的稳定有重要作用。

c. T、B 细胞移居和接受抗原刺激后发生免疫应答、产生免疫效应的重要场所。

（5）黏膜伴随淋巴组织（MALT）　主要包括扁桃体、肠系膜淋巴结、肠集合淋巴结、阑尾、呼吸道、消化道和泌尿生殖道黏膜下分散的淋巴小结和弥散的淋巴组织。MALT 没有输入淋巴管道，抗原从黏膜表面直接进入，刺激淋巴细胞增殖出现生发中心。弥散的淋巴组织含 T、B 细胞和巨噬细胞。MALT 中的 B 细胞产生的抗体主要是 SIgA 和 IgE 类抗体，不同于淋巴结和脾中 B 细胞产生的抗体（主要是 IgG 和 IgM 类抗体）。

MALT 在局部黏膜抗感染中发挥重要作用。

2. 免疫细胞

免疫细胞泛指所有参加免疫应答或与免疫应答有关的细胞及其前体细胞，主要包括淋巴细胞、单核吞噬细胞及其他抗原提呈细胞等。

（1）T 淋巴细胞　T 淋巴细胞由来自胎肝或骨髓的祖 T 细胞，在胸腺内微环境作用下分化发育成熟的淋巴细胞，称为胸腺依赖性淋巴细胞（thymus dependent lymphocyte），简称 T 细胞。

T 细胞是不均一的群体，目前根据 T 细胞表面标志和免疫功能可将其分为若干亚群。具有 CD4 分子的 T 细胞称 $CD4^+$ T 细胞，它识别抗原受 MHC-II 类分子限制；具有 CD8 分子的 Tc 细胞和 Ts 细胞称为 $CD8^+$ T 细胞，Tc 细胞识别抗原受 MHC-I 类分子限制。$CD4^+$ T 细胞又称辅助性 T 细胞（helpT-cell，Th），包括 Th1 和 Th2 细胞，介导不同的免疫应答过程。$CD8^+$ T 细胞主要包括细胞毒 T 细胞（Tc 或 CTL）和抑制 T 细胞（Ts）。Tc 细胞为细胞免疫的效应细胞，经抗原致敏后，可特异性杀死被抗原致敏的靶细胞，如肿瘤细胞和感染了病毒的组织细胞等。抑制 T 细胞（Ts）可通过释放、分泌抑制性细胞因子 TGF-β，抑制体液免疫和细胞免疫。

（2）B 淋巴细胞　B 淋巴细胞简称 B 细胞，其在骨髓内的分化分为祖 B 细胞（pro-B cell）、前 B 细胞（pre-B cell）、不成熟 B 细胞（immature B cell）、成熟 B 细胞（mature B cell）四个阶段。B 细胞在骨髓中的发育过程是抗原非依赖性的。不成熟 B 细胞只有少量可释放到外周免疫器官，成熟 B 细胞则绝大多数迁移到外周免疫器官，接受抗原刺激后分化发育为浆细胞，此过程为抗原依赖性的。在此期的 B 细胞分化过程中，有小部分 B 细胞在此阶段停止分化，成为长寿命的记忆 B 细胞，此细胞在针对该抗原的再次应答过程中具重要作用。

B 细胞亚群有 B1 和 B2 亚群。B1 是不成熟的 B 细胞，只对 TI-Ag（胸腺非依赖性抗原）发生免疫应答，产生低亲和力的抗体，抗体类别为 IgM，无免疫记忆。B2 是成熟的 B 细胞，对 TD-Ag（胸腺依赖性抗原）发生免疫应答，产生高亲和力的抗体，抗体类别为 IgM 和 IgG，有免疫记忆。

（3）自然杀伤细胞　自然杀伤细胞（natural killer cell，NK 细胞）来源于骨髓淋巴样干细胞，可能在骨髓内发育成熟，主要存在于血液和淋巴组织。该细胞胞浆中有嗜天青颗粒，故称大颗粒淋巴细胞。NK 细胞为原始杀伤细胞，表达 IgG Fc 受体，能定向杀伤与 IgG 抗体结合的靶细胞，这种杀伤作用称为抗体依赖性细胞介导的细胞毒作用（ADCC）。它与 Tc 细胞不同，表面没有特异性抗原识别受体，杀伤靶细胞不需抗原预先致敏，也不受

MHC（主要组织相容性复合体）限制，故称自然杀伤细胞。

（4）LAK 细胞　　LAK 细胞指需在 IL-2 诱导作用下才能发挥杀伤作用的淋巴细胞，又称淋巴因子活化的杀伤细胞（lymphokine activated killer cell，LAK 细胞）。这种细胞有广泛抗肿瘤作用，可杀伤某些对 Tc 细胞和 NK 细胞不敏感的肿瘤细胞。LAK 细胞、NK 细胞及 Tc 细胞属于不同群体。

（5）单核吞噬细胞　　单核吞噬细胞包括骨髓中前单核细胞、外周血中单核细胞和组织内的巨噬细胞。单核吞噬细胞的主要功能包括：

① 吞噬杀伤作用　　单核吞噬细胞有极强的吞噬与杀伤能力，可吞噬和杀伤多种病原微生物，是参与机体非特异性免疫防御作用的重要免疫细胞之一。此类细胞表面有：IgG Fc 受体和 C3b 受体，因此在特异性 IgG 抗体或补体参与下，可通过调理吞噬作用增强吞噬杀菌作用，更有效地发挥抗感染免疫功能。吞噬细胞能非特异性识别和清除体内衰老的自身细胞，因此也是机体维持自身平衡和稳定的重要免疫细胞之一，但在一定条件下也参与组织损伤。

② 提呈抗原、启动免疫应答作用　　单核吞噬细胞是重要的抗原提呈细胞。在特异性免疫应答过程中，绝大多数抗原为 TD 抗原，经单核吞噬细胞摄取、加工、处理后，以膜表面的抗原肽-MHC 分子复合物形式，提呈给具有相应抗原识别受体的 T 细胞，启动免疫应答。

③ 抗肿瘤作用　　单核吞噬细胞本身杀伤肿瘤作用甚微，但被某些细胞因子（如 IFN-Ⅰ）活化后能有效杀伤肿瘤，因此是参与机体免疫监视作用的重要免疫细胞。

④ 分泌生物活性介质、调节免疫应答和产生其他免疫效应　　单核吞噬细胞可分泌多种生物活性介质，包括：IL-1、IL-12、IFN-γ、TNF、PGE；某些补体成分，如 B、D、P、H 因子，C3b 抑制物等；凝血因子；与组织修复再生等有关的介质，如成纤维细胞刺激因子、血管生成因子等。

（6）其他免疫细胞

① 中性粒细胞　　中性粒细胞是体内重要的小吞噬细胞，也是血液中数目最多的粒细胞。中性粒细胞内含有嗜天青颗粒和中性颗粒，颗粒中的溶菌酶等活性物质具有重要的杀菌、溶菌和清除异物的作用。

② 嗜酸性粒细胞　　血液中的嗜酸性粒细胞，有较弱的吞噬作用。胞浆中有嗜酸性颗粒，颗粒中的生物活性物质释放后对 Ⅰ 型超敏反应有调节作用。当机体内有寄生虫感染时，血液中的嗜酸性粒细胞可明显增多，对寄生虫有一定的杀伤作用。

③ 嗜碱性粒细胞和肥大细胞　　嗜碱性粒细胞存在于血液中，肥大细胞存在于组织中。两者胞浆内均含有大量的嗜碱性颗粒，在细胞膜上有 IgE FcR，可结合 IgE，当抗原与结合在细胞膜表面的 IgE 结合后，可导致细胞脱颗粒，释放和合成生物活性物质引起 Ⅰ 型超敏反应。

④ 血小板和红细胞　　血小板和红细胞与免疫黏附作用有关，在清除免疫复合物方面有重要作用。

3. 细胞因子

细胞因子（cytokine，CK）指由活化的免疫细胞或非免疫细胞（血管内皮细胞、成纤维细胞等）合成与分泌的，可调节细胞生理功能，介导炎症反应，参与免疫应答和组织修复等多种生物效应的小分子蛋白质。它是与免疫球蛋白和补体分子不同的另一类分泌型免疫分子。近年来，对细胞因子的研究进展迅速，特别是重组细胞因子的问世，使利用细胞因子通过调节机体的免疫应答治疗某些疾病成为现实。在国外，一些细胞因子已被批准用于疾病的治疗。根据细胞因子的功能分为以下几类：干扰素、白细胞介素、肿瘤坏死因子、集落刺激因子、生长因子和趋化性细胞因子。

（1）干扰素（interferon，IFN） 是最早发现的细胞因子。由微生物或其他干扰素诱生剂刺激细胞产生，有干扰病毒感染和复制的能力，故称干扰素。现已发现的干扰素包括 IFN-α、IFN-β、IFN-γ 等。IFN-α/β 又称 I 型干扰素，IFN-γ 又称 II 型干扰素。

（2）白细胞介素（inter leukine，IL） 是一组由淋巴细胞、单核吞噬细胞和其他非免疫细胞产生的、介导白细胞和其他细胞间相互作用的细胞因子。其主要作用是调节细胞生长、分化，促进免疫应答和介导炎症反应。

（3）肿瘤坏死因子（tumor necrosis factor，TNF） 是一类能引起肿瘤组织出血坏死的细胞因子。

（4）集落刺激因子（colony stimulating factor，CSF） 是由活化的 T 细胞、单核吞噬细胞、血管内皮细胞和成纤维细胞等产生的，可刺激造血干细胞和不同发育阶段的造血细胞增殖分化。

（5）生长因子（growth factor，GF） 是具有刺激细胞生长作用的细胞因子。根据其功能及所作用的细胞不同，可分为转化生长因子、表皮生长因子、血管内皮生长因子、成纤维细胞生长因子、神经生长因子、血小板衍生生长因子和肝细胞生长因子等。

（6）趋化性细胞因子（chemokine，CK） 主要是由白细胞与造血微环境中的基质细胞分泌。可结合在内皮细胞表面，对单核细胞、中性粒细胞、淋巴细胞、嗜酸性粒细胞和嗜碱性粒细胞有趋化和激活活性。

三、抗原

1. 抗原的概念

抗原（antigen，Ag）是一种能刺激机体免疫系统产生特异性免疫应答，并能与相应的免疫应答产物（抗体或致敏 T 淋巴细胞）在体内或体外发生特异性结合的物质。

2. 抗原的特性

（1）免疫原性（immunogenicity） 指抗原分子能刺激免疫细胞，使之活化、增殖、分化，最终产生免疫效应分子（抗体）或效应细胞（致敏淋巴细胞）的性能。

（2）免疫反应性（immunoreactivity） 指抗原分子能与相应免疫应答的产物（抗体或致敏淋巴细胞），在体内或体外发生特异性结合的性能。

根据抗原的两种特性，将既具有免疫原性又有免疫反应性的物质称为抗原或完全抗原（complete antigen），如多数蛋白质、细菌、病毒等。有些简单有机分子，如多数的多糖和某些小分子量的药物，本身不具有免疫原性，但具有免疫反应性，称半抗原（hapten）。半抗原与蛋白质结合后可获得免疫原性。与半抗原结合的蛋白质称为载体（carrier），这种半抗原-载体复合物不但可刺激机体产生针对半抗原的抗体，也可刺激机体产生针对蛋白质载体的抗体。

3. 决定抗原免疫原性的条件

一种物质是否具有免疫原性，一方面取决于物质本身的化学性质、异物性，另一方面还取决于机体对该物质的应答性（宿主的反应性）。

（1）免疫原性的化学基础 许多天然有机物质具有免疫原性，可诱导机体产生免疫应答，如蛋白质、复杂的多糖、小分子多肽、核酸等。

① 分子的大小 具有免疫原性的物质，通常为大分子的有机物质，分子质量常在 10000Da 以上，而低于 4000Da 的物质一般不具备免疫原性。在有机物中，蛋白质的免疫原性最强。一般分子质量越大，免疫原性越强，其原因有：a. 分子质量越大，表面抗原决定基越多，对淋巴细胞活化作用就越强；b. 大分子物质溶解于水中呈胶体状，化学结构较稳

定，不易被机体破坏或排除，在体内存留时间较长，有利于刺激免疫系统产生免疫应答。但有些大分子胶体物质进入机体后易被水解为小分子，不再具有免疫原性，如明胶分子质量高达 100000Da，但因其结构简单，为直链氨基酸，在体内易降解为低分子质量物质，故免疫原性极弱。相反，某些小分子多肽，如胰岛素，其分子质量为 5734Da，却有免疫原性。

② 化学组成和结构　多数大分子蛋白质具有很好的免疫原性，含有大量芳香族氨基酸的蛋白质，尤其含有酪氨酸的蛋白质免疫原性更强，免疫原性均明显高于非芳香族氨基酸为主的蛋白质。

从结构上看，结构越复杂，其免疫原性越强。如卵白蛋白，既含有芳香族氨基酸，又呈环状结构，故它具有很强的免疫原性；与之相对，例如构成明胶的氨基酸，为直链结构，缺少环状结构，因而它的免疫原性极弱。

多糖是重要的天然抗原。多糖、糖蛋白及糖脂等复合物中的糖分子都具有免疫原性。细菌多糖（如荚膜及细胞壁），细菌内毒素的脂多糖及血型抗原（A、B 型），其免疫原性取决于结构的复杂性，即单糖的数目和类型。

核酸分子多无免疫原性，但与蛋白质结合形成核蛋白则具有免疫原性。如某些自身免疫性疾病中可出现天然核蛋白，可诱导免疫应答产生抗 DNA 或抗 RNA 抗体。

（2）异物性　异物性是指抗原与自身正常组织成分的差异程度。正常情况下，自身组织和细胞不引起免疫应答，只有异种物质才能诱导机体产生免疫应答。所以，异物性是一种物质成为抗原的重要条件。通常抗原来源与宿主种系关系越远，免疫原性越强；反之，种系关系越近，免疫原性越弱。如鸭血清蛋白对家兔呈强免疫原性，而对鸡则呈弱免疫原性。但异物性并不仅指异体成分，自身成分在胚胎期未与免疫活性细胞充分接触过，或自身成分发生改变与修饰能被自身免疫系统识别，也可被视为异物。

（3）宿主的遗传性　宿主的遗传性决定着宿主对抗原的免疫应答能力，现已清楚认识到机体的免疫应答是受基因控制的。控制人类免疫应答基因位点定位于 HLA 复合体的 D 区；控制小鼠免疫应答基因位点定位于 H-2 复合体的 I 区，称此基因为免疫应答基因。宿主的年龄和健康状态也影响着机体对抗原应答的强弱。

此外，决定抗原的免疫原性的因素还要考虑抗原进入体内的途径、剂量是否合适以及是否应用佐剂等因素。

4. 抗原的特异性与交叉反应性

（1）抗原的特异性（specificity）　既表现在免疫原性上，又表现在免疫反应性上。前者是指某一抗原只能诱导相应的淋巴细胞系发生应答的专一性。后者是指某一抗原分子只能与相应的免疫应答的产物特异性结合的专一性。特异性是免疫应答最基本的特点，也是免疫学诊断与防治的理论依据。

① 抗原决定基（antigenic determinant）　是存在于抗原分子表面决定抗原特异性的特殊化学基团，又称表位（epitope）。抗原分子的决定基大小不同，可由数个氨基酸或糖基组成，最小的抗原只含有 4～6 个氨基酸残基或糖基。不同氨基酸残基排列不同，有的呈线性或连续性排列，有的呈折叠状肽链。其中有很多决定基被掩盖在内部，称隐性决定基（无功能决定基）；只有存在于抗原表面的决定基，才能被免疫细胞识别，启动免疫应答或与抗体结合，这种决定基称为功能性决定基。

抗原结合价（antigen valence）　是指一个抗原分子上能与相应抗体分子结合的抗原决定基的总数。半抗原为单价抗原，而天然抗原分子结构复杂，表面常有多个相同或不同的抗原决定基，能与多个抗体分子特异性结合，称为多价抗原。

② 抗原决定基对抗原特异性的影响　抗原决定基的化学组成、排列及空间结构决定着

抗原的特异性。

③ 载体决定基与半抗原决定基　实验证明，单独应用半抗原不能诱导机体产生免疫应答，只有将半抗原与载体蛋白结合后，才可诱导产生抗载体蛋白的抗体，也可产生抗半抗原抗体。载体-半抗原（一种偶氮蛋白）的成功制备为探讨单独应用半抗原为什么不能刺激机体产生抗体，以及载体在抗体产生过程中发挥什么样的的作用提供了条件。

（2）共同抗原与交叉反应　天然抗原分子结构复杂，具有多种抗原决定基，不同的抗原物质具有不同的抗原决定基并各自具有特异性。但也存在某一抗原决定基同时出现在不同抗原物质上，这种决定基称为共同抗原决定基；带有共同抗原决定基的抗原称为共同抗原（common antigen）；存在于同一种属或近缘种属中的共同抗原称为类属抗原；而存在于不同种属生物间的共同抗原称为异嗜性抗原。由共同抗原决定基刺激机体产生的抗体分别与两种抗原（共同抗原）结合发生反应，此反应称为交叉反应（cross reaction）（图 7-3）。交叉反应不仅可在两种抗原决定基构型完全相同时发生，也可在两种抗原决定基构型相似的情况下发生，但结合力较弱。

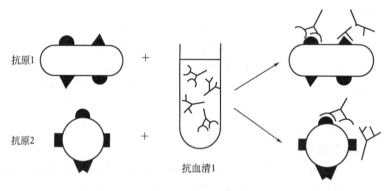

图 7-3　抗原交叉反应示意图

5. 医学上重要的抗原物质

（1）异同抗原

① 病原生物及其代谢产物　各种病原生物，如细菌、病毒、寄生虫等，它们的化学组成极为复杂，每种结构具有不同的抗原成分，因此每种病原生物均是由多种抗原组成的复合体。如细菌有表面抗原、菌体抗原、鞭毛抗原及菌毛抗原；病毒有表面抗原、内部抗原。病原菌的代谢产物——外毒素是蛋白质，具有很强的免疫原性，将外毒素经甲醛处理后，失去毒性，仍保留免疫原性，称为类毒素，可作为人工自动免疫制剂。病原微生物感染机体，或将其制成疫苗进行预防注射，均可诱导机体产生体液免疫和细胞免疫，并能引起回忆反应。某些寄生虫寄生在人体内，虫体或其代谢产物会诱发机体的超敏反应。

② 动物免疫血清　动物免疫血清的主要成分是抗体，但对人而言具有很强的免疫原性，常因注射此血清引起超敏反应。所以，应用前应先做皮肤敏感试验。

（2）同种异型抗原　同一种属不同个体之间所存在的抗原称为同种异型抗原。此类抗原是由不同个体的遗传基因决定的。

血型抗原是红细胞表面的同种异型抗原。

① ABO 血型抗原　根据人类红细胞表面所含有的 A、B 抗原的不同，将人类血型分为A、B、AB 和 O 四种血型。A 型和 B 型红细胞上分别有 A 抗原和 B 抗原；AB 型红细胞上有 A、B 两种抗原；0 型红细胞上不含 A、B 抗原，但含有 A、B 抗原的前体物质——H 抗原，同一人血清中不含与本人血清抗原相应的抗体。A 血型人血清中含有抗 B 抗体，B 血型

人血清中含有抗 A 抗体，AB 血型人血清中既无抗 A 又无抗 B 抗体，O 血型人血清中既有抗 A 又有抗 B 抗体。天然血型抗体为 IgM 类。血型物质也存在于体液和外分泌液中，唾液中含量最高，其次为血清、精液、胃液、羊水、尿液和泪液中。

② Rh 血型抗原　早年发现恒河猴（macagus rhesus）的红细胞免疫家兔后所获得的免疫血清可与多数人的红细胞发生凝集，表明在人类红细胞和恒河猴红细胞膜表面具有相同的抗原成分，此抗原称为 Rh 抗原（主要是 D 抗原，免疫原性强）。人类红细胞膜表面具有 D 抗原者称为 Rh 阳性，缺乏 D 抗原者称为 Rh 阴性。在通常情况下，人类血清中不存在 Rh 抗原的天然抗体，只有在免疫的情况下，如通过输血使 Rh 阳性红细胞输入 Rh 阴性者体内，或 Rh 阴性妇女在分娩时产道血管损伤或胎盘剥离导致 Rh 阳性胎儿的红细胞进入母体后，刺激母体产生抗 Rh 抗体。此抗体为免疫抗体，属 IgG 类，可通过胎盘。因此，若 Rh 阴性妇女体内含有抗 Rh 抗体，再次妊娠仍为 Rh 阳性胎儿，此时母体内抗 RhIgG 类抗体可通过胎盘进入胎儿体内，导致胎儿流产或新生儿溶血症，或体内已产生抗 Rh 时，再次输入 Rh 阳性血时，则可发生输血反应。

（3）组织相容性抗原　也称人类白细胞抗原（human leukocyte antigen，HLA），此类抗原参与免疫应答、免疫调节、移植排斥反应。HLA 与人类某些疾病相关。

（4）异嗜性抗原　异嗜性抗原是一类与种属特异性无关，存在于不同种系生物间的共同抗原。某些病原微生物与人体某些组织间存在着此类抗原，如乙型溶血性链球菌的细胞壁多糖抗原，蛋白抗原与人体的心肌、心瓣膜及肾小球基底膜之间存在着异嗜性抗原；大肠杆菌 O 型的脂多糖与人的结肠黏膜之间也存在异嗜性抗原。因此，当这些微生物感染人体后，可刺激机体产生相应抗体。在一定条件下，这些抗体可以与含有异嗜性抗原的上述组织结合，通过免疫反应造成机体组织损伤，从而引起风湿病、肾小球肾炎、溃疡性结肠炎等。

有些异嗜性抗原可以用于对某些疾病的辅助诊断，如检测斑疹伤寒的外斐反应就是以变形杆菌 OX_{19} 和 OX_2 株为抗原，代替立克次体抗原来诊断立克次体病。

（5）自身抗原

① 隐蔽抗原　某些自身组织成分在正常情况下与血液和免疫系统是隔绝的，从未接触过免疫细胞，这些组织成分称为隐蔽抗原。如眼晶状体蛋白、葡萄膜色素蛋白、甲状腺球蛋白及精子。当在外伤、手术等因素作用下，使这些组织成分有机会进入血液，接触免疫细胞，引起自身免疫应答，导致自身免疫性疾病，如晶状体过敏性眼内炎、交感性眼炎、甲状腺功能亢进和男性不育等。

② 修饰改变的自身抗原　正常情况下自身组织成分处于免疫耐受状态，当机体受多种因素作用如感染、电离辐射、药物作用，使自身组织成分及结构发生改变，形成新的抗原决定基或暴露出内部隐蔽的决定基，这些自身组织成分称为修饰改变的自身抗原。其可以刺激机体产生免疫应答，严重者可引起自身免疫性疾病，如用药后引起的血细胞减少症等。

（6）肿瘤抗原　肿瘤抗原是细胞在癌变过程中出现的具有免疫原性的一些大分子物质的总称，可分为肿瘤特异性抗原（tumor specific antigen，TSA）和肿瘤相关抗原（tumor associated antigen，TAA）两大类。

四、免疫球蛋白与抗体

1. 免疫球蛋白的基本结构

抗体是 B 细胞识别抗原后，增殖分化为浆细胞所产生的一种能与相应抗原发生特异性结合的球蛋白。抗体均为免疫球蛋白，但免疫球蛋白并非都具有抗体活性，如骨髓瘤、巨球蛋白血症患者血清中出现的一些免疫球蛋白尚未证实有抗体活性。因此，从某种意义上讲，抗体是生物学功能上的概念，而免疫球蛋白是化学结构上的概念。

免疫球蛋白（Ig）的基本结构是由两条相同的重链（heavy chain，H 链）和两条相同的轻链（light chain，L 链）通过二硫键连接形成的四肽链分子。此四肽链分子是构成 Ig 的基本单位，称为 Ig 单体，见图 7-4。

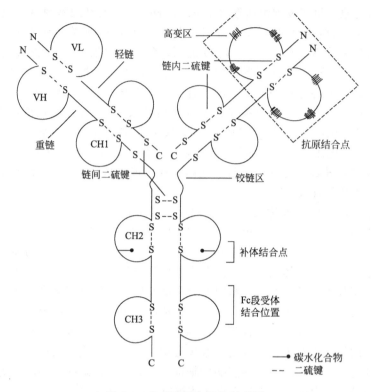

图 7-4　免疫球蛋白结构示意图

（1）L 链与 H 链

① L 链较短，大约由 214 个氨基酸残基组成。分子质量约 25kDa。根据 L 链的结构和抗原性的差异可将其分为两型，即 κ 型和 λ 型。

② H 链较长，大约由 450～550 个氨基酸残基组成，分子质量约 50～75kDa。根据 H 链的结构和抗原性的不同可将其分为五类，即 μ 链、γ 链、α 链、δ 链和 ε 链。

不同 H 链与 L 链构成的 Ig 也相应分为五类即 IgM、IgG、IgA、IgD 和 IgE。

（2）可变区和恒定区　在免疫球蛋白氨基端（N 端），L 链的 1/2 与 H 链的 1/5 或 1/4 区段的氨基酸的组成和排列顺序变化很大，称为可变区（variable region，V 区）；在其羧基端（C 端），L 链的 1/2 和 H 链的 3/4 或 4/5 区段的氨基酸序列则相对稳定，称为恒定区（constant region，C 区）。

H 链和 L 链的 V 区分别称为 VH 和 VL。在 VH 和 VL 中各有 3 个部位的氨基酸（VH：H 链第 29～31、49～58、和 95～102 位氨基酸。VL：L 链第 28～35、49～56 和 91～98 位氨基酸）更容易变化，这些区域称为高变区（hypervariable region，HVR）。而高变区以外的 V 区则称之为骨架区。高变区是 Ig 与抗原的结合部位，因而又被称为互补性决定区（complementary determining region，CDR）。

H 链和 L 链的 C 区分别称为 CH 和 CL。在同一种属动物中，同一类和同一型 Ig 的 V 区结构不同，只能与相应抗原发生特异性结合，但其 C 区的结构是相同的，即具有相同的免疫原性。如应用抗人 IgG 抗体（第二抗体或抗抗体）可与人类针对不同抗原的 IgG 均发生反应。

（3）功能区　Ig 的 H 链和 L 链均含有链内二硫键，Ig 分子可折叠成若干球形结构域，即功能区（domain），每一功能区约由 110 个氨基酸残基组成。

L 链有 2 个功能区：VL 和 CL。不同类型 Ig 的 H 链均有 VH 功能区，但其 CH 功能区则因类型不同存在一些差异。IgG、IgA 和 IgE 含 3 个 CH 功能区，即 CH1、CH2 和 CH3；而 IgM 含 4 个功能区，即 CH1、CH2、CH3 和 CH4。

功能区的作用如下：

① VL 和 VH 是与抗原结合的部位；

② CL1 和 CH1 上具有 Ig 部分同种异型遗传标记；

③ IgG 的 CH2 和 IgM 的 CH3 具有补体结合位点；

④ IgG 的 CH2 与 IgG 通过胎盘有关；

⑤ IgG 的 CH3 有与单核细胞、巨噬细胞、中性粒细胞、NK 细胞及 B 细胞表面 IgEFc 受体（FcγR）结合的功能；

⑥ IgE 的 CH2 和 CH3 有与肥大细胞和嗜碱性粒细胞表面 IgEFc 受体（FcγR）结合的功能。

（4）铰链区（hinge region）　有些类型的 Ig 具有铰链区，如 IgG、IgA 和 IgD，铰链区位于 CH1 和 CH2 之间，IgM 和 IgE 无铰链区。

铰链区富含脯氨酸，对木瓜蛋白酶和胃蛋白酶敏感，具有弹性，易发生一定程度的转动。在抗体和相应抗原结合时，该区通过伸展或弯曲，使 Ig 分子上的抗原结合点能与不同距离的抗原决定基结合；而抗原和抗体的结合，又可引起 CH2 和 CH3 构型变化，显示出活化补体、结合组织细胞等生物学活性。

2. 免疫球蛋白的降解片段

用酶水解 Ig 分子，通过酶解片段分析 Ig 结构与功能，是免疫学研究的重要方法。

（1）木瓜蛋白酶水解片段　Porter 等用木瓜蛋白酶（papain）水解 IgG。将 IgG 铰链区 H 链间二硫键近 N 端侧切断，获得 3 个酶解片段：2 个相同的 Fab 片段和 1 个 Fc 片段。

① Fab 段　即抗原结合片段。每个 Fab 段含一条 L 链和一条约 1/2 的 H 链（相当于 VH、CH1 和部分铰链区）。1 个完整的 Fab 只能结合 1 个抗原决定基，只具有单价抗体活性。其与相应抗原结合后不能形成较大复合物，因而不会产生沉淀或凝集现象。

② Fc 段（fragment crystallizable，Fc）　即可结晶片段。包括 H 链的二硫键和近 C 端两条约 1/2 的 H 链（CH2、CH3）。因最初是用兔 Ig 研究，发现 Fc 段在低温和低离子强度时可结晶，故此得名。此区无抗原结合活性，但具有各类 Ig 同种型抗原决定基及 Ig 的其他生物学活性。Fab 段中的 H 链部分称为 Fd 段。

（2）胃蛋白酶水解片段　Nisonoff 等用胃蛋白酶水解 IgG。将 IgG 铰链区 H 链间二硫键近 C 端侧切断，获得一个 F(ab)$_2$ 段和若干小分子多肽碎片 PFc′。

F(ab)$_2$ 段含 2 条 L 链和 2 条略大于 Fd 的 H 链（相当于 VH、CH1 和铰链区）。该片段具有双价抗体活性，与相应抗原结合可发现沉淀和凝集反应。由于 F(ab)$_2$ 段既保留了双价结合抗原的活性，又减少或避免了 Fc 段可能引起的副作用，因而具有较大的实际应用价值。如某些精制抗毒素，就是经过胃蛋白酶处理后的抗毒素提纯制品，因其去除了 Fc 段，从而降低了超敏反应的发生率。但由于 F(ab)$_2$ 段缺乏 Fc 部分，因此不具备固定补体及与细胞表面 Fc 受体结合的功能。F(ab)$_2$ 段中的 H 链部分称为 Fd′。PFc′段不具任何生物学活性。免疫球蛋白酶解片段见图 7-5。

3. 抗体的功能

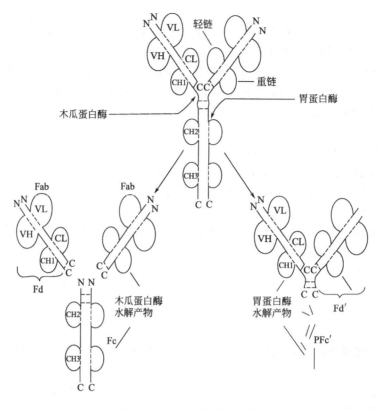

图 7-5　Ig 酶解片段示意图

抗体是介导体液免疫应答的主要免疫分子，其功能是以其结构特点为基础的。

（1）V 区的功能　抗体的主要功能是特异性结合抗原。这是由 IgV 区存在与相应抗原决定基互补的部位（HVR 或 CDR）所决定的。

抗体在体内、外均能与相应抗原结合。在体内抗体和抗原结合后，可直接发挥效应，如抗毒素可中和外毒素，病毒的中和抗体可阻止病毒感染靶细胞，分泌型 IgA 可抑制细菌黏附宿主细胞等；也可引起 CH 区（CH2、CH3）构型变化，发挥相应功能。在体外抗体与抗原结合后可出现凝集、沉淀等现象。藉此，对样本中的抗原或抗体进行检测，有助于某些感染性疾病和免疫性疾病的诊断、疗效评价及发病机制的研究。

（2）C 区的功能

① 激活补体　IgM、IgG 与相应抗原结合后，可通过经典途径激活补体。

② 结合 Fc 受体　多种细胞具有 Ig 的 Fc 受体（Fc receptor，FcR）。Ig 的 Fc 段与 FcR 结合后可表现不同的生物学作用：

a. 调理作用　调理作用（opsonization）是指抗体、补体促进吞噬细胞吞噬细菌等颗粒性抗原的作用。抗体的调理作用主要是通过 IgG（IgG_1 和 IgG_3）的 Fc 段与中性粒细胞、巨噬细胞表面的 IgG FcR 结合，从而增强其吞噬作用的。

b. 抗体依赖性细胞介导的细胞毒作用　表达 FcR 的杀伤细胞可通过与 IgFc 段相互作用，定向杀伤结合有抗体的靶细胞，称为抗体依赖性细胞介导的细胞毒作用（antibody dependent cell-mediated cytotoxicity，ADCC）。具有 ADCC 活性的杀伤细胞包括：自然杀伤细胞（NK 细胞）、单核细胞、巨噬细胞和中性粒细胞等。

c. 介导 Ⅰ 型超敏反应　变应原刺激机体产生的 IgE，其 Fc 段可与肥大细胞和嗜碱性粒细胞表面的高亲和力 IgE FcR（FcεR$_1$）结合，使之致敏。当相同变应原再次进入机体时，可使致敏细胞脱颗粒，释放和合成活性介质，引起 Ⅰ 型超敏反应。

d. 通过胎盘和黏膜　IgG 是人类唯一能通过胎盘的 Ig 类型。母体中的 IgG 通过胎盘转移给胎儿是一种重要的自然被动免疫，对于新生儿抗感染具有重要意义。分泌型 IgA 可通过消化道和呼吸道黏膜，是机体黏膜局部免疫的主要因素。

4. 各类免疫球蛋白的特性

（1）IgG　IgG 为单体，是血清中含量最高的 Ig，占血清 Ig 总量的 75%～80%。人 IgG 有 4 个亚类：IgG$_1$、IgG$_2$、IgG$_3$ 和 IgG$_4$。IgG 通常具有高亲和力。

IgG 于出生后 3 个月开始合成，3～5 岁时达成人水平，半衰期约 20～30 天。

IgG 是机体抗感染的主要抗体，大多数抗菌、抗毒素抗体以及抗毒素都属于 IgG 类抗体。

IgG 是唯一能通过胎盘的抗体，对新生儿抗感染具有重要作用。

IgG 可通过其 Fc 段与单核—巨噬细胞、中性粒细胞和 NK 细胞表面的相应受体结合，发挥免疫效应（如调理作用、ADCC 作用等）。

此外，人 IgG$_1$、IgG$_2$ 和 IgG$_4$ 的 Fc 段还能与葡萄球菌蛋白 A（staphylococcus protei-nA，SPA）结合，据此，常以 SPA 代替第二抗体用于免疫诊断。

IgG（IgG$_1$、IgG$_2$ 和 IgG$_3$）与相应抗原结合后，可通过经典途径激活补体。

（2）IgM　IgM 为五聚体，由 1 个 J 链和 5 个单体通过若干二硫键连接而成，是分子质量最大的 Ig，其分子质量为 970kDa，沉降系数为 19S，故又称巨球蛋白。

IgM 主要存在于血清中，也可表达于 B 细胞膜表面，在个体发育中，无论 B 细胞膜表面的 Ig，还是合成分泌到血清中的 Ig，IgM 都是最早出现的 Ig。一般认为，在胚胎发育晚期，机体已具备产生 IgM 的能力，脐带血 IgM 增高提示胎儿有宫内感染。在抗原刺激诱导体液免疫应答中，IgM 也最先产生。因此，IgM 在早期抗感染免疫中具有重要作用，测定 IgM 可作为某些传染病的早期诊断指标之一。

此外，天然血型抗体、类风湿因子等亦属于 IgM。

IgM 理论上讲为 10 价抗体，但与大分子抗原结合时，由于空间阻遏的限制，实际上只表现为 5 价。多结合价的特性使 IgM 在凝集、活化补体等方面作用强于 IgG。

膜表面 IgM（mIgM）是 B 细胞抗原受体（BCR）的主要成分，成熟和未成熟 B 细胞均表达 mIgM，记忆 B 细胞膜上的 mIgM 逐渐消失。

（3）IgA　IgA 有血清型和分泌型两种类型。血清型 IgA 多以单体存在，分泌型 IgA（SIgA）则由 2 个单体、1 个 J 链和 1 个分泌片组成。IgA 可分为两个亚类，即 IgA$_1$ 和 IgA$_2$。IgA$_1$ 主要存在于血清中，IgA$_2$ 主要存在于外分泌液中。

IgA 于出生后 4～6 个月开始合成，4～12 岁达成人水平。SIgA 的 IgA 单体和 J 链由黏膜伴随淋巴组织（MALT）中的浆细胞产生，而分泌片是由黏膜上皮细胞合成的，IgA 双体与分泌片结合形成 SIgA 后，释放入分泌液中。

SIgA 主要存在于胃肠液、支气管分泌液、初乳、唾液和泪液中。通过与相应病原微生物结合，阻止其吸附易感细胞以及中和毒素等，发挥重要的局部抗感染作用。新生儿因 SIgA 合成不足易患呼吸道、胃肠道感染，但其可通过母乳喂养从母亲乳汁中获得 SIgA。此种自然被动免疫，对防止新生儿呼吸道、胃肠道感染具有重要意义。

血清型 IgA 可介导调理吞噬和 ADCC 效应。凝聚 IgA 可通过旁路途径激活补体。

（4）IgD　IgD 为单体。铰链区较长，对蛋白酶敏感，半衰期仅 3 天，在个体发育中合成较晚。正常人血清中浓度很低，约 3～40μg/mL。占血清总 Ig 的 1% 以下。血清中的 IgD

功能尚不清楚。mIgD 是 B 细胞抗原受体 BCR 的重要成分，同时也可作为 B 细胞发育成熟的标志。未成熟 B 细胞活化后或形成记忆细胞时，其 mIgD 逐渐消失。

（5）IgE　IgE 为单体，对热敏感，56℃、30min 可丧失生物学活性。在个体发育中合成较晚，是血清中含量最低的 Ig，仅占血清总 Ig 的 0.002%。寄生虫感染或 I 型超敏反应时，血清特异性 IgE 水平明显升高。IgE_1 为亲细胞抗体，其 Fc 段与肥大细胞、嗜碱性粒细胞膜上的高亲和力 IgEFcR（$Fc\varepsilon R_1$）结合，可引起 I 型超敏反应，故又称为变应素（allergins）。

IgE 主要由鼻咽、扁桃体、支气管、胃肠等处黏膜固有层的浆细胞产生，这些器官也是变应原侵入和 I 型超敏反应发生最常见的部位。

5. 抗体的人工制备

抗体对临床许多疾病的预防诊断和治疗具有重要应用价值。因此，常常需要人工制备抗体以满足实际应用的需要。根据抗体制备原理和方法的不同，目前人工制备的抗体可分为三类，即多克隆抗体、单克隆抗体和基因工程抗体。

（1）多克隆抗体的制备　大多数天然抗原（如细菌外毒素、细胞等）为多价抗原，机体淋巴组织中存在着针对不同抗原决定基的抗体形成细胞（B 细胞）克隆。用一种天然抗原经各种途径免疫动物后，可刺激多个抗体形成细胞克隆产生抗体，并分泌到血清和体液中。以这种方法获得的免疫血清，实际上含有多种抗体，此即多克隆抗体（polyclonal antibody，PcAb）。

多克隆抗体的制备方法是一种早期的人工抗体制备方法，因此，多克隆抗体被认为是第一代抗体。由于此种抗体特异性不高，易出现交叉反应等，在实际应用中受到很大限制。

（2）单克隆抗体的制备（图 7-6）　单克隆抗体（monoclonal antibody，McAb）是通过 B 细胞杂交瘤技术产生的，能识别抗原分子上一种抗原决定基的抗体。

单克隆抗体的制备方法是在 1975 年由 Koher 和 Milstein 创建的。他们采用细胞融合技术，将小鼠骨髓瘤细胞和经绵羊红细胞免疫的小鼠脾细胞在体外融合，形成杂交瘤细胞（hybridoma）。这种细胞既具有骨髓瘤细胞能大量无限繁殖的特性，又具有 B 细胞可合成和分泌特异性抗体的能力。在每个杂交瘤细胞形成时，参与融合的 B 细胞只有一个，因此，其产生的抗体是均一的，只针对单一抗原决定基。这种用杂交瘤技术制备的单克隆抗体可视为第二代抗体。

单克隆抗体特异性强、纯度高、少或无血清交叉反应，已作为诊断试剂用于血清学检测。单克隆抗体可与核素、毒素（如外毒素、蓖麻毒素等）或药物偶联，制成导向药物用于肿瘤的治疗。此外，某些细胞表面分子和细胞因子的单克隆抗体也可用于器官移植、类风湿性关节炎、多发性硬化症等的预防和治疗，目前尚处于临床试验阶段。

（3）基因工程抗体的制备　由于目前制备的抗体均为鼠源性，临床应用时，对于人是异种抗原，重复注射可使人产生抗鼠抗体，从而减弱或失去疗效，并增加了超敏反应的发生，因此，在 20 世纪 80 年代早期，人们开始利用基因工程制备抗体，以降低鼠源抗体的免疫原性及其功能。目前多采用人抗体的部分氨基酸序列代替某些鼠源性抗体的序列，经修饰制备基因工程抗体，称为第三代抗体。

基因工程抗体主要包括嵌合抗体、人源化抗体、完全人源抗体、单链抗体、双特异性抗体等。

嵌合抗体（chimeric antibody）是最早制备成功的基因工程抗体。它是由鼠源性抗体的 V 区基因与人抗体的 C 区基因拼接为嵌合基因，然后插入载体，转染骨髓瘤组织表达的抗体分子。因其减少了鼠源成分，从而降低了鼠源性抗体引起的不良反应，并有助于提高疗效。

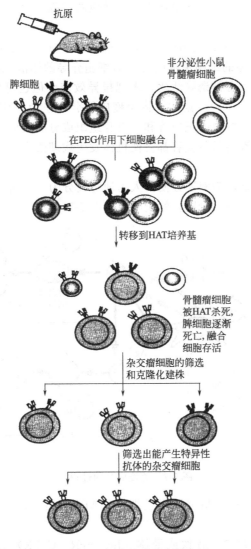

图 7-6 单克隆抗体制备示意图

人源性抗体是将人抗体的 CDR 代之以鼠源性单克隆抗体的 CDR，由此形成的抗体，鼠源性只占极少，称为人源化抗体。

完全人源化抗体采用基因敲除术将小鼠 Ig 基因敲除，代之以人 Ig 基因，然后用 Ag 免疫小鼠，再经杂交瘤技术即可产生大量完全人源化抗体。

单链抗体是将 Ig 的 H 链和 L 链的 V 区基因相连，转染大肠杆菌表达的抗体分子，又称单链 FV（single chain fragment of variable region，SFv）。SFv 穿透力强，易于进入局部组织发挥作用。

双特异性抗体将识别效应细胞的抗体和识别靶细胞的抗体联结在一起，制成双功能性抗体，称为双特异性抗体。如由识别肿瘤抗原的抗体和识别细胞毒性免疫效应细胞（CTL 细胞、NK 细胞、LAK 细胞）表面分子的抗体（CD3 抗体或 CD16 抗体）制成的双特异性抗体，有利于免疫效应细胞发挥抗肿瘤作用。

五、免疫应答

免疫应答（immune response）是抗原性物质激发免疫系统发生的一种生理性排异过程，

即免疫细胞受抗原刺激后活化、分化及产生免疫效应的过程。

1. 免疫应答的类型

免疫应答是由多种细胞和分子协同完成的。根据介导应答的主要免疫细胞及效应机制不同，可将其分为 T 细胞介导的细胞免疫应答和 B 细胞介导的体液免疫应答。

免疫细胞受抗原刺激后可被诱导活化，表现排异效应，但也可发生特异性不应答现象，即免疫耐受（immune tolerance）。据此，将免疫应答分为正免疫应答和负免疫应答。在生理情况下，机体通过对异己抗原的正应答和对自身组织成分的负应答发挥免疫保护作用；但在异常情况下，无论正应答还是负应答都会使机体发生病理改变。

2. 免疫应答的过程

免疫应答过程极为复杂，为叙述方便，人为地将其分为三个阶段，即抗原提呈与识别阶段，免疫细胞活化、增殖、分化阶段，效应阶段（图 7-7）。

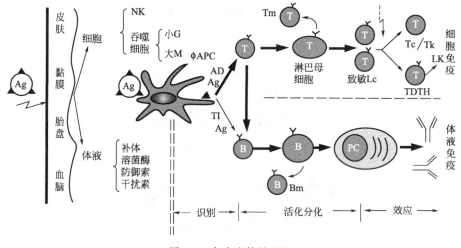

图 7-7　免疫应答的过程

（1）抗原提呈与识别阶段　指抗原提呈细胞（APC）提呈抗原和抗原特异性淋巴细胞识别抗原阶段。

在此阶段，APC 通过吞噬、吞饮或受体（IgG FcR、C3bR）介导的胞吞作用，摄取、处理、加工抗原，使之与 MHC 分子结合成抗原肽：MHC 分子复合物，表达于细胞表面，然后由 MHC 分子将抗原提呈给 T 细胞。T 细胞通过其表面的抗原受体 TCR 识别表达在 APC 或靶细胞上的抗原肽：MHC 分子，B 细胞通过其表面受体 BCR 识别游离抗原，进而启动活化。

（2）免疫细胞活化、增殖、分化阶段　指抗原特异性淋巴细胞受相应抗原刺激后活化、增殖、分化的阶段。

此阶段包括 T、B 细胞膜受体的交联、活化信号的转导、细胞增殖与分化以及生物活性介质的合成与释放等。在此阶段，T、B 细胞经活化、增殖、分化形成效应细胞，即效应（致敏）T 细胞和浆细胞。也有部分细胞中途停止分化形成记忆细胞（Tm 或 Bm）。记忆细胞遇相同抗原再次刺激后可迅速增殖、分化为效应细胞，发挥效应作用。

（3）效应阶段　是效应细胞产生和分泌效应分子；效应细胞及效应分子发挥效应作用的阶段。

此阶段包括浆细胞产生、分泌抗体，效应 T 细胞释放淋巴因子；效应 T 细胞（CTL）和效应分子（抗体和淋巴因子）发挥对异己细胞或分子的排斥与清除作用。在此阶段，除效应细胞和效应分子外，还必须有非特异性免疫细胞和分子的参与。非特异性免疫与特异性免疫的细胞和分子相互协作，共同完成机体的排异功能。

3. 免疫应答的特点

免疫应答的主要特点包括排异性、特异性、记忆性和放大性。

（1）排异性　机体的免疫系统能识别自身成分和异己成分，对自身成分不发生排斥反应，但对异己成分具有排斥和清除的作用，这就是免疫应答的排异性。

（2）特异性　免疫应答是由抗原选择性刺激具有相应抗原受体的特异性淋巴细胞诱发的。机体存在含有不同抗原受体的 T、B 细胞克隆。当某一抗原进入机体后，可诱导具有相应受体（TCR/BCR）的 T、B 细胞识别该抗原，发生免疫应答。而免疫应答的效应物质（抗体和效应 T 细胞）也只能与相应抗原细胞或分子特异性结合发挥排异作用。这就是免疫应答的特异性。

（3）记忆性　已被某一抗原免疫的机体，当再次接触相同抗原时，能迅速发挥排异效应的现象称为免疫应答的记忆性。免疫记忆（immune memory）的物质基础是机体对抗原初次应答时产生的记忆细胞。

（4）放大性　免疫应答的过程是一个逐级扩大免疫功效的过程。T、B 细胞接受抗原刺激后活化、增殖、分化形成较多的效应细胞，而效应细胞又可产生更多的效应分子，进而导致较强的排异效应，此即免疫应答的放大性。

4. 细胞免疫的生物学效应

（1）抗感染作用　T 细胞介导的抗感染免疫主要是针对胞内感染的病原体，这是机体抵抗入侵的胞内寄生细菌、病毒等微生物以及某些寄生虫的重要抗感染免疫机制，包括：①抗细菌感染，如结核分枝杆菌、伤寒沙门菌感染等；②抗病毒感染，所有病毒均在活细胞内寄生；③抗真菌感染，如白色念珠菌等；④抗寄生虫感染，如原虫等。

（2）抗肿瘤作用　抗肿瘤的免疫机制包括：①Tc 细胞的特异性杀伤作用；②NK 细胞、巨噬细胞的 ADCC 作用；③淋巴因子（如 TNF）的直接杀伤作用。

（3）免疫损伤作用　细胞免疫效应可参与下列病理过程的发生和发展：①同种异体移植的急性排斥反应；②Ⅳ型超敏反应，如接触性皮炎；③某些自身免疫病，如慢性淋巴细胞性甲状腺炎。

5. 体液免疫的生物学效应

机体通过与相应抗原的特异性结合发挥生物学效应，最终的生理功能主要是抗感染，其作用表现为以下几方面：

（1）毒素中和作用　当抗原为细菌外毒素时，抗原与抗体的结合可中和毒素对宿主的毒性作用。当抗原为激素或酶类时，与抗体结合也可使其活性丧失。

（2）感染中和作用　当细菌或病毒与相应抗体结合后，可失去其侵袭细胞的能力，不能进入宿主细胞进行增殖。

（3）吞噬调理作用　抗菌抗体与细菌结合后，虽不能直接将细胞杀灭，但可作为免疫调理素促进吞噬细胞对细菌的吞噬作用。

（4）诱导溶菌作用　IgG 和 IgM 类抗体与细菌结合后，可激活补体的经典活化途径，裂解病原菌。

（5）介导 ADCC　IgG 类抗体还可介导 NK 细胞等产生 ADCC 效应，以杀伤病毒感染的靶细胞和恶变细胞。

（6）免疫损伤　抗原抗体反应也可引起机体的组织损伤，如引起细胞毒型超敏反应或自身免疫疾病。

6. 抗体产生的一般规律

（1）初次应答（primary response）　是机体初次接触抗原发生的免疫应答。

初次应答时抗体产生的特点是：①需要的潜伏期长（5～10 天）；②抗体浓度低；③在体内持续的时间短；④先产生 IgM，后出现 IgG，主要为 IgM；⑤抗体亲和力低。

（2）再次应答（secondary response）　又称回忆应答（anamnestic response），指机体再次接触相同抗原所发生的免疫应答。

再次应答时抗体产生的特点是：①需要的潜伏期短（1～3 天）；②抗体浓度高；③在体内持续时间长；④先产生 IgM，后出现 IgG 等，主要为 IgG；⑤抗体亲和力高。

再次应答的强弱不仅与抗原刺激强度有关，也取决于两次接触抗原的间隔时间。间隔时间短，因体内存留抗体可识别排除新进入的相应抗原，故应答弱；若间隔时间太长，因体内记忆细胞并非永生，故应答亦弱。

（3）初次和再次应答抗体产生的规律在医学上的重要意义

① 制定最佳免疫方案，用于制备免疫血清或预防接种；

② 检测 IgM 作为传染病的早期诊断或宫内感染诊断；

③ 根据抗体效价增长（一般为 4 倍）进行追溯诊断。

7. 免疫耐受

免疫耐受（immune tolerance）是指机体对抗原刺激表现的一种特异性不应答现象，属负免疫应答的范畴。引起免疫耐受的抗原称为耐受原（tolerance）。耐受原可以来自异己抗原，也可以是自身抗原。针对自身抗原的免疫耐受称自身耐受（self-tolerance）。

免疫耐受与免疫缺陷或药物引起的免疫抑制不同，其作用具有特异性，只对特定的抗原不应答，对其他抗原仍能进行正常应答，而后者则无抗原特异性，对各种抗原均呈不应答或应答减弱。

免疫耐受与免疫应答一样是机体免疫功能的重要组成部分，对自身抗原的耐受在维持自身稳定、避免自身免疫病的发生中具有重要意义。

免疫耐受在临床上的意义是多方面的。维持正常生理免疫耐受可避免自身免疫病的发生，而对病原体或肿瘤细胞发生免疫耐受，又可导致感染迁延及肿瘤的发生。临床上在防治某些疾病如过敏、自身免疫病及异体移植时，常常需建立或恢复免疫耐受，而对慢性感染和肿瘤患者则应采取打破免疫耐受的措施。

六、超敏反应

超敏反应（hypersensitivity）是指已被某抗原致敏的机体再次接触相同抗原时，发生的一种以组织损伤或功能紊乱为主的特异性免疫应答，又称为变态反应（allergy,）或过敏反应（ana-phylaxis）。超敏反应与免疫应答一样具有特异性及记忆性等特点，不同之处是超敏反应可以引起机体组织损伤或功能紊乱，因此，超敏反应实质上是一种病理性的免疫应答。

1963 年 Gell 和 Coombs 根据超敏反应的发生速度、发生机理和临床特点等将其分为四个类型，即 Ⅰ型、Ⅱ型、Ⅲ型、Ⅳ型。Ⅰ型为速发型超敏反应，Ⅱ型为细胞毒型或细胞溶解型超敏反应，Ⅲ型为免疫复合物或血管炎型超敏反应，Ⅳ型为迟发型超敏反应。其中，Ⅰ～Ⅲ型由抗体介导，可统称为抗体介导型超敏反应；Ⅳ型由 T 细胞介导，又称为 T 细胞介导型。

1. Ⅰ型超敏反应

Ⅰ型超敏反应是指已致敏的机体再次接触相同抗原后在数分钟内所发生的超敏反应。其主要特点是：①发生快，消退亦快；②主要由特异性 IgE 介导；③通常引起机体生理功能紊乱，一般不遗留组织损伤；④具有明显个体差异和遗传背景。

（1）参与超敏反应的物质

① 变应原　凡进入机体能诱导产生特异性 IgE 类抗体导致超敏反应的抗原称为变应原（allergy）。有些变应原为完全抗原，也有些为半抗原。一般变应原均属外源性抗原。

临床上常见的变应原有：药物、异种动物血清、植物花粉、尘螨、真菌孢子、动物皮屑或羽毛、昆虫或其毒液、某些酶类（如枯草菌溶素、蜂毒中的磷脂酶 A2 等）以及鱼、虾、蛋、乳、蟹、贝等食物。

② 抗体　引起 I 型超敏反应的抗体主要为 IgE，因其由变应原诱导产生，又称为反应素（allergins）。正常人血清中其含量极低，超敏患者明显升高。IgE 主要在鼻咽、扁桃体、气管、支气管和胃肠道等处的黏膜下固有层淋巴组织中产生，这些部位也是变应原易于侵入和超敏反应常见的发生部位。

被变应原刺激后，易产生 IgE 类抗体的机体为特应性素质个体，亦称过敏体质者。研究表明：I 型超敏反应的发生属常染色体显性遗传，可能与 MHC II 类基因中的某些位点有关，IgE 为亲细胞抗体，能通过 Fc 段与肥大细胞和嗜碱性粒细胞表面的 IgE Fc 受体（FcεR）结合。结合于细胞表面的 IgE 比较稳定，不易降解。

③ 肥大细胞、嗜碱性粒细胞和嗜酸性粒细胞　肥大细胞和嗜碱性粒细胞是参与 I 型超敏反应的主要细胞，胞浆含有嗜碱性颗粒，能释放或介导合成大致相同的活性介质，如组织胺、白三烯、血小板活化因子、缓激肽等。此二类细胞来源于髓样干细胞前体。其细胞表面均具有高亲和力的 IgE Fc 受体，能与 IgE Fc 段牢固结合。

肥大细胞主要分布于皮肤、淋巴组织、子宫、膀胱、消化道黏膜下层结缔组织中微血管周围和内脏器官的包膜中，嗜碱性粒细胞主要存在于血液中。

一般认为嗜酸性粒细胞在 I 型超敏反应中具有负反馈调节作用。在 I 型超敏反应发生过程中，肥大细胞和嗜碱性粒细胞脱颗粒，可释放嗜酸性粒细胞趋化因子，引起嗜酸性粒细胞局部聚集。嗜酸性粒细胞通过释放组织胺酶灭活组织胺，释放芳基硫酸酯酶灭活血小板活化因子，同时也可直接吞噬和破坏肥大细胞、嗜碱性粒细胞脱出的颗粒，从而下调 I 型超敏反应。近年来研究发现，嗜酸性粒细胞被某些细胞因子，如 IL-3、IL-5、GM-CSF 或 PAF 活化后，亦可表达高亲和力的 IgE Fc 受体，引发脱颗粒，参与 I 型超敏反应晚期相的形成和维持。

④ 活性介质　指肥大细胞和嗜碱性粒细胞脱颗粒释放和合成的主要活性介质。

a. 组胺（histamine）　存在于肥大细胞和嗜碱性粒细胞的颗粒内，随颗粒脱出后被释放，可引起毛细血管扩张，通透性增强；支气管平滑肌收缩、痉挛；黏液腺体分泌增强等生物学效应。此酶作用时间短暂，在体内可迅速被组胺酶降解，失去活性。

b. 激肽（kinin）　是由肥大细胞和嗜碱性粒细胞脱出的颗粒所释放的激肽原酶，作用于血浆中的激肽原使之活化，而生成活性的介质。其中缓激肽有收缩平滑肌、扩张血管和增强毛细血管通透性的作用，并能刺激痛觉神经引起疼痛。

c. 白三烯（leukotrens，LTS）与前列腺素 D_2（prostaglandin，PGD_2）　LTS 和 PGD_2 是引起 I 型超敏反应晚期相反应的主要介质。二者均为花生四烯酸的衍生物，由活化的肥大细胞和嗜碱性粒细胞的胞膜磷脂释放的花生四烯酸，经脂氧合（生成 LTS）或环氧合（生成 PGD_2）途径生成。LTS 由 LTC4、LTD4、LTE4 组成，主要作用是能强烈持久地收缩平滑肌、扩张血管、增强毛细血管的通透性以及促进黏液腺体的分泌。PGD_2 也有引起支气管平滑肌收缩、使血管扩张、毛细血管通透性增加的作用。

d. 血小板活化因子（platlet activating faction，PAF）　是羟基化磷脂经磷脂酶 A_2 及乙酰转移酶作用的产物，主要由嗜碱性粒细胞产生。它能使血小板凝集、活化，并释放组胺等介质，参与Ⅰ型超敏反应的晚期相反应。

（2）发生过程和发生机制　根据Ⅰ型超敏反应的发生机制，可将其发生过程分为三个阶段，即致敏阶段、激发阶段和效应阶段。

① 致敏阶段　指变应原初次进入过敏体质的机体，刺激其产生特异性 IgE 类抗体。IgE 以 Fc 段与肥大细胞和嗜碱性粒细胞表面的 IgE Fc 受体结合，使之致敏的阶段。在此阶段形成的结合有 IgE 的肥大细胞和嗜碱性粒细胞称为致敏细胞，含有致敏细胞的机体则处于致敏状态。此状态一般可持续数月、数年或更长时间。

② 激发阶段　指相同的变应原再次进入机体，与致敏细胞上的 IgE 特异性结合使之脱颗粒，释放和合成活性介质的阶段。

一般只有多价变应原与致敏细胞上的两个或两个以上 IgE 分子结合，使细胞表面的 IgE 受体（$Fc\varepsilon R_1$）发生交联，进而引起细胞内一系列活化反应，导致细胞脱颗粒，释放颗粒内储备介质（如组胺、激肽原酶等），并能新合成一些活性介质（如白三烯、前列腺素和血小板活化因子等）。

此外，过敏毒素（C3a、C25a）、蜂毒、蛇毒、抗 IgE 抗体以及吗啡、可待因等也可直接引起肥大细胞脱颗粒。

③ 效应阶段　指活性介质与效应器官上相应受体结合后，引起局部或全身病理变化的阶段。

Ⅰ型超敏反应引起的病理变化可分为早期相反应和晚期相反应两种类型。早期相反应发生于接触变应原后数秒钟内，可持续数小时，主要由组织胺引起；晚期相反应一般发生在与变应原接触后 6～12h 内，可持续数天，主要由 LTS 和 PGD_2 所致，PAF 及嗜酸性粒细胞释放的活性介质也起一定作用。

（3）临床常见的Ⅰ型超敏反应性疾病

① 过敏性休克　过敏性休克是最严重的一种Ⅰ型超敏反应性疾病，主要由用药或注射异种血清引起。

以青霉素引起者最为常见。青霉素本身无免疫原性，但其降解产物青霉噻唑和青霉烯酸可与人体内的蛋白质结合获得免疫原性，进而刺激机体产生 IgE，使之致敏。当机体再次接触青霉噻唑或青霉烯酸后，可诱发过敏反应，严重者导致过敏性休克，甚至死亡。青霉素在弱碱性溶液中容易降解，因而使用时应新鲜配制。值得注意的是，有些人初次注射青霉素也可能发生过敏性休克，这可能是曾吸入过青霉菌孢子或使用过被青霉素污染的注射器等医疗器械，机体已处于致敏状态之故。

其他药物如普鲁卡因、链霉素、有机碘等，偶尔也可引起过敏性休克。

血清过敏性休克又称血清过敏症或再次血清病。常发生于既往曾用过动物免疫血清，机体已处于致敏状态，后来再次接受同种动物免疫血清的个体。临床上使用破伤风抗毒素或白喉抗毒素进行治疗或紧急预防时，可出现此种反应。

② 呼吸道过敏反应　多因吸入植物花粉、尘螨、真菌孢子等变应原引起，常见疾病有过敏性鼻炎和过敏性哮喘。

③ 消化道过敏反应　少数人在食入鱼、虾、蛋、乳、蟹、贝等食物后可发生恶心、呕吐、腹痛和腹泻等症状为主的过敏性胃肠炎。严重者可出现过敏性休克。

④ 皮肤过敏反应　可因药物、食物、花粉、肠道寄生虫及寒冷刺激等引起，主要表现为荨麻疹、湿疹和血管神经性水肿。

（4）防治原则　Ⅰ型超敏反应的防治原则是寻找变应原，避免再接触；切断或干扰超敏反应发生过程中某些环节，以终止后续反应的进行。

① 寻找并避免接触变应原　通过询问病史，皮肤试验等方法寻找变应原。并避免再接触变应原。如曾经对鱼、虾等食物过敏，以后就要尽量避免食用这类食物；如有青霉素过敏史，则以后就要避免再注射这类的药物。

a. 青霉素皮试　取 0.1mL 含 10～50U 的青霉素稀释液，在受试者前臂屈侧皮内注射，15～20min 后观察结果，如局部出现红晕、水肿的直径大于 1cm，或有全身不适者，均为阳性。

b. 异种动物免疫血清皮试　将 1：（100～1000）抗毒素给患者做皮内注射，于 15～20min 后观察结果，结果判定同青霉素皮试。

② 脱敏疗法或减敏疗法　某些变应原虽能被检出，但难以避免再次接触，临床上常采用脱敏疗法或减敏疗法防治Ⅰ型超敏反应的发生。

a. 脱敏注射　在用抗毒素血清治疗某些主要由外毒素引起的疾病时，如遇皮肤试验阳性者，可采用小剂量、短间隔（20～30min）、连续多次注射抗毒素的方法进行脱敏，然后再大量注射进行治疗，不致发生超敏反应。

脱敏注射的原理是小剂量变应原进入机体，仅与少数致敏细胞上的 IgE 结合，脱颗粒后释放活性介质较少，不足以引起临床反应，而少量的介质可被体液中的介质灭活物质迅速破坏。短时间内，经多次注射变应原，体内致敏细胞逐渐脱敏，直至机体致敏状态被解除，此时再注射大量抗毒素不会发生过敏反应。但这种脱敏是暂时的，经一定时间后，机体又可重建致敏状态。

b. 脱敏疗法　对某些已查明，但日常生活中又不可能完全避免再接触的变应原如花粉、尘螨等可采用小剂量、间隔较长时间（1周左右）、多次皮下注射相应变应原的方法进行减敏治疗，可防止疾病复发。其作用机制是反复多次皮下注射变应原，诱导机体产生大量特异性 IgG 类抗体，该类抗体与再次进入机体的相应变应原结合，可阻止其与致敏细胞上的 IgE 结合，从而阻断超敏反应的进行。故这种抗体又被称为封闭抗体。

c. 药物治疗　使用某些药物干扰或切断超敏反应发生过程中的某些环节，这对防治Ⅰ型超敏反应性疾病具有重要的应用价值。

ⅰ. 抑制活性介质合成和释放的药物　阿司匹林为环氧合酶抑制剂，可阻断花生四烯酸经环氧合酶作用生成 PGD_2；色苷酸二钠可稳定细胞膜，抑制致敏细胞脱颗粒，减少或阻止活性介质的释放；肾上腺素、异丙肾上腺素、麻黄碱及前列腺素 E 等能激活腺苷酸环化酶，增加 cAMP 的生成；氨茶碱、甲基磺嘌呤可抑制磷酸二酯酶，阻止 cAMP 的降解，此两类药物均能提高细胞内 cAMP 水平，抑制致敏细胞脱颗粒，释放活性介质。

ⅱ. 活性介质拮抗药　苯海拉明、扑尔敏、异丙嗪等组胺受体竞争剂，可通过与组胺竞争结合效应器官上的组胺 H_1 受体，发挥抗组胺作用；乙酰水杨酸对缓激肽有拮抗作用；多根皮苷酊磷酸盐为白三烯的拮抗剂。

ⅲ. 改善效应器官反应性的药物　肾上腺素能使小动脉、毛细血管收缩，降低血管通透性，常用于抢救过敏性休克，此外，其还具有使支气管舒张，解除支气管平滑肌痉挛的作用；葡萄糖酸钙、氯化钙、维生素 C 等，除具有解痉、降低血管通透性作用外，也可减轻皮肤和黏膜的炎症反应。

2. Ⅱ型超敏反应

Ⅱ型超敏反应是由 IgG 或 IgM 类抗体与细胞表面抗原结合或抗原抗体复合物吸附于细胞表面，在补体、巨噬细胞、NK 细胞等参与下，引起靶细胞损伤的病理性免疫反应。此外，抗细胞表面受体的抗体与相应受体结合后，导致靶细胞功能紊乱的现象也属于此型超敏反应。

（1）发生机制

① 靶细胞表面抗原的形成

a. 位于靶细胞表面的同种异型抗原如 ABO 血型抗原、Rh 血型抗原和 HLA 抗原等。

b. 感染、理化因素等改变和修饰自身组织的抗原结构，在细胞表面形成自身抗原。

c. 外来抗原或半抗原吸附于细胞表面使其获得抗原性。

d. 有些靶细胞表面存在异嗜性抗原，如肾小球基底膜与 A 族链球菌之间具有共同抗原。

② 与靶细胞结合的抗体或免疫复合物介导细胞毒效应

a. 激活补体　与靶细胞结合的抗体或免疫复合物均可通过经典途径激活补体，导致靶细胞溶解。

b. 促进吞噬　补体裂解产物 C3b 发挥免疫调理和黏附作用，促进吞噬细胞吞噬、杀伤靶细胞；靶细胞通过抗体的 Fc 段与巨噬细胞结合，有利于吞噬细胞吞噬靶细胞。

c. 发挥 ADCC 作用　结合在靶细胞表面的抗体通过其 Fc 段与 NK 细胞表面的相应受体结合，进而发挥细胞毒作用杀伤靶细胞。

③ 与靶细胞表面结合的自身抗体导致细胞功能紊乱　在某些情况下，体内产生和分泌的针对细胞表面受体的自身抗体，与相应受体结合后，可表现对细胞刺激或抑制作用，从而导致靶细胞功能紊乱，如甲状腺功能亢进。

（2）临床常见的 II 型超敏反应性疾病

① 输血反应　常发生于 ABO 血型不符的输血。人类血清中存在天然 ABO 血型抗体，A 型血的人有天然抗 B 抗体，B 型血的人有天然抗 A 抗体，AB 型血的人有抗 A 和抗 B 两种抗体）。在误输异型血时，如给 B 型血的人输入 A 型血供者的血时，受者血清中的 A 抗体可与供者红细胞表面的 A 抗原结合，而受者红细胞表面的 B 抗原又可与供者血清中的 B 抗体结合，在补体等参与下，引起溶血反应。

② 新生儿溶血症　以母子 Rh 血型不符引起者最重要。这是因 Rh⁻ 血型的母亲怀有 Rh⁺ 的胎儿，在分娩时胎儿的红细胞进入母体诱导抗 Rh⁺ 的 IgG 类抗体的产生，当该母亲再次妊娠时，如胎儿仍为 Rh⁺ 血型，经胎盘进入胎儿体内的母体抗 Rh 的 IgG 抗体，可导致胎儿红细胞破坏，引起流产或新生儿溶血症。此种原因引起的新生儿溶血症可通过在产后 72h 内给母体注射 Rh 抗体，及时清除分娩时进入母体的 Rh⁺ 红细胞，来加以预防。

母子 Rh 血型不符引起的新生儿溶血症，也可发生于 Rh⁻ 的母亲曾接受过 Rh⁺ 者输血，由此引起的新生儿溶血症目前尚无有效的预防方法。

此外，母子 ABO 血型不符也可引起新生儿溶血症，但一般症状较轻。

③ 免疫性血细胞减少症　应用某些药物或被某些病原微生物感染的患者，有时可发生溶血性贫血、粒细胞减少症或血小板减少性紫癜。其发病主要有以下几种形式：

a. 半抗原型　某些药物进入体内，可与血细胞结合成完全抗原，刺激机体产生抗体。相同药物再次进入机体，吸附于红细胞表面，在相应抗体作用下，可导致血细胞被破坏。如有些反复使用青霉素的患者所致的溶血性贫血即属此型。

b. 免疫复合物型　某些药物如非那西汀、氨基比林、奎尼丁、磺胺类等药物进入机体，可与血浆蛋白结合成完全抗原，引起相应抗体的产生。当再次使用相同药物时，药物与相应抗体结合成免疫复合物，通过抗体 Fc 段或活化补体后形成的 C3b 与红细胞、粒细胞或血小板上 Fc 受体或 C3b 受体结合，在补体、单核巨噬细胞和 NK 细胞参与下引起细胞破坏，导致溶血性贫血、粒细胞减少症和血小板减少性紫癜的发生。

c. 自身免疫型 被某些病毒（如流感病毒）感染后或应用甲基多巴等药物时，某些患者的红细胞抗原结构可发生改变，进而诱导机体产生抗红细胞的自身抗体，该抗体作用于红细胞，在补体参与下，导致自身免疫型溶血性贫血。

d. 肺出血-肾炎综合征 也称 Goodpasture 综合征，是以肺出血和严重肾小球肾炎为特征的疾病。病因尚未确定，可能是病毒感染损伤了肾小球基底膜，使Ⅵ型胶原暴露，刺激机体产生抗基底膜Ⅵ型胶原的抗体。该抗体与肾小球基底膜作用，在补体等参与下，引起肾炎。由于肺泡基底膜也有Ⅵ型胶原分布，吸烟等刺激引起肺部炎症促使抗基底膜Ⅳ型胶原抗体与之结合，导致肺组织损伤、出血。一般 40% 的肺出血-肾炎综合征的患者发生肺出血。

e. 甲状腺功能亢进 即 Graves 病。患者产生了一种针对甲状腺细胞表面的促甲状腺素（TSH）受体的自身抗体，称为长效甲状腺刺激素（LATS），此抗体与甲状腺细胞表面的 TSH 受体结合后，并未引起甲状腺细胞破坏，而是刺激甲状腺细胞分泌甲状腺素增多，导致甲状腺功能亢进，因此有人将这种特殊的Ⅱ型超敏反应称为抗体刺激型超敏反应。

3. Ⅲ型超敏反应

Ⅲ型超敏反应是抗体与相应可溶性抗原结合成免疫复合物（IC），沉积于毛细血管细胞壁，激活补体，在中性粒细胞、肥大细胞、嗜碱性粒细胞及血小板等参与下，引起以充血水肿、局部组织坏死和中性粒细胞浸润为特征的炎症反应。故又称免疫复合物型或血管炎型超敏反应。

介导Ⅲ型超敏反应的抗体类型主要为 IgM、IgG。

（1）发生机制

① 免疫复合物沉积 可溶性抗原与相应抗体结合形成的 IC，在某些条件下未能被清除，可沉积于局部毛细血管基底膜。影响 IC 沉积的主要因素如下：

a. IC 的大小 IC 的大小除与抗原抗体的性质有关外，主要决定于抗原和抗体的相对比例。当抗原浓度过多时，形成小分子 IC，易被肾小球滤过清除；如抗体浓度超过抗原，则形成大分子 IC，易被吞噬细胞吞噬清除；只有在抗原浓度略高于抗体时，可形成中等大小 IC（约 19S 左右），易于沉积于血管壁。

b. 局部组织解剖结构和血液动力学作用 通常在毛细血管迂回曲折、血流缓慢或血管分支多、血量较大、易产生涡流的组织处，易于被 IC 沉积。机体常见的沉积部位是：肾小球基底膜、关节滑膜、心肌及皮肤等。

c. 血管活性介质作用 沉积在血管壁的 IC 可激活补体，产生 C3a、C5a 及 C3b 等裂解片段，C3a 和 C5a 能使肥大细胞、嗜碱粒细胞脱颗粒，释放组胺等活性介质；而 IC 可直接与血小板表面 Ig FcR 结合，或通过 C3b 与血小板表面 C3bR 结合，活化血小板，使之释放组胺等活性介质。血管活性介质可引起血管扩张、血管内皮细胞间隙增大，又促使 IC 沉积于血管壁。

② 免疫复合物介导的血管炎症反应 沉积于血管壁的 IC 可通过以下作用导致组织损伤：

a. 激活补体 IC 通过经典途径激活补体，产生 C3a、C5a、C3b 等降解产物。C3a、C5a 可使肥大细胞和嗜碱性粒细胞脱颗粒，释放组胺等活性介质，引起血管通透性增加，导致局部水肿；C3a、C5a、C3b 能吸引中性粒细胞，使之聚集在 IC 沉积部位，发挥吞噬杀伤作用，同时可释放蛋白水解酶、胶原酶等损伤局部组织；C3b 可结合血小板表面的 C3b 受体，使之活化，产生和分泌组胺等血管活性介质，亦可促进水肿的形成。IC 激活补体是Ⅲ型超敏反应中引起炎症和组织损伤的最主要原因。

b. 聚集和活化血小板 IC 可直接与血小板表面的 Fc 受体结合，引起血小板聚集，形成微血栓，造成局部组织缺血和出血；在 IC 作用下，血小板活化，也可释放组胺等活性物质。

由肥大细胞、嗜碱性粒细胞和血小板释放的活性介质，也可通过增加血管内皮细胞间隙，进一步使 IC 沉积，从而加重局部组织的损伤和炎症。

（2）临床常见的Ⅲ型超敏反应性疾病　Ⅲ型超敏反应所致疾病统称为免疫复合物病，常见的免疫复合物病包括：

① 局部免疫复合物病

a. Arthus 反应　由 Arthus 于 1930 年通过动物实验发现的一种现象，常被作为局部Ⅲ型超敏反应的代表。它是以马血清间隔一定时间反复皮内免疫家兔，在第 4～6 次后，发现注射局部出现红肿、出血和坏死等剧烈炎症的现象，主要因抗原和已产生的抗体结合，于注射局部形成 IC，沉积于血管壁所致。

b. 人类局部免疫复合物病　临床上可见到一些类 Arthus 反应的免疫复合物病，如：

ⅰ. 某些胰岛素依赖性糖尿病患者，在反复注射胰岛素治疗时，于注射后一至数小时内，可在注射局部出现类似 Arthus 反应的表现，如红肿、出血和坏死等，几天后逐渐恢复。此外，反复注射生长激素或狂犬疫苗也可出现此种现象。

ⅱ. 过敏性肺泡炎：反复吸入含有霉菌孢子或动植物蛋白的粉尘，引起的间质性肺炎称为过敏性肺泡炎或变应性肺泡炎。这也是一种由Ⅲ型超敏反应引起的局部免疫复合物病，主要因已形成的抗体与再次吸入的相应抗原在肺泡内形成 IC 所致。

② 全身性免疫复合物病

a. 血清病　初次注射大量异种血清如抗毒素马血清，经 7～14 天后，有些人可出现局部红肿、发热、皮疹、淋巴结肿大、关节肿痛和一过性蛋白尿等症状，称为血清病。这是由于一次输入较多量抗原，刺激机体产生抗体，而相应抗原尚未完全排除，二者结合形成 IC，随血流运行全身，沉积于皮肤、关节、肾小球等处所致。血清病是一种自限性疾病，停止注射异种血清后，一般不经治疗症状可自行消退。此外，有时应用大剂量青霉素、磺胺等也可发生类似血清病样反应。

b. 感染后肾小球肾炎　一般发生于 A 族链球菌感染后 2～3 周，此时原发病灶多已痊愈，但少数患者继发肾小球肾炎。这是由于链球菌感染过程中产生的抗体与链球菌相应抗原成分结合形成的 IC，随血流沉积于肾小球基底膜所致。其他病原微生物如葡萄球菌、肺炎球菌、乙型肝炎病毒、疟原虫感染后也可发生类似疾病。

c. 系统性红斑狼疮（systemic lupus erythematosus，SLE）　是一种自身免疫病，病因尚未完全阐明，一般认为与患者体内持续出现的抗核抗体（anti-nuclear antibody，ANA）与核抗原结合形成的 IC 沉积于肾小球、关节、皮肤和其他器官的毛细血管有关。患者可有皮肤红斑、关节炎、肾小球肾炎和多部位脉管炎的表现。该病常反复发作，经久不愈。

d. 类风湿性关节炎（rheumatoid arthritis，RA）　也是一种自身免疫病，病因未明。患者体内出现抗变性 IgG 的自身抗体（多为 IgM，也可以是 IgG 或 lgA 类抗体），称为类风湿因子（rheumatoid factor，RF），其与变性 IgG 结合成 IC，沉积于关节滑膜，引起进行性关节炎。此外，IC 也可沉积于皮下、肺或其他部位，引起相应病变。

e. 过敏性休克样反应　血流中迅速地形成大量 IC 可通过激活补体，产生大量过敏毒素（C3a、C5a），使肥大细胞和嗜碱性细胞脱颗粒，释放活性介质，引起过敏性休克样反应。如用青霉素治疗钩端螺旋体病或梅毒时，发生的赫氏（Hexheimer）反应可能属于这类现象，这是由于患者在短时间内体内病原体迅速被破坏，释放出抗原和相应抗体结合形成大量 IC 所致。

4. Ⅳ型超敏反应

与上述三型超敏反应不同，Ⅳ型超敏反应无抗体和补体参与，而是一种由 T 细胞介导的，以单个核细胞（巨噬细胞和淋巴细胞）浸润及组织损伤为主要特征的反应。该型超敏反应通常在机体再次接触相应抗原后 24～72h 发生，故又称为迟发型超敏反应（delay type hypersensitivity，DTH）。

Ⅳ型超敏反应多见于胞内寄生菌如结核杆菌、麻风杆菌、病毒和寄生虫感染。此外，接触某些化学物质如油漆、染料、二硝基氯苯（DNcB）等，以及进行异体组织器官移植时，也可发生 DTH。

（1）发生机制

① 效应 T 细胞和记忆 T 细胞的形成　参与介导Ⅳ型超敏反应的 T 细胞主要为 $CD4^+$ TH 细胞和 $CD8^+$ TC 细胞。抗原物质（细胞内寄生菌、病毒、寄生虫、化学物质）进入机体，经抗原提呈细胞（APC）加工、处理后，以 MHCI/Ⅱ类分子复合物的形式表达于 APC 表面，并被提呈给 $CD4^+$ TH 细胞和 $CD8^+$ Tc 细胞，供其识别。$CD4^+$ TH 细胞和 $CD8^+$ Tc 细胞通过表面抗原受体与相应抗原结合，通过表面协同刺激分子受体与 APC 上的协同刺激分子结合。在双信号刺激下，T 细胞活化。活化 TH 细胞产生 IL-2、IFN-γ 等细胞因子，又可促进其进一步增殖、分化成为效应 T 细胞，又称为致敏 T 细胞，也有些成为记忆细胞。

② 效应 T 细胞的作用　特异性记忆 T 细胞再次接触相应抗原时可迅速转化为效应 T 细胞，效应 T 细胞与 APC 或靶细胞表面相应抗原作用，介导以单核细胞浸润为主的炎症和组织损伤。

（2）临床上常见的Ⅳ型超敏反应

① 传染性超敏反应　细胞内寄生性病原微生物如胞内寄生菌、病毒、真菌等在感染过程中，可致机体Ⅳ型超敏反应，因其是在感染过程中发生的，故称为传染性超敏反应。

在传染性超敏反应中，也存在细胞免疫的防御作用，如结核病。一般认为，机体再次感染结核杆菌时局部组织损伤较重，可发生坏死、液化、空洞等，是由Ⅵ型超敏反应所致；而病灶易于局限，很少播散，则为细胞免疫效应的作用。

② 接触性皮炎　接触性皮炎是一种类似湿疹样皮肤病变的Ⅳ型超敏反应。引起本病的因素主要为一些小分子半抗原如油漆、染料、农药、化妆品及磺胺、青霉素等化学物质或药物。当这些半抗原性物质接触某些人的皮肤后，可与皮肤细胞内角蛋白结合成完全抗原。刺激该抗原特异性的 T 细胞活化，形成效应 T 细胞或记忆细胞。若机体再次接触相应半抗原时，24h 后即可出现红肿、皮疹、水痘等炎症反应，严重者可出现剥脱性皮炎。一般病变局限于接触部位的皮肤炎症，病因去除后，可于 1 周左右恢复。

此外，有些自身免疫病及移植排斥反应的组织损伤也主要由Ⅳ型超敏反应所致。

超敏反应的发生是错综复杂的，上述四种类型超敏反应仅仅是依据发生速度、致病机制和临床特点等划分的，在临床实践中，常常发现有些疾病可能只表现一种类型超敏反应，而也有些疾病是几型超敏反应并存。如系统性红斑狼疮（SLE），虽然主要由Ⅲ型超敏反应引起肾、皮肤和其他部位的血管炎，但也可因多种自身抗体造成贫血、粒细胞减少和淋巴细胞变化等，提示有Ⅱ型超敏反应的存在。此外，同一变应原在不同个体可引起不同类型的超敏反应，如青霉素能使特应性素质的个体发生过敏性休克，为Ⅰ型超敏反应，在用青霉素治疗某些疾病时，有些患者出现发热、关节痛等药物热症状，属Ⅲ型超敏反应；局部应用青霉素时，偶尔可发生接触性皮炎，则为Ⅳ型超敏反应。

因此，临床上对超敏反应性疾病应综合分析、判断，以便采取合理的防治措施。

七、免疫学应用

1. 免疫学诊断

免疫学技术是当今生命科学实验研究的重要手段之一，临床上免疫学检测技术被广泛用于与免疫相关疾病的诊断、发病机制研究、免疫状态监测及疗效评估。随着免疫学及相关学科的进展，免疫检测技术不断发展更新，新方法、新技术层出不穷。本部分主要介绍免疫学诊断技术的基本原理与应用。

（1）抗原抗体反应的原理和特点　　抗原上的抗原决定基与抗体上的抗原结合部位之间具结构互补性，在适宜条件下，两者可特异性结合，出现可见反应，据此能对待检品中的抗原或抗体进行定性、定量或定位的检测。由于传统的体外抗原抗体反应多采用血清作为抗体来源，故又称血清学反应。在抗原抗体反应中，既可用已知抗体检测未知抗原，也可用已知抗原检测未知抗体。

抗原抗体反应有以下特点：

① 特异性　　一种抗原一般只能与由它刺激所产生的抗体结合，此即抗原抗体结合反应的专一性，又称特异性，它需要抗体超变区与抗原决定基空间构型上的互补，如同钥匙和锁的关系。但当两种不同的抗原物质具有相同或相似的抗原决定基时，则抗原与抗体可发生交叉反应。

② 可见性　　当抗原抗体的数量比例恰当时，在适宜的条件下，二者结合形成肉眼可见的沉淀或凝集等现象。如出现抗原或抗体过剩，二者虽能结合成小分子复合物，但不能形成肉眼可见现象。

③ 可逆性　　抗原与抗体的结合为非共价的可逆结合，在一定条件下可发生逆转解离。其可逆性的大小取决于抗原抗体空间构型的互补程度，互补程度越高，则亲和力越大，可逆性就越小；反之，则可逆性大。

（2）常见的抗原或抗体检测方法　　常用的检测方法有凝集反应、沉淀反应和免疫标记技术。

① 凝集反应　　细菌或细胞等颗粒性抗原与相应抗体结合后，在一定条件下形成肉眼可见的凝集团块，这一类反应称为凝集反应。

a. 直接凝集反应　　指细菌或细胞等颗粒性抗原与相应抗体直接反应，出现的凝集现象，主要有玻片法和试管法。玻片法是抗原和相应抗体在玻片上进行的凝集反应，用于定性检测抗原，如 ABO 血型鉴定、细菌鉴定等。试管法是在试管中倍比稀释待检血清，加入已知颗粒性抗原进行的凝集反应，用于定量检测抗体，如诊断伤寒病的肥达试验。试管法凝集反应时，抗原抗体结合出现明显可见反应的最大的抗血清或抗原制剂稀释度称为效价，又称滴度。

b. 间接凝集反应　　可溶性抗原与相应抗体直接反应不出现凝集现象。将可溶性抗原包被在一种与免疫无关的颗粒状载体表面，形成致敏颗粒，再与相应抗体反应，则出现凝集，称间接凝集反应。常用的载体颗粒有人 O 型红细胞、绵羊红细胞、乳胶颗粒等。如载体颗粒是红细胞，称间接血凝试验；若为乳胶颗粒，则称为乳胶凝集试验。

如果将抗体吸附到载体上，再与相应可溶性抗原反应也可出现凝集，称为反相间接血凝试验。而先将可溶性抗原与抗体反应，隔一定时间后再加入相应抗原致敏的颗粒，因抗体已与抗原结合，不再出现间接凝集现象，这种反应称间接凝集抑制试验（图 7-8）。

间接凝集反应具有敏感性高、快速、简便等优点，在临床上得到广泛的应用。如用乳胶凝集试验测定相关抗体，可用于辅助诊断钩体病、血吸虫病、类风湿性关节炎等。此外，用反相间接凝集试验测定抗原可做疾病早期诊断，如检测血清中的乙型肝炎表面抗原（HBsAg）及甲胎蛋白（AFP）等。乳胶凝集抑制试验可用于妊娠诊断。

② 沉淀反应　　血清蛋白、细胞裂解液等可溶性抗原与相应抗体结合后可形成肉眼可见

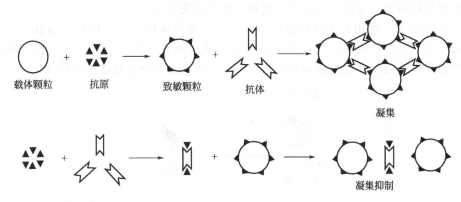

图 7-8 间接凝集和间接凝集抑制试验

的沉淀物的现象称沉淀反应。沉淀反应大多以固体琼脂凝胶为介质，这种以琼脂凝胶为介质进行的沉淀反应又称为琼脂扩散或免疫扩散。可溶性抗原与相应抗体在凝胶中扩散并相遇，在比例合适处结合形成可见的白色沉淀。

a. 单向琼脂扩散　是将一定量已知抗体混于琼脂凝胶中制成琼脂板，在适当位置打孔后将抗原加入孔中扩散（图 7-9）。抗原在扩散过程中与凝胶中的抗体相遇，形成以抗原孔为中心的沉淀环，沉淀环的直径与抗原含量成正相关。待检标本的抗原含量可根据形成的沉淀环直径从标准曲线中查到。本方法常用于测定血清中 IgG、IgM、IgA 和补体 C3 等的含量。

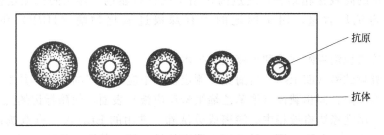

图 7-9 单向琼脂扩散试验示意图

b. 双向琼脂扩散　是将抗原与抗体分别加于琼脂凝胶的小孔中，二者自由向四周扩散并相遇，在比例合适处形成沉淀线。如果反应体系中含两种以上的抗原抗体系统，则小孔间可出现两条以上的沉淀线。本方法常用于抗原或抗体的定性检测和两种抗原的相关分析。

c. 免疫电泳　先将待检血清标本作琼脂凝胶电泳，血清中的各蛋白组分被分成不同的区带，然后与电泳方向平行挖一小槽，加入相应的抗血清，与已分成区带的蛋白抗原成分作双向免疫扩散，在各区带相应位置形成沉淀弧。对照正常血清形成的沉淀弧数量、位置和形态，可分析标本中所含抗原成分的性质和相对含量。本方法常用于血清蛋白的种类分析。

d. 免疫比浊　在一定量的抗体中分别加入递增量的抗原，经一定时间后形成免疫复合物。用浊度计测量反应液体的浊度，复合物形成越多则浊度越高，绘制标准曲线，根据浊度推算样品的抗原含量。该法快速简便，应用范围广泛，且适用于大批量标本的测定。

③ 免疫标记技术　免疫标记技术是将已知抗体或抗原标记上易显示的物质，通过检测标记物来反映抗原抗体反应的情况，从而间接地测出被检抗原或抗体的存在与否或量的多少。

常用的标记物有荧光素、酶、放射性核素及胶体金等。免疫标记技术具有快速、定性或定量甚至定位的特点，是目前应用最广泛的免疫学检测技术。

a. 免疫荧光法　是用荧光素标记抗原或抗体，再与待检标本中的抗体或抗原反应，置荧光显微镜下观察是否出现荧光，借此对标本中的抗原或抗体进行测定或定位（图 7-10）。常用的荧光素有异硫氰酸荧光素和藻红蛋白。免疫荧光法又分直接法和间接法。

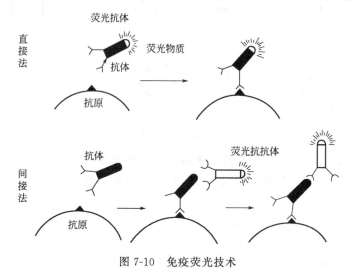

图 7-10　免疫荧光技术

b. 酶免疫测定（EIA）　是用酶标记的抗体来检测抗原的方法。将抗原抗体反应的特异性与酶催化作用的高效性相结合，通过酶作用于底物后显色，再用酶标测定仪测定光密度（OD）值以判定抗原含量。用于标记的酶有辣根过氧化物酶（HRP）和碱性磷酸酶（AP）等。

该法又分酶联免疫吸附试验和免疫组化技术。

酶联免疫吸附试验（ELISA）是酶免疫测定技术中应用最广的技术。其基本方法是将已知的抗原或抗体吸附在固相载体（聚苯乙烯微量反应板）表面，使酶标记的抗原抗体反应在固相表面进行，用洗涤法将液相中的游离成分洗除。常用的 ELISA 法有双抗体夹心法和间接法，前者用于检测大分子抗原，后者用于测定特异抗体，其原理见图 7-11。

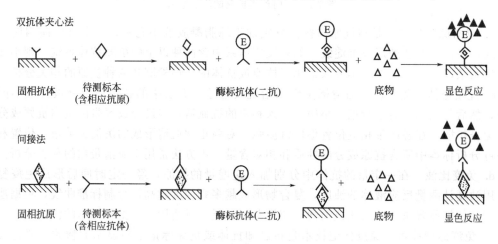

图 7-11　酶联免疫吸附试验原理

c. 放射免疫测定法（RIA）　是用放射性核素标记抗原或抗体进行的免疫学检测技术，常用于微量物质如胰岛素、生长激素、甲状腺素及 IgE 等的测定。

d. 免疫印迹法（Western blotting）　是一种将高分辨率凝胶电泳和免疫化学分析技术相结合的杂交技术。免疫印迹法具有分析容量大、敏感度高、特异性强等优点，是检测蛋白质特性、表达与分布的一种最常用的方法，如组织抗原的定性定量检测、多肽分子的质量测定及病毒的抗体或抗原检测等。

（3）免疫细胞及其功能检测

① 免疫细胞的类型与数量检测　常利用 T 细胞与 B 细胞表面抗原与表面受体不同，采用 E 花结试验、免疫荧光法、免疫磁珠分离法、流式细胞术等检测免疫细胞的类型与不同类型免疫细胞的数量。

② 免疫细胞功能测定　常采用淋巴细胞转化试验、细胞毒试验、皮肤试验等检测 T 细胞的免疫功能是否正常；B 细胞功能测定包括 B 细胞增殖试验、抗体形成细胞测定等方式检测 B 细胞产抗体的能力。

③ 细胞因子检测　细胞因子的检测有助于了解其在免疫调节中的作用、鉴定分离淋巴细胞及监测某些疾病状态的细胞免疫功能。

2. 免疫学治疗

针对机体低下或亢进的免疫状态，人为地增强或抑制机体的免疫功能，以达到治疗疾病的方法称免疫治疗。根据治疗原理和不同的侧重点，免疫治疗有多种不同的分类方法。常见的免疫治疗方法有免疫血清、细胞因子、过继免疫、免疫增强剂、免疫抑制剂及治疗性疫苗等。

（1）免疫血清　免疫血清是指用抗原免疫动物后获得的免疫血清或从机体组织中提取制成的免疫球蛋白，主要成分为抗体。常用的免疫血清制剂有：

① 抗毒素血清　是将由外毒素制成的类毒素给马进行多次免疫后取得的马免疫血清。血清中含有能中和该种外毒素的大量抗体，称抗毒素（antitoxin），主要用于治疗或紧急预防外毒素所致的疾病。常用的有白喉抗毒素、破伤风抗毒素等。

② 胎盘丙种球蛋白和人血清丙种球蛋白　胎盘丙种球蛋白是从健康产妇胎盘中提取的丙种球蛋白。从正常人血清中提取的丙种球蛋白称人血清丙种球蛋白。这两种球蛋白主要用于预防麻疹、传染性肝炎及治疗丙种球蛋白缺乏症。

③ 抗菌免疫血清　是用细菌免疫动物制成的免疫血清，如抗鼠疫、抗炭疽、抗痢疾等抗菌血清，由于防治效果不理想，已被磺胺类药物、抗生素等取代。

④ 抗病毒免疫血清　由病毒免疫产生的血清，如抗麻疹免疫血清、抗狂犬病免疫血清、抗乙型脑炎免疫血清等。抗病毒免疫血清有显著的预防作用，但因不能进入细胞内杀死病毒，故治疗效果不甚理想。

⑤ 抗淋巴细胞丙种球蛋白　是用 T 细胞免疫动物制成免疫血清后提纯而成的免疫球蛋白，有抑制 T 细胞的作用，输入人体后，在补体的协同下可将 T 细胞溶解，使外周血中 T 细胞减少。抗淋巴细胞丙种球蛋白可用于器官移植的抗免疫排斥反应，以延长移植器官的存活时间。此外，还可用于治疗某些自身免疫病，如肾小球肾炎、系统性红斑狼疮及重症肌无力等。

（2）细胞因子　细胞因子具有广泛的生物学活性，将细胞因子作为药物，可预防和治疗多种免疫性疾病。利用基因工程技术生产的重组细胞因子作为生物应答调节剂（BRM）治疗肿瘤、感染、造血障碍等已获得良好疗效，有些细胞因子已成为某些疾病不可缺少的治疗手段。如干扰素 β（IFN-β）可明显减缓多发性硬化症病情的发展，降低恶化率，而且是目前治疗多发性硬化症唯一有效的药物。

（3）过继免疫　过继免疫治疗（adoptive immunotherapy）是将对疾病有免疫力的供者

的免疫应答产物转移给其他个体，或自体细胞经体外处理后回输自身，以发挥治疗疾病的作用，包括免疫效应细胞过继和骨髓干细胞移植。

（4）治疗性疫苗　治疗性疫苗是以抗原为治疗剂，用特定的抗原成分制成的疫苗，进入机体后可增强免疫应答或诱导免疫耐受，从而达到治疗疾病的目的。诱导免疫应答的疫苗可用于治疗感染和肿瘤；诱导免疫耐受的疫苗可用于治疗自身免疫病和超敏反应，防止免疫排斥。如治疗用乙肝疫苗、荚膜多糖疫苗、类毒素疫苗等可治疗相应感染性疾病；肿瘤疫苗可刺激机体免疫系统产生抗肿瘤免疫效应，以治疗肿瘤。

3. 免疫学预防

机体受病原体感染后可产生特异抗体和效应 T 细胞，从而获得对该病原体的免疫力。根据这一原理，采用人工免疫使机体获得特异性免疫力，以达到预防疾病目的的方法称免疫预防。由于免疫预防的开展，已使许多曾经严重危害人类健康的疾病（如脊髓灰质炎、结核病、麻疹、乙型肝炎等）的发病率大幅下降，尤为突出的是通过接种牛痘疫苗在全世界成功地消灭了天花。

（1）人工主动免疫　人工主动免疫是用人工接种的方法给机体输入疫苗或类毒素等抗原性生物制品，刺激机体产生特异性免疫应答而获得免疫力的方法，也称预防接种，主要用于传染病的特异性预防。

国内常将细菌制作的人工主动免疫生物制品称为菌苗，将病毒、立克次体、螺旋体等制成的生物制品称为疫苗，国际上将细菌性制剂、病毒性制剂以及类毒素统称为疫苗（vaccine）。

① 灭活疫苗（死疫苗）　选用免疫原性强的病原体，经人工大量培养后，用理化方法灭活制成。死疫苗主要诱导特异抗体的产生，为维持血清抗体水平，常需多次接种，且注射局部和全身反应较重。常用的有伤寒、霍乱、百日咳、流脑、乙脑、狂犬病及钩端螺旋体病等疫苗。

② 减毒活疫苗　用减毒或无毒力的活病原微生物制成。如用牛型结核杆菌在人工培养基上多次传代后制成的卡介苗、用脊髓灰质炎病毒在猴肾细胞中反复传代后制成的活疫苗等。常用的有卡介苗、麻疹、风疹、骨髓灰质炎等疫苗。

③ 类毒素　将细菌外毒素经 0.3%～0.4% 甲醛处理失去毒性，但保留免疫原性，即为类毒素，接种类毒素后能诱导机体产生抗毒素。常用的类毒素有白喉、破伤风类毒素。

④ 新型疫苗　新型疫苗的发展趋势是在安全、有效、实用的基础上增强免疫效果、简化接种程序、提高接种效益。近年来新研制的疫苗主要有：

a. 亚单位疫苗（subunit vaccine）　是从病原体中提取的能刺激机体产生保护性免疫力的有效免疫原成分所制成的疫苗。此类疫苗可提高免疫效果，又可减少因病原体中与免疫保护无关的成分所引起的不良反应。如流感病毒血凝素和神经氨酸酶亚单位疫苗、霍乱弧菌毒素 B 亚单位疫苗、无细胞百日咳疫苗等。

b. 结合疫苗（conjugate vaccine）　是将细菌荚膜多糖的水解物以化学键连接于白喉类毒素，白喉类毒素为细菌荚膜多糖提供蛋白质载体，使其成为 T 细胞依赖性抗原。如肺炎球菌疫苗、B 型流感杆菌疫苗。

c. 合成肽疫苗　是根据有效免疫原的氨基酸序列，设计、合成的免疫原性多肽交联载体疫苗，如疟疾疫苗。

d. 基因工程疫苗和 DNA 疫苗基因工程疫苗　是以基因工程技术将天然的或人工合成的编码病原体免疫原的基因借助载体转移并插入至另一生物体基因组中，使之表达产生所需抗原制成的疫苗。如将编码 HBsAg 的基因插入酵母菌基因组中制成的 DNA 重组乙型肝炎疫苗在国内已广泛使用。DNA 疫苗是以编码病原体有效免疫原的基因与细菌质粒构建的重组体直接免疫机体后，转染宿主细胞，使其表达保护性抗原，从而诱导机体产生特异性免疫的疫苗，如狂犬病疫苗。

（2）人工被动免疫　人工被动免疫是指给机体输入含有特异性抗体的免疫血清或细胞因子，把现成的免疫力转移给机体的方法，主要用于治疗或紧急预防。人工被动免疫常用的制剂有抗毒素、丙种球蛋白及细胞因子等。

（3）计划免疫　计划免疫是根据某些特定传染病的疫情监测和人群免疫状况分析，按照规定的免疫程序，有计划地进行人群预防接种，以提高人群免疫水平，达到控制以至最终消灭相应传染病的目的。除了预防接种，计划免疫还包括免疫程序的制订和实施，这是提高接种率、充分发挥疫苗效果的重要手段。

① 计划免疫程序　计划免疫程序包括儿童基础免疫及从事特殊职业、特殊地区人群的免疫程序。儿童基础免疫程序包括每一个儿童需要接种的疫苗、初次免疫月龄、接种次数、间隔时间等。

② 预防接种注意事项　预防接种时要严格按照制品的使用说明进行，应注意制品是否因变质、过期或保存不当而失效。预防接种后有时会发生不同程度的局部或全身反应，一般症状较轻，1～2 天后即恢复正常。个别反应剧烈，甚至出现过敏性休克、接种后脑炎等，应特别注意。

为避免异常反应或使原有疾病恶化，下列情况不宜进行免疫接种：高热、急性传染病、严重心血管疾病或肝、肾疾病、活动性肺结核等患者；免疫缺陷病或在免疫抑制治疗中的患者；孕妇。

思 考 题

1. 免疫的功能表现在哪些方面？
2. 简述免疫系统的组成。
3. 医学上有哪些重要抗原？
4. 简述免疫器官的组成及其功能。
5. 抗体的生物学功能是什么？
6. 什么是免疫应答？免疫应答有哪些基本类型？
7. 什么是体液免疫？主要参与的细胞有哪些？体液免疫有哪些生物学效应？
8. 什么是细胞免疫？主要参与的细胞有哪些？细胞免疫有哪些生物学效应？
9. 比较初次应答和再次应答产生抗体有何不同。
10. 什么是超敏反应？主要有几种类型？
11. 简述青霉素过敏性休克的发生机制及防治原则。
12. 常用的抗原抗体反应有哪些？
13. 简述酶联免疫吸附试验（ELISA）的原理及应用。
14. 人工主动免疫与人工被动免疫有何区别？常用的生物制品有哪些？

参 考 文 献

[1] 国家药典委员会. 中华人民共和国药典（一部）2010 年版. 北京：中国医药科学技术出版社，2010.
[2] 国家药典委员会. 中华人民共和国药典（二部）2010 年版. 北京：中国医药科学技术出版社，2010.
[3] 国家药典委员会. 中华人民共和国药典（三部）2010 年版. 北京：中国医药科学技术出版社，2010.
[4] 中国药品生物制品检定所，中国药品检验总所. 中国药品检验标准操作规 2010 年版. 北京：中国医药科技出版社，2010.
[5] 纪绍梅. 微生物培养基质控与图解. 北京：北京科学技术出版社，2006.
[6] 国家质量监督检验检疫总局. GBT 16292—2010 医药工业悬浮粒子测试方法. 北京：中国标准出版社，2010.
[7] 国家质量监督检验检疫总局. GBT 16293—2010 医药工业洁净室（区）浮游菌的测试方法. 北京：中国标准出版社，2010.
[8] 国家质量监督检验检疫总局. GBT 16294—2010 医药工业洁净室（区）沉降菌的测试方法. 北京：中国标准出版社，2010.
[9] 周尚汉. 消毒实用技术. 北京：军事医学科学出版社，2004.
[10] 本书编委会. 药品生产质量管理规范（2010 年修订）解读. 北京：中国医药科技出版社，2011.
[11] 马绪荣等. 药品微生物学及检验手册. 北京：科学出版社，2000.
[12] 中国医学细菌保藏管理中心. 中国医学细菌菌种目录. 北京：北京理工大学出版社，1993.
[13] 周宇光. 中国菌种目录. 北京：化学工业出版社，2007.
[14] 汪穗福. 微生物检测验证技术. 北京：中国医药科技出版社，2005.
[15] 周长林. 微生物学. 北京：中国医药科技出版社，2004.
[16] 任茜. 微生物检定技术. 北京：机械工业出版社，2011.
[17] 孙祎敏. 工业微生物及育种技术. 北京：化学工业出版社，2011.
[18] 苏德模，马绪荣. 药品微生物学检验技术. 北京：华龄出版社，2007.
[19] 沈萍，陈向东. 微生物学实验. 第 4 版. 北京：高等教育出版社，2007.
[20] 普雷斯科特［美］著. 微生物学. 第 5 版（中文版）. 沈萍译. 北京：高等教育出版社，2003.
[21] 周长林. 微生物学. 北京：中国医药科技出版社，2009.
[22] 周长林. 微生物学实验与指导. 北京：中国医药科技出版社，2004.
[23] 路福平. 微生物学. 北京：中国轻工业出版社，2005.
[24] 哈维［美］等. 图解微生物学. 余菲菲，强华译. 北京：科学出版社，2011.
[25] 利迪亚德［英］等. 免疫学. 第 2 版. 林慰慈，魏雪涛，薛彬译. 北京：科学出版社，2009..
[26] 吴正金，孙培龙. 简明免疫学原理. 北京：化学工业出版社，2008.
[27] 王华民. 临床免疫学. 北京：军事医学科学出版社，2010.
[28] 郑孝英. 药物生产环境洁净技术. 北京：化学工业出版社，2007.